体外诊断试剂生产与质量管理

北京国医械华光认证有限公司 编

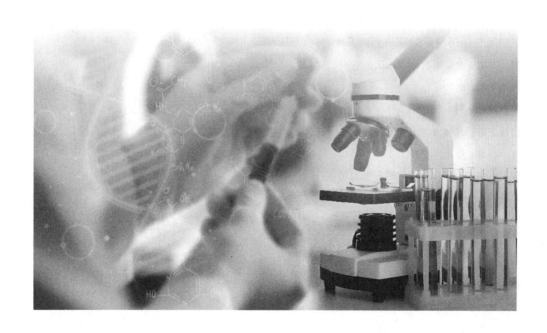

苏州大学出版社
Soochow University Press

图书在版编目（CIP）数据

体外诊断试剂生产与质量管理 / 北京国医械华光认证有限公司编. —— 苏州：苏州大学出版社，2025.1.
ISBN 978-7-5672-5011-6

Ⅰ. R981

中国国家版本馆 CIP 数据核字第 20257LC240 号

书　　　名	体外诊断试剂生产与质量管理 TIWAI ZHENDUAN SHIJI SHENGCHAN YU ZHILIANG GUANLI
编　　　者	北京国医械华光认证有限公司
责任编辑	赵晓嬿
装帧设计	刘　俊
出版发行	苏州大学出版社（Soochow University Press）
社　　　址	苏州市十梓街1号　邮编：215006
印　　　刷	苏州市越洋印刷有限公司
邮购热线	0512-67480030
销售热线	0512-67481020
开　　　本	787 mm×1 092 mm　1/16　印张：19　字数：451千
版　　　次	2025年1月第1版
印　　　次	2025年1月第1次印刷
书　　　号	ISBN 978-7-5672-5011-6
定　　　价	98.00元

图书若有印装错误，本社负责调换
苏州大学出版社营销部　电话：0512-67481020
苏州大学出版社网址　http://www.sudapress.com
苏州大学出版社邮箱　sdcbs@suda.edu.cn

《体外诊断试剂生产与质量管理》

编委会

主　　　编：李朝晖　郭新海
副 主 编：陈玉平　车团结　卫志刚
执行副主编：门泉渌　王　丽　朱振荣　刘　洋　徐　蓉
编　　委（按姓氏笔画排序）：
　　　　　　门泉渌　卫志刚　王　丽　王　勇　车团结　朱振荣
　　　　　　刘　洋　芮双印　李朝晖　宋明轩　张建锋　张洪清
　　　　　　陈玉平　陈建军　金海英　徐　蓉　高国正　郭新海
参与撰写与编务人员（按姓氏笔画排序）：
　　　　　　于达慧　王　云　王布强　王沁妤　王君平　王骏勤
　　　　　　尤伟峰　车　妍　卞寿山　方　凯　田树伟　史文虎
　　　　　　冯兴伟　邢　乾　朱倩沁　许恒飞　孙　玲　李　伟
　　　　　　李　群　李席昌　沈　莉　沈　航　张东霞　张华青
　　　　　　张宏立　陈　伟　陈芳芳　陈利文　周　强　庞吉丰
　　　　　　郑　佳　封飒飒　夏小青　殷海彤　郭　程　涂仙菊
　　　　　　焉丽波　曹　蓉　梁士礼　薄　薇

审稿委员会专家
主 任 委 员：王书崎
副主任委员：赵晓涛　高静贤
专 家 委 员（按姓氏笔画排序）：
　　　　　　王　亮　王晓伟　卢　炎　朱尚明　刘中华　刘玲玲
　　　　　　吴泽英　何天平　林　涛　周　冬　周常莉　於小兵
　　　　　　闻　燕　袁伟琴　黄亚平　梅　茜

前　言

我国医疗器械行业经过多年的努力发展，已经取得了骄人业绩和巨大进步，医疗器械生产企业按照《医疗器械监督管理条例》《医疗器械生产质量管理规范》《医疗器械质量管理体系 用于法规的要求》等法规、标准的要求建立质量管理体系，构成以确保医疗器械安全有效为主体的管理模式。

医疗器械是多学科交叉、知识密集和资金密集型高新技术产业。在医疗器械生产制造过程中将先进的科学技术和管理理念与产业发展的实际状况相结合，对规范全过程的质量风险控制产生了巨大作用，可有效促进医疗器械产品质量的提高、医疗器械产业的创新开发、医疗器械监管水平的不断提升及医疗卫生事业的健康发展。

体外诊断试剂是医疗器械行业的一个细分领域，按其诊断原理或方法学可分为分子诊断试剂、生化诊断试剂、免疫诊断试剂、微生物诊断试剂、即时诊断试剂等多个细分类型。其中，免疫诊断试剂、生化诊断试剂、分子诊断试剂是体外诊断试剂的三大主要应用领域。

我国体外诊断试剂制造领域从 1978 年改革开放开始起步，逐步迈向产业化进程，从无到有，由弱变强，经历了从初步形成到高速发展，从手工作坊式生产到形成仪器和试剂一体化的全自动系统生产，从部分产品由国外引进到实现进口替代，从缺少行业监管到规范管理的蜕变。目前，我国体外诊断试剂制造领域正在加速产品创新研究开发，产业规模逐步扩大和完善。

1978—1990 年，体外诊断试剂产业结构基本形成。1978 年国家医药管理局成立，1979 年中华医学会检验医学分会第一届委员会成立，1982 年国家卫生部临床检验中心成立，1988 年全国医用临床检验实验室和体外诊断系统标准化技术委员会成立等，进一步推动了体外诊断试剂产业化的发展进程。

1991—2000 年，体外诊断试剂产业首次迎来了快速发展周期，进入规范管理阶段。1991 年卫生部主编的《全国临床检验操作规程》出版发行，同年首届全国医学检验用品产供销联谊会在海口召开，1998 年国家药品监督管理局正式成立，体外诊断试剂纳入国家标准化管理和质量监管体系。

2001—2010 年，体外诊断试剂产业再次迎来高速发展时机，生产企业数量以全国每年平均新成立 50 家的速度递增，并于 2010 年达到了阶段性顶峰。

2011—2019 年，体外诊断试剂产业跨入快速扩张时期，每年新增注册企业超过 100 家，2015 年接近 200 家。

2020 年至今，新冠疫情在全球蔓延，给我国体外诊断试剂产业发展又一次按下了加速键。随着健康事业、疾病预防和医疗诊断的需求增长，人们更加关注体外诊断试剂产业的发展。

北京国医械华光认证有限公司前身为中国医疗器械质量认证中心，1994年由原国家医药管理局以国药人字（94）第293号文件批准成立。2002年国家药品监督管理局以药监械函〔2002〕28号文件批准更名为北京国医械华光认证有限公司。目前，公司是由国家认证认可监督管理委员会批准，并实施工商登记注册，具有独立法人资格的第三方认证机构。北京国医械华光认证有限公司始终坚持把专业培训作为一项重要工作，统筹规划，稳步实施，在全国各地开展了大规模、多层面、多渠道、多领域的专项培训工作，较好地解决了医疗器械生产经营过程中人与法、事与法、人与人的相适应问题，使医疗器械从业人员的综合素质得到了全面提升。抓好培训要从基础工作做起，要从落实教材做起。一本专业书籍可提供该领域教、学、研、用等基本信息，是有利于学习科学技术、增长专业知识、提升技能水平的良师益友。高水平、高质量的教材对于帮助医疗器械从业人员培养良好的职业道德、提升专业素养和技能水平、培养骨干队伍更是具有十分重要的意义。

为了进一步落实《医疗器械监督管理条例》和相关法规、标准的要求，北京国医械华光认证有限公司组织并邀请体外诊断试剂生产、经营、监管及科研等方面的专业人员共同参与编写了《体外诊断试剂生产与质量管理》教材。本教材内容丰富，较为系统地介绍了体外诊断试剂生产制造、质量控制、存储运输、临床使用等过程中各项活动的基本要求。编写本教材的初衷是为体外诊断试剂生产企业及其他相关机构提供参考。

本教材紧紧围绕帮助提高体外诊断试剂行业从业人员能力和素质这一核心内容，由表及里、由浅入深地阐述了体外诊断试剂生产经营、质量控制、临床使用过程中的相关要求，并对有关要点进行了一定深度的拓展和延伸，将一线实践经验与专业知识有机结合，与体外诊断试剂行业发展和科技进步相适应。对生产经营企业管理人员、临床使用单位、行政监管机构进一步掌握体外诊断试剂产品专业知识、法律法规要求，加强质量管理和风险防控，全面提升行业能力和素质必将起到积极的推动作用。

本教材在内容和结构上主要体现以下三个特点：一是针对性强，注重能力培养。教材立足实际，科学组合，形成法律法规、专业知识、临床使用、监管实务等几大模块，在保证知识覆盖面的同时，更加注重解决实际问题，可供不同层次的人员学习使用。二是可读性强，注重案例分析。教材内容选择上重点突出，章节安排条理清晰，语言表达深入浅出，阐述明晰，便于理解和实施。三是教材涉及范围较为广泛，注重思路拓展，对体外诊断试剂领域各个环节需要关注的重点作了详细阐述，涵盖了体外诊断试剂产业发展中实际问题的分析与思考，引导相关人员在产业决策、交流学习、互动沟通中建立科学的发展理念和正确的思维方法。

本教材从2017年底提出编写设想，经过前期策划准备，于2018年12月召开首次启动会议，专题商讨教材章节框架，落实编写工作计划，到2021年10月形成教材初稿。其间相关人员多次进行书面形式的审评，对书稿内容进行了10多次的修改，于2023年6月基本完成定稿。在此，特别感谢本教材撰写、审稿和编务人员，是他们牺牲了宝贵的休息时间，付出了辛勤的汗水，将多年来在一线工作的管理经验和专业知识毫无保留地奉献给社会、奉献给行业，让大家能够更多地分享他们的工作成果，共同为体外诊断试剂产业发展助力。

北京国医械华光认证有限公司于2023年7月组织召开了本书审稿会，四川大学国家生物材料工程技术研究中心、北京大学人民医院临床检验中心、江苏省医疗器械检验所、江苏省药品监督管理局、安徽省药品监督管理局、江苏省药品监督管理局苏州检查分局、安徽省药品监督管理局药品审评查验中心、镇江市市场监督管理局、中国科学院苏州生物医学工程技术研究所、甘肃省生物工程学会、江苏力博医药生物技术股份有限公司、苏州长光华医生物医学工程有限公司、苏州百源基因技术有限公司、必欧瀚生物技术（合肥）有限公司、江苏鱼跃凯立特生物科技有限公司、碧迪快速诊断产品（苏州）有限公司、贝克曼库尔特实验系统（苏州）有限公司、江苏硕世生物科技股份有限公司等行政监管部门、高等院校、科研院所和体外诊断试剂生产企业的相关领导和专家代表参加审稿会议。大连市市场监督管理局、江西省药品认证中心、山东威高集团等单位的专家代表以书面形式对本教材进行了认真审阅，并提出了宝贵意见和修改建议。江苏力博医药生物技术股份有限公司、必欧瀚生物技术（合肥）有限公司、江苏鱼跃凯立特生物科技有限公司、安徽大千生物工程有限公司在本教材的编写过程中给予了大力支持。在此，向关心和支持本教材编写和审定工作的各位领导、各位专家表示衷心的感谢。

本教材在编写过程中适逢我国医疗器械行业新旧监管法规交替时期，有些信息仅供参考，相关内容需要读者在实践中进行验证确认，并实时跟踪改进。

由于近几年国内外体外诊断试剂产业发展迅速，法规与标准变化较快，加之编者的知识和经验的局限性，错误之处在所难免，诚挚欢迎广大读者提出宝贵意见。

《体外诊断试剂生产与质量管理》编委会
2024年12月

目 录

第一章 体外诊断试剂发展概论 / 1
第一节 检验医学的发展历程 / 1
第二节 体外诊断试剂产业发展前景 / 6
第三节 体外诊断试剂名词和术语 / 13
第四节 体外诊断试剂的分类 / 23
第五节 常见的生产工艺简介 / 29

第二章 体外诊断试剂质量管理体系 / 39
第一节 质量管理体系的建立 / 39
第二节 统计学在质量管理体系中的应用 / 45

第三章 体外诊断试剂风险管理 / 52
第一节 医疗器械风险管理的发展历程 / 52
第二节 体外诊断试剂的风险管理 / 62

第四章 体外诊断试剂资源管理 / 88
第一节 生产企业工厂建设 / 88
第二节 机构与人员管理 / 97
第三节 基础设施与环境控制 / 104
第四节 工艺用水系统管理 / 123
第五节 工艺用气系统管理 / 134

第五章 体外诊断试剂生产过程控制 / 143
第一节 物料采购与供应商管理 / 143
第二节 产品实现过程的管理 / 147
第三节 质量检验与产品放行 / 199
第四节 PCR 实验室的管理 / 219

　　　　第五节　储存与运输管理 / 230
　　　　第六节　医疗器械唯一标识的应用 / 237

第六章　体外诊断试剂交付后的管理 / 246

　　　　第一节　产品交付过程质量控制 / 246
　　　　第二节　监管检查案例分析 / 249
　　　　第三节　不良事件评价及产品召回 / 265

第七章　体外诊断试剂使用过程管理 / 268

　　　　第一节　常用的生化分析仪器 / 268
　　　　第二节　临床医学检验室的管理 / 274
　　　　第三节　使用过程的质量控制 / 276
　　　　第四节　医疗废物的处置 / 281

附录　体外诊断试剂相关标准 / 285

第一章

体外诊断试剂发展概论

随着现代检验医学的发展，体外诊断已被称为"医生的眼睛"，在临床医学中的应用已贯穿于初步诊断、治疗方案选择、预后有效性评估、确诊治愈评价等疾病治疗的全过程。体外诊断是现代检验医学高速发展的结晶，同时体外诊断医疗器械产业也推动了现代检验医学的快速发展。

第一节 检验医学的发展历程

检验医学（laboratory medicine）是指对临床样本进行正确的收集和测定，并作出正确的解释和应用。这里包括两方面的含义：一是实验室检验，除了广泛应用自动化技术外，检验医学人员还应用激光、色谱分析、质谱分析、荧光分析、流式细胞术、DNA扩增等一系列高精尖的科学技术手段进行医学实验。二是检验医学涉及医学理论和临床实践，检验医学人员要正确地对各种检验结果作出合理和恰当的解释，同时为临床诊断提供客观数据，帮助临床医生将这些数据正确应用于诊断治疗和预防工作之中。

因此，在现代临床检验医学框架下，检验医学根据检验样本或应用通常分为以下几个模块：

(1) 临床生化检验（clinical biochemical test）；
(2) 免疫测定（immunoassay）；
(3) 血液学分析（hematology analysis）；
(4) 凝血分析（coagulation analysis）；
(5) 微生物分析（microbial analysis）；
(6) 尿液分析（urinalysis）；
(7) 即时诊断（point of care test）；
(8) 分子诊断（molecular diagnostics）；
(9) 病理诊断（pathologic diagnostics）。

一、检验医学概述

临床诊断是医师工作的首要任务之一。医师通过询问病史、了解病情、检查体征，结合医学实验室检验和利用各种先进的医疗器械检查手段和方法，收集必要的资料和数据，在科学、正确、合理的基础上进行综合分析，以期待得到尽可能符合疾病本质的结论，这就是一个临床诊断的基本过程。这个过程无论对医师还是对患者都是十分重要的。早期正确诊断可以使患者得到及时有效的治疗，早日恢复健康；反之，一个错误或延误的诊断可能导致病情恶化，甚至危及生命。

在现代医学中，实验室检查在诊断工作中起着十分重要的作用，可提供客观诊断依据，对一些疾病诊疗有着决定性的意义。例如，败血症血培养呈阳性，明确了疾病的病原诊断，进一步的药敏试验又为患者的治疗提出明确的方法。另外，体外诊断在疾病预防中的作用尤为明显，因为某些疾病在早期缺乏明显症状或体征，患者一般不会加以注意，往往是通过实验室检查而确诊，以便及时接受治疗。

由于实验室检查在临床诊断工作中的重要性，从诊断学中逐步独立出一个新的学科——实验诊断学。实验诊断学是一门将临床医学和实验技术相结合，在实验室内通过各种项目的检验，为疾病预防、诊断、治疗和预后判断提供重要信息的学科。这一学科涉及物理、化学、生理学、生物化学、病理学、免疫学、微生物学、寄生虫学、数理统计学、仪器学等多门医学基础学科，也涉及内科、外科、妇科、儿科等多个临床学科，所以是一门与多学科相关的边缘性学科[①]。

上述实验诊断学着重强调实验室检查在诊断学中的作用，但是没有充分考虑实验室在整个医疗过程中的重要性和地位。实际上不仅在疾病诊断中，在患者治疗等很多方面都需要实验室的配合，有时实验室检查甚至起着至关重要的作用。例如，在治疗脆性糖尿病时，医师需要依赖血糖定量检查结果调整胰岛素用量；在进行溶栓治疗时，需要不断监测血凝检查的结果，以合理使用溶栓药物。同样地，在判断疾病治疗预后效果时，实验室检查结果通常是较好的客观指标。

二、检验医学的起步与发展

从1590年荷兰人制造了最原始的显微镜开始，检验仪器就把人类的视觉从宏观引入到微观，使其可了解到人体和其他自然生物的基本结构，为检验医学中的细胞形态学、微生物学及寄生虫学检验奠定了基础。此后通过科学家、检验人员几个世纪的不断摸索创新，检验医学经过一次次质的飞跃发生了巨大变化，除血液检查外还开展了对尿、粪、痰的检查，逐步建立了以血、尿、便三大常规为主要检验项目的实验室，在此期间使用的主要检验仪器是生物显微镜。从19世纪末开始，检验医学在用生物显微镜检查各种染色涂片中细菌的同时，还发展了各种细菌培养技术，这些构成了现代医院实验室的雏形。由于技术操作比较简单，生物显微镜又是医师非常熟悉的仪器，所以在当时的情况下，医师不仅是实验室的领导，通常还直接参与实验室检查的实际操作。

现代检验医学起源于自动化分析仪器的出现和发展。第二次世界大战以后，随着科学技术和现代医学的发展，医院的实验室也得到了很大发展，20世纪50年代美国工程师沃力斯·库尔特（Wallace Coulter）根据微小粒子通过特殊的小孔时可产生电阻变化这一现象（库尔特原理），设计制造了世界第一台血液细胞计数仪，显著提高了工作效

---

① 朱立华. 实验诊断学[M]. 北京：北京大学医学出版社，2002.

率并降低了劳动强度，同时提高了测定的准确度和精密度，标志着检验医学进入一个新的发展时期。几乎与此同时，多通道的生化仪器问世，各种自动化仪器以及实验诊断试剂不断被推出，临床实验室发展迅猛，产生了很多新产品和新技术。20世纪60年代初期，美国学者贝尔森（Berson）和耶洛（Yalow）建立了放射免疫分析（radioimmunoassay，RIA）法，开拓了检验医学在免疫学检验方面的新领域。随之，在血液、尿液以及细菌检查方面，各种各样的自动化仪器取代了传统的手工操作，提高了工作效率和质量。医院实验室从原来的手工作坊模式，逐步发展成具有良好的组织管理和环境条件的现代化实验室。

在之后的半个世纪，这些方法在临床检验各种激素、肿瘤标志物、药物浓度等方面有着广泛的应用，直到近年来才逐渐出现被发光免疫技术取代的趋势。1975年单克隆抗体杂交瘤技术问世，大量的单克隆抗体被制备出来，并应用于临床实验室诊断。在20世纪70—80年代，由于分子生物学技术取得很大进展，各种核酸杂交技术发展成熟并得到广泛应用，具有代表性的是斑点杂交和原位杂交，以及各种标记技术，如荧光标记等在各种实验方法中应用。1985年，聚合酶链反应（polymerase chain reaction，PCR）技术问世，在随后的十多年，许多相关技术也随之提出，在基因克隆、DNA测序、基因突变分析、基因重组与融合、基因修饰检测等分子生物学研究方面，以及在微生物（包括细菌、病毒）、寄生虫（如疟原虫）、人类遗传病以及肿瘤等实验室诊断方面得到了广泛应用，逐步成为临床检验医学的重要手段。

从20世纪末到21世纪初，人类基因组计划的提出和人类基因组序列图的完成，使分子生物学检验方面的两大前沿技术即基因芯片和蛋白质组学技术成为热点。基因芯片是指通过检测每个探针分子的杂交信号强度，获取样品分子的数量和序列信息。1998年美国科学促进会将基因芯片技术列为年度自然科学领域十大进展之一。基因虽然是生物信息的源头，但是信息的具体执行者还是蛋白质，因此蛋白质检测较基因分析更具有现实的病理、生理以及临床意义。2001年《科学》（Science）杂志已把蛋白质组学列为六大研究热点之一。2001年4月美国成立了国际人类蛋白质组组织（Human Proteome Organization，HUPO），重点研究双向电泳、质谱和蛋白质组三大关键技术。其中，质谱技术在生物医学方面的应用有可能成为临床中对许多疾病检测和诊断的新模式，其作为临床检查的常规方法可称为"分子医学的飞跃性变革"。

实验室建设是临床检验医学的另一个发展方向，临床实验室自建立以来，自身规范和发展发生了巨大变化，逐渐形成临床医学、临床化学、临床免疫及临床微生物检验等几个部分，各实验室之间的交流合作不断深入。由于大量与检验相关的实验设备进入实验室，以及不同地区、不同实验室之间检测系统存在差异，为了保证各个实验室的工作质量以及在不同实验室之间实现检验结果的可比性和一致性，实验室的标准化工作应运而生。目前，国内外在实验室质量管理与控制方面已经做了大量的卓有成效的工作，形成了完整的理论体系和质量体系。在国际上广泛推行的ISO 15189：2022《医学实验室质量和能力要求》（Medical laboratories—Requirements for quality and competence，IDT）认证认可体系是目前进行实验室标准化、规范化建设的重要标准。

由于近年来自动检测仪器、自动搬运系统、控制系统等取得惊人的发展，1996年国际临床化学和实验室医学联盟（International Federation of Clinical Chemistry and Laboratory Medicine，IFCC）大会提出的全实验室自动化（total laboratory automation，TLA）概念的实施有望成为可能。目前，全球有近千家自动化临床实验室，且自动化实验室正在逐渐形成推广趋势，未来必将成为临床实验室发展的一种重要模式。

检验医学学科建设是临床检验医学又一个重要的发展方向。随着科学技术的发展，免疫学、遗传学、生物学、分析化学、生物化学、生物物理学以及电子技术、计算机、仪器分析等学科和技术不断向医疗机构实验室进行广泛的渗透，无论在基础理论上还是应用技术上，医学检验都形成了深入性和广泛性的发展趋势。到了20世纪90年代，国外纷纷用医学检验（Medical Laboratory Science）取代医学技术（Medical Technology），进而使用更为确切的检验医学（Laboratory Medicine）作为本学科的名称。时至今日，检验医学已经成为世界各国医学界需要发展的重要学科之一。

三、我国检验医学的发展

中华人民共和国建立初期，在我国各类医院的检验科中，临床检验项目局限于血、尿、便三大常规和一般体液检验，检验人员主要依靠一台生物显微镜、几支试管、几张载玻片，再加几瓶染色液，一切依赖手工操作。检验人员凭借一双犀利的眼睛，探查人体的各类病变。通过一张血液涂片来鉴别巨红细胞、小红细胞，是缺铁性还是营养障碍性贫血，或检测疟原虫、血吸虫、利什曼原虫、弓形虫等各类血液寄生虫；通过一张尿沉渣涂片和一支尿蛋白试管鉴别肾炎、肾盂肾炎、膀胱炎和尿道炎；通过一张粪便涂片鉴别是消化不良性还是细菌感染性腹泻，或检测蛔虫、钩虫、姜片虫、血吸虫、阿米巴、毛滴虫等各种寄生虫卵或原虫等。因此，检验人员被誉为"医生的眼睛"。

改革开放之后，随着国际学术交流的不断开展，国内检验医学奋起直追，临床生化发展出现一个新的高潮。我国检验医学界一批临床生化专家编写《临床生化检验》《临床化学诊断方法大全》等专著，奠定了临床生化检验的理论基础。20世纪80年代初期，《中华医学杂志》等系列期刊的创办更是加速了这一发展进程。国外先进的实验方法及技术、设备的引进，使得在20世纪最后20年内国内检验医学发展达到了一个空前繁荣的阶段。临床血液、生化、免疫、微生物检验等基本实现自动化，各种检验方法确立，标准化管理、质量控制体系等逐步建立和完善，特别是近年来国内检验医学的发展与世界密切联系，如PCR技术提出后，国内马上开展了相关研究，研发相关的试剂和仪器应用于临床。现在国内很多医院已经能够独立开展PCR技术检测用于临床疾病诊断。1999年中国科学家团队参与了人类基因组计划中国卷的测序工作，标志着在分子生物学领域，我国已进入世界先进行列。随后，国内很多实验室开展了基因芯片研究并取得了一定成果，相关产品已进入市场。另外，我国在蛋白质组学研究方面也走到了世界的前列。

我国检验医学的发展离不开标准化工作。在标准化管理方面，国内各级检验中心的建立和质量管理体系的实施为实验室规范化和质量控制提供了保证。各种与实验室相关的法规建立和完善，较好地推进了标准化工作的发展。目前，有许多机构通过了ISO 15189医学实验室质量和能力认证认可。另外，有的临床实验室获得了美国病理学家学会（College of American Pathologists，CAP）的认可。认证认可工作的导入和不断拓展，使得实验室标准化概念和意识得到全面普及和推广。

近年来，在各级医疗卫生行政部门的指导下，各实验室之间的检验结果的互认工作也对标准化建设提出了新的要求，推动国内实验室在规范化、标准化建设方面取得了迅速发展。实验室检验信息系统（Laboratory Information System，LIS）通过信息化平台实现检验资源与临床诊断共享，不少实验室通过引进自动化设备形成部分或全部实验室自动化流水作业趋势。实现实验室自动化建设将更大程度解放人力和物力，缩短报告周期、降低检查成本、减少医疗污染，并降低人体伤害等风险，在提升工作效率的同时，加强检验工作的可控性，对于推动质量管理工作也可起到一定的促进作用。

随着全球信息化发展的进程，医疗行业同样离不开信息化的支撑。在数字信息时代，检验工作的数字化、信息化具有很大发展空间。目前，国内部分实验室信息化建设已经达到相当高的水平，从医生医嘱下达到检验报告送达、病历归档等均实现全程实时监控。医疗器械唯一标识（Unique Device Identification，UDI）识别系统、条形码控制、射频识别技术、无线传输技术等信息化手段的应用也为检验医学发展奠定了良好的基础。

四、检验医学未来的发展趋势

随着生物科学技术的迅速发展，以及人类对生命奥妙的不断揭示，更多、更新的技术将广泛应用于临床医学和检验医学，从而有效地提升人类对疾病的抗争能力。未来检验医学的发展趋势将充分体现在标准化、自动化、信息化、人性化和临床化等方面，且可能出现一些新的变革，了解这些趋势将有助于医疗机构和体外诊断试剂生产企业更好地了解产业前景，把握未来发展方向。

第一，医疗机构实验室出现集约化，将一些对时间要求不是很高和一般实验室较少开展的实验项目集中到一些检验能力较强、规模较大的实验室进行，这些实验室未来有可能进一步形成网络化或集团化。一些相对独立的社会化医学实验室，以集约化运营为核心竞争力，生产要素相对集中，承检项目齐全，可以实现规模化、信息化、连锁化的运作模式。

医学独立实验室主要服务一些缺乏专业检验设施的医疗机构，如一级或二级中小医院、民营医疗机构、私人诊所和社区医疗机构等。由于医学独立实验室可以为这些医疗机构提供项目齐全的检测服务，因此这些医疗机构只需应对常见病和专科病，从而节省实验室建设费用支出，实现双赢。医学独立实验室同时还可以为三级医院提供服务，针对一些因检验技术较高不能开展的项目，或因标本量较小从检验项目、经营管理、日常监督等角度考虑不便开展的项目，医学独立实验室可以把这些项目从各大医院收集起来，形成规模化、集约化运作，从而节约社会资源，降低检查成本，达到互利共赢的目的。

第二，全自动化实验室将建立，实现全实验室自动化管理是减少实验室工作人员数量、提高工作效率的有效方法。这类实验室的工作人员应有广泛的专业基础，而不仅仅限于生化、血液和免疫领域，同时还应具有较为全面的检验操作技术和日常仪器维护保养能力，以及自动化实验室管理和计算机应用水平。未来实验室将朝着集血液、免疫、临床化学等多门学科于一体的大型实验室方向发展。相应地，体外诊断产业也需要体外诊断医疗器械（包括试剂和仪器）生产企业加速整合，开发创新实验室自动化平台和适宜的检验项目。

第三，随着治疗时间的延长和医疗成本的不断增加，人们越来越期望医疗机构能够提供快捷方便、安全有效的医疗服务，使用简单便捷的小型检测器具进行即时诊断（point of care test，POCT）的研究成为新的热点。即时诊断的发展将大大提高检测速度，为治疗和抢救赢得时间，并使诊断结果更加客观、准确，缩短患者住院治疗时间，甚至可能随时改变医师的诊断。目前，国内已开发了一些试剂盒，如新冠病毒抗原、心肌标志物以及血糖检测试剂盒等。随着免疫学、光学及生物传感器的应用，检验医学未来将有更大的发展空间。

第四，对现有的检验项目进行筛选，删去一些不必要的、重复性的或对临床诊断意义不大、诊断价值不高的检验项目，将对其统计分析的结果作为医疗保险的付费依据。另外，通过药监部门对新的检验适用范围或新的检验技术进行严格审查，对一些可靠性或临床诊断价值不高的新项目、新技术，不予批准上市流通，或只限用于科学研究。

临床实验室自建项目（laboratory developed test，LDT）的兴起可在一定程度上适应精准医学检测的发展需求。临床实验室自建项目是由实验室内部研发、验证和使用，以基因、蛋白质组学技术为基础，以临床诊断为目的的体外诊断实验，主要用于罕见病，且通常依赖手动分析和解读。临床实验室自建项目由于风险较低，免除了针对其他体外诊断产品的法规的严格要求，已经使一些复杂的分析变得既快捷又实用，为部分高端技术从实验室走向临床应用提供了更多的可能性。

第二节　体外诊断试剂产业发展前景

体外诊断（in vitro diagnostics，IVD）是指将血液、体液、组织等样本从人体中取出，使用体外检测试剂、试剂盒、校准物、质控物等对样本进行检测与校验，以便对疾病开展预防、诊断、治疗、检测、预后观察、健康评价、遗传性预测等流程。体外诊断可以为临床诊断提供全方位、多层次的检验信息，能够极大地影响临床治疗方案，具有较高的应用价值和临床意义。

体外诊断试剂（in vitro diagnostics reagents）是指按照医疗器械管理规定，可单独使用或与仪器、器具、设备或系统组合使用，在疾病的预防、诊断、治疗、检测、预后观察、健康评价以及遗传性预测过程中，用于对人体体液、细胞、组织等样本进行体外检测的试剂、试剂盒、校准品（物）、质控品（物）等。体外诊断在生物医药领域主要依赖生物化学、遗传学、分子生物学、分子影像学、细胞学、免疫学、微生物学这几大学科的发展。目前，体外诊断试剂临床用量居多的品种主要是生化、免疫、分子诊断三大类。

生化诊断试剂是指与生化分析仪器配合使用，通过各种生化反应或免疫反应测定体内生化指标的试剂,主要用于配合手工或半自动、全自动生化分析仪等进行酶类、糖类、脂类、蛋白和非蛋白氮类、无机元素类、肝功能等指标测定。

免疫诊断试剂是指通过抗原、抗体相结合对特异性反应进行测定的试剂,从结果判断的方法学上可分为放射免疫、胶体金、酶联免疫、时间分辨荧光、化学发光等类型,主要用于传染性疾病、内分泌、肿瘤检查及药物、过敏原检测等。

分子诊断试剂是指利用分子生物学技术对与疾病相关的各种免疫活性分子以及编码这些分子的基因进行测定的试剂,主要用于肝炎、性病、肺感染性疾病、优生优育、遗传病基因、肿瘤检测等。已经在临床广泛使用的分子诊断试剂有核酸扩增技术产品和当前国内外正在大力研究开发的基因芯片、蛋白芯片类产品。

体外诊断试剂最初主要由医学实验室或检验操作人员自己配制,种类较少,应用范围较为狭窄。随着现代医学的发展,一些生产普通化学试剂和药品、医疗仪器厂家介入该领域,逐步形成了初期的诊断试剂产业。在过去的30年中,由于现代生物技术、单克隆抗体技术、微电子处理器、光化学技术的发现和进展,体外诊断试剂产业先后经历了化学、酶工程、免疫测定和分子生物学等几次技术革命,每一次技术革命都推动了体外诊断试剂技术跨上一个新的台阶,不仅灵敏度、特异性有了极大提高,应用范围也迅速扩大,同时操作技术门槛逐步降低,对疾病筛查和临床诊断日趋重要。

目前,体外诊断产业已成为全球医疗器械行业中最大的细分领域,在疾病预防、药物监测、临床诊断、疗效评价、预后判断、遗传性预测以及健康评估等领域,将发挥越来越大的作用。体外诊断试剂按照应用范围,又可细分为免疫、生化、血液、尿液、微生物、传染性疾病检测等产品类别,而在最终预期用途方面,鉴于即时、快速诊断设备的日益普及,家用体外诊断市场预计将会成为未来增长较快的空间。

根据目前的体外诊断产业前景预测,在未来的发展过程中,不断增强的公众健康意识、成本与效益相一致的诊断解决方案、准确且快速的检测结果是驱动全球体外诊断市场增长的主要因素。此外,对能够及时、早期、准确诊断各种疾病的先进检测设备的需求也日益刺激全球市场的增长。

一、国外体外诊断试剂产业概况

目前,大部分医疗决策基于临床诊断信息,而体外诊断是预防和治疗过程中的重要组成部分。罗氏公司曾发布报告称,体外诊断试剂为临床诊断提供了80%的信息,能够影响60%的临床治疗方案,但其费用仅占临床治疗总费用的2%左右。

全球体外诊断市场的推力来自新兴市场,发达国家仍占据较大的市场份额。体外诊断市场规模与各地区和国家的人口总数、医疗保障水平、人均医疗支出、医疗技术和服务水平等因素息息相关。美国是全球最大的体外诊断市场,欧洲是全球第二大体外诊断市场,其中德国、法国、意大利、西班牙、英国为主要市场。但是由于欧美医疗保健支出增速放缓,欧美市场体外诊断发展速度相应放缓。

综观全球体外诊断产业,其发展趋势有两个方面:一是高效和高度集成的自动化、一体化诊断,兼顾急诊和批量检测需求,可实现一个标本的多项检测。二是简单、快速的床边检测和家庭检测、即时检验,如新型冠状病毒抗原检测试剂。

根据相关报道信息，2023年全球体外诊断市场需求主要分布在北美、欧洲、日本等发达经济体和国家。其中，北美市场占比最高，约占全球市场的40%，西欧市场约占20%，日本市场约占9%，合计约占全球体外诊断市场的70%。目前亚太地区被认为是最具潜力的市场之一，增速最快，同比增长在10%以上。体外诊断试剂市场按照产品类别划分为以下几个板块：

第一板块为实验室业务，过去几年生化、免疫诊断的市场需求量有所下降，这与全球各地区因疫情影响常规检测量减少有关。

第二板块为即时诊断，过去几年取得了跨越式增长，这是因为与新冠疫情相关的分子即时诊断和快检业务增长迅速。

第三板块为糖尿病业务，过去几年呈下降趋势，主要原因是随着越来越多的糖尿病患者使用动态连续检测（computer graphics metafile，CGM），传统的血糖检测市场需求被压缩。

第四板块为分子诊断，过去几年出现成倍增长，主要由呼吸道检测（尤其是新冠病毒抗原检测）试剂和相关仪器推动。

第五板块为体内细胞肿瘤检测和人类基因学检测，过去几年平均增速超过5%。但是，无创产前基因检测（non-invasive prenatal testing，NIPT）在亚太地区增长相对缓慢。

新冠疫情3年增幅最大的板块是分子诊断和即时诊断。预测未来几年的发展趋势，其他常规检测会有所恢复，可拉动全球体外诊断试剂整体市场恢复至正常的市场增速。

纵观国际市场，行业格局已呈现出较高的集中度。全球体外诊断产业几大龙头企业——罗氏、雅培、丹纳赫、西门子、赛默飞等，通过大量的并购整合，不断增加体量，在全球市场中的占比已超过50%。

根据联合市场调研机构（Allied Market Research）的报告，2020年全球血液分析仪器市场规模为19.624亿美元，占体外诊断市场总量的5%，预计从2021年至2030年的复合年均增长率为7.3%，2030年市场将达到39.411亿美元。

根据卡勒拉玛信息公司（Kalorama Information）的报告，2022年全球免疫诊断和生化诊断的市场规模分别达到281.9亿美元和97.92亿美元，分别占全球市场的比重为22.1%和7.7%，成为体外诊断行业市场规模最大的两个子行业。

根据卡勒拉玛信息公司发布的《传染病诊断检测：世界市场分析》（*Infectious Disease Diagnostic Testing：World Market Analysis*），预计2031年全球传染病检测市场约为457亿美元，较2018年复合年均增长率为4.7%左右。报告称，传染病检测市场的增速与全球体外诊断产业增速持平，且在未来10年内，传染病检测将占体外诊断市场的38%以上。

二、国内体外诊断试剂发展阶段

早期我国检验医学的发展长期落后于世界先进水平，20世纪70年代仍然沿用50年代的方法，由检验科人员自行配制各种所需试剂，极大阻碍了体外诊断试剂的产业化进程。20世纪70年代末期，我国逐步引进一些国外先进设备和技术，形成体外诊断试剂产业化的雏形，但此时的诊断试剂通常在研制实验室生产，无法实现批量生产和上市销售，且产品也无外包装和完整的使用说明。

跨入 20 世纪 80 年代，随着改革开放、外资引进和技术引进，体外诊断试剂迅速跨入产业化发展进程。在短短的几年中，大量国外先进设备和先进技术被引进，国内涌现出第一批体外诊断产品生产厂家，拉开了体外诊断行业序幕。到了 90 年代初期，生产临床生化试剂的企业超过了 100 家，免疫试剂企业和作坊式工厂超过了 300 家。激烈的市场竞争推动了临床应用水平的提高。在发展初期，国内因技术水平和产品质量与国外差距较大，主要以学习、转移和仿制为主。

2010 年前后，国内体外诊断试剂行业进入一个新的高速发展时期，诊疗人次逐步提升，国家对医疗卫生事业投入持续增长，诊断技术发展与应用领域不断扩张，从 2009 年开始相对独立的医学实验室迅速崛起，在这些积极因素的刺激下，国内体外诊断试剂行业快速增长。从 2015 年以来，国内体外诊断市场规模复合年增长率一直保持在 15% 以上。2019 年，国内体外诊断市场规模突破 900 亿元人民币，历经新冠疫情后已超过千亿规模，成为全球体外诊断试剂增速最快的市场之一。

近几年，我国不断推进体外诊断医疗器械和生化仪器国产化发展。据相关统计信息显示，国产产品替代进口产品取得了突破性发展，中低端产品质量明显提高，这些都有利于推动研发能力提升和产品差异化发展；化学发光技术在传染病细分领域的作用彰显，进口替代的大门已经打开；在分子诊断领域，测序成本快速下降；新兴的微流控技术、免疫荧光技术等推动了即时诊断在技术层面的创新发展。

2023 年国家药品监督管理局（后简称药监局）批准注册体外诊断试剂总计 7 492 项。目前，虽然大部分国内体外诊断试剂产品仍处于免疫诊断和分子诊断领域的低端市场，但是高通量的全自动生化分析仪、全自动化学发光分析仪、实时荧光定量 PCR（real time PCR）、智能即时诊断等新产品和新技术已逐步迈入国产化进程。随着未来经济发展、医疗体制改革、人口老龄化及居民可支配收入增加等，国内体外诊断市场将具有更加广阔的发展空间，并将继续保持较快的增长速度。

三、国内体外诊断试剂产业发展瓶颈

体外诊断是高科技产业，行业的竞争归根结底是人才和技术的竞争。目前，我国体外诊断试剂产业的生态环境存在技术研究相对落后、产品供需不匹配、市场销售不畅通等问题，主要体现在以下三个方面。

1. 企业规模较小，产业集中度较低

我国体外诊断试剂生产主要以中、小企业为主体。2020 年暴发的新冠疫情虽然给部分企业带来了商机，使其在短期内取得了快速发展，但是与全球体外诊断试剂领头企业的规模相比差距较大，大部分企业规模较小，研发能力不足，产品技术含量不高，生产品种较少，经营范围单一。前两年一些生产新冠疫情防控物资的上市公司相继涌现，并开始主导国内市场，但是总体来说国内市场集中度有待进一步提高。

2. 科研成果与市场需求不匹配

从相关科研开发信息分析，目前存在科研机构的成果转化率和产品转化率较低、技

术无处可用，企业缺少创新能力、对新技术没有需求等问题。这些问题最终导致研究与应用脱节、产品与需求脱节，形成一些新技术和新产品在检测机构不被使用、临床科室不能使用的病态环境。

3、核心技术相对落后

体外诊断领域具有知识应用密集、学科交叉广泛、技术集成融合等显著特点。随着我国经济的快速发展，体外诊断技术也在不断创新，但是核心技术与国外相比仍具有一定差距。这主要体现在光学、工程学等核心技术创新和应用存在薄弱环节，体外诊断领域的高端产品几乎被国外品牌占领。新技术研究开发、技术平台创新、科研成果转化、精密仪器制造、规模化生产能力等方面存在的问题，严重制约国内体外诊断产业的深度发展。

国内体外诊断试剂应用领域细分为生化、免疫和分子诊断三大市场。在这三大产品类别中，虽然生化诊断和免疫诊断的市场容量占据较大份额，但是由于进入门槛较低，领域集中度难以提升，且市场竞争格局容易发生变化。例如，在生化诊断领域，由于技术原理不同，生化诊断的技术壁垒相对较低，一些企业已经成为国内龙头，其发展路径由试剂到仪器，凭借自身的市场销售和研发能力，以明显的价格优势迅速占领国内市场，但是难以构建高水平、高壁垒的技术平台。

而分子诊断的检测标本是遗传物质，技术壁垒相对较高，涉足这个领域可能会有足够的技术开发空间，如荧光原位杂交（Fluorescence in situ hybridization，FISH）、DNA测序和芯片技术等。加强复合技术平台建设，不断提升与传统方法的结合程度，可以推动新兴市场开发，逐步形成新的市场格局，处于市场领先优势的企业将获得更快的发展速度和更大的发展空间。实践证明，企业的技术平台越完善、层次越深入，特别是一些新技术的推广应用，越能提高竞争者进入的技术壁垒和企业的社会价值与经济价值。

纵观国内体外诊断试剂产业的发展路径，产业技术平台无疑是一个重要的支撑。分析国内体外诊断产业发展优秀的企业，其发展路径都是以先进的技术平台为基础，形成以平台技术为主体的竞争优势，并形成一个包括仪器、试剂、标准品、质控品等在内的相对完善的检测系统。拥有技术平台优势的企业将具有更大的竞争潜力，产业链的纵深发展可以不断增强企业抵抗风险的能力，以利于快速推进市场化的发展进程。

四、国内体外诊断试剂产业链状况

国内体外诊断试剂产业的发展空间较大，产业链的上、中、下游构成如下：产业链的上游由分析仪器用电子元器件、精细化学品、诊断酶、抗原、抗体等原辅材料生产供应商构成；产业链的中游由诊断设备的制造企业、诊断试剂的生产企业构成；产业链的下游由医疗机构、第三方检验中心、健康体检机构、家用检测等几方面构成。

我国体外诊断试剂行业的快速发展，带动了产业链上游原材料市场的迅速扩增。根据弗若斯特沙利文（Frost & Sullivan）报告，国内原材料市场规模从2015年的33亿元增长至2019年的82亿元，年均复合增长率为25.8%；2022年的市场规模已经达到145亿元，2024年的市场规模达到200亿元，2019—2024年的年均复合增长率将达到

19.4%。对上游产业链增长状况的分析,一方面反映了行业的蓬勃发展,另一方面也反映出未来我国体外诊断产业的前景也是非常美好的。

当前,国内体外诊断试剂生产所需的抗原、抗体、诊断酶等原材料和激光器、加样针等关键元器件仍依赖国外进口,且国产原材料与关键元器件在功能、性能和稳定性上与进口产品相比存在较大差距。虽然部分原料和技术在分子诊断和生化诊断方面有了一定突破,但是临床免疫诊断方面依然是薄弱环节。

体外诊断试剂产业链的中游的主要业务是对采购的原材料、元器件开展组装,是体外诊断设备与试剂的最终产品的形成环节。与上游相比,中游产业相对成熟。目前,国内体外诊断试剂的生产厂家众多,市场供应充足,价格空间与技术差异较小,行业市场集中度不高,在面对国际巨头企业挑战的同时,还要面对国内的同质化竞争。

体外诊断试剂产业链的下游是最为重要的市场流通环节,相关企业通过自建市场渠道或与专业经销商合作拓展销售。一部分试剂生产企业选择与仪器生产厂商合作,通过优势互补共同扩大市场份额。在下游终端使用环节,根据使用场景不同,试剂用途分为医学诊断、家用诊断、健康体验三大类。其中,医学诊断主要通过各级医疗机构、体检中心、第三方实验室完成。在目前的国内医疗体制下,医疗机构自然成了体外诊断试剂行业最大的需求端,占比为市场规模的90%;其次是家用检测,占比为6%;而健康体检市场仅仅占有4%的份额。另外,由于国产体外诊断试剂产品在国际市场上具有一定的性价比优势,不论是仪器生产企业还是试剂生产企业都可以充分扩大出口,开拓海外市场。

随着国内科学技术水平的不断突破,在具有相同的产品功能、性能的条件下,由于国内产品较高的性价比优势,且检测水平与国际水平基本保持一致,国产替代是国内企业现阶段发展的重要方向。

综上所述,体外诊断试剂行业要想取得更好的发展,除了要加强上游的技术研发,构建中游的核心竞争力,还要不断开拓下游的经销渠道与服务能力,以适应行业集中度的发展与国内外的市场竞争。

五、国内体外诊断试剂创新发展策略

体外诊断试剂产业链的上游企业主要为生化原料,包括诊断酶、抗原、抗体等活性生物制品,高纯度氯化钠、碳酸钠、谷氨酸、柠檬酸等精细化学品,以及防腐剂、稳定剂、表面活性剂等功能性原料的生产企业。其中,诊断酶、抗原、抗体为主要原料。在酶类体外生化诊断试剂产品中诊断酶约占60%。我国诊断酶大部分依靠进口,国内仅有少数企业能生产且规模较小。这是由于主要生化原料的制备技术尚未完全成熟,某些原料在较长时间内依赖进口。

体外诊断试剂的消费需求主要来自医学临床检验、血液筛查、海关检测和食品安全检测等,国内体外诊断试剂市场在过去五年中整体保持约20%的增速。其中,医学检测是体外诊断试剂最主要的消费领域,包括医院检验科、体检中心、疾控中心、第三方医学实验室等。

目前,体外诊断试剂产品约90%的市场集中在医疗机构,大体可以分为两个层次:

一是三甲医院等医疗机构。其因临床检验样本较多，寻求更快、更准确的诊断方法，且对检验系统的集成和自动化水平要求较高，该市场基本为外资企业产品所垄断。二是二级医院及基层医疗机构。其主要追求检验产品的性价比及易于操作的检测系统，是国内产品重点聚集范围。但未来也可能会形成国内产品向三甲医院、外资企业产品向基层医疗机构渗透的格局。除了疾病诊疗使用之外，健康体检机构也是体外诊断试剂产品的主要使用领域。随着人民生活水平的日益提高，对健康重视程度的不断加强，以及在医疗保健上支出的相应增加，体外诊断试剂作为不可重复使用的医疗用品，其市场需求的可持续性、可发展性，以及经济周期能力强等特点愈发明显。针对国内体外诊断试剂产业现状的分析表明，技术创新、产品开发、结构调整已经是体外诊断试剂领域未来发展的必由之路。

1. 注重创新产品开发，满足新的医疗需求

充分利用纳米、人工智能、互联网等技术改造或重塑即时诊断技术体系，通过计算机、云端大数据处理使即时诊断获取健康数据，指导健康监测，以促进从传统的即时诊断到智慧及时检测（iPOCT）的转变，实现检测、决策、交流和学习融于一体，使体外诊断试剂进入社区医院、走进家庭、支持分级诊疗，从而方便大众就医看病。

2. 推进新技术创新发展，加强平台技术研究

加强微流控技术、纳米技术等创新研究，提升体外诊断技术的创新能力；重点突破分子诊断、生物芯片、纳米技术等重要技术的研发，加速国内研发替代国外进口产品；建立微流控工程、液体活检、生物传感器等创新技术平台；建立慢性病管理、肿瘤早期诊断和微生物学诊断等重要决策系统，以满足医疗卫生发展的迫切需求。

3. 开发高通量和高端数字化检测仪器

整合高端技术，重塑体外诊断技术体系，突破自动化、智能化、集成化、标准化，开发全自动医用数字化检测仪器和全自动移动式实验室生产线。实现高端仪器进口替代，支持高效诊疗和精准医疗，缓解医疗机构压力。

4. 加强相关软件开发，提高体外诊断决策能力

在大数据时代，综合运用多维度、多角度的信息数据，开发鉴定诊断软件和诊疗仪器，实现从体外试验到体外诊断的转化升级，以赋予体外诊断决策能力，实现智能化检测功能。

5. 鼓励国内企业创新，提供政策扶持

体外诊断医疗器械包括仪器和试剂两大类。与国外相比，国内企业因起步较晚，发展时间较短，以及技术水平的限制，虽然在生化试剂及PCR诊断试剂类的市场份额已超过外资企业，但是在诊断仪器研发领域仍存在短板。国家和各级地方政府为了让体外诊断企业和高等院校、科研院所、医疗机构充分发挥各自优势，提倡产、学、研、医、用相结合，发布了许多产业扶持的相关政策，以调动企业创新积极性，突出企业在技术创新中的主体地位，着力解决科研和市场脱节、生产和需求脱节、产品和应用脱节等问题。

体外诊断试剂的创新研发是国家宏观产业政策支持的重点方向之一。在政策支持和行业发展引导下，国家对全民大健康事业的投入保持较快增长，医疗需求保持强劲势头，医疗机构采购国产试剂的倾向性加大，都将更加有利于国产试剂的快速发展。

体外诊断仪器涉及光机电一体化，具有较高的技术壁垒。近几年国产替代渐成规模，部分企业加大创新开发投入，逐步打破国内制造商较少、医疗机构自动化检测系统被国外进口产品垄断的局面。

随着我国逐步实施"健康中国 2030"战略，"早诊断、早治疗、早康复、实现全民健康"理念的不断强化，再加上 2020 年突发的新冠疫情，医疗机构对疾病诊断的需求，对使用高性能、高效率，准确度、灵敏度高且快速便捷的检测仪器的需求也不断提高。由于国内体外诊断产业起步较晚，在规模、实力、技术、创新能力等方面均有待提升，因此，要充分借助各种资源提高综合实力，创新研发，完善产业链渠道，解决供需矛盾，布局产品生产线，最终走出国门，积极开拓国外市场。

我国体外诊断产业已经具备一定的市场规模和产业基础，正在从导入期步入成长期。中国作为最大的体外诊断新兴市场，潜力巨大，前景良好，特别是对医保体制改革、医疗卫生、保健预防、大健康事业的投入不断扩大，都将促进国内体外诊断产业的快速发展。

第三节　体外诊断试剂名词和术语

在日常工作中，人们会经常看到或听到标准品、校准品、校准物、定标液、参考品、质控品、质控物、对照品、标准物质等众多名词和术语。从业者往往难以分清这些名词和术语的具体含义，它们之间的关联和区别，以及它们在体外诊断试剂研发、生产、使用、监管等过程中发挥的作用。造成这种现象的原因很多，主要是这些术语较为混乱，如有些术语已经被淘汰废止，但习惯用词难以摒弃。体外诊断试剂作为新兴产业，其发展历程是向药学、分析化学、计量学等其他领域不断学习与规范完善的过程，导致众多术语并存。另外，体外诊断试剂行业发展较快，规范化、标准化也需要一个过程。国际标准化组织发布的 ISO 18113-1：2022《体外诊断医疗器械　制造商提供的信息（标示）　第 1 部分：术语、定义和通用要求》（*In vitro diagnostic medical devices—Information supplied by the manufacturer（labelling）—Part 1：Terms，definitions，and general requirements*），对体外诊断试剂行业的通用要求进行了协调和规范，现将部分相关术语介绍如下。

一、基础术语

1. **体外诊断医疗器械**（in vitro diagnostic medical device）

单独或组合使用，被制造商预期用于人体标本（各种体液、细胞、组织样本等）体外检验的器械，检验单纯或主要以提供诊断、监测或相容性信息为目的，器械包括试剂、校准物、质控物、样品容器、软件和相关的仪器或装置物品等。

2. **体外诊断试剂**（in vitro diagnostic reagent）

被制造商预期用作体外诊断医疗器械的化学、生物学或免疫学组分、溶液或制备物。

3. 体外诊断仪器（in vitro diagnostic instrument）

被制造商预期用作体外诊断检测医疗器械的设备或装置。

4. 附件（accessory）

与一个体外诊断医疗器械一起使用的物品，被其制造商指明用于：使得体外诊断医疗器械达到其预期用途；增加或扩展体外诊断医疗器械的能力以实现其预期用途。

5. 批（batch，lot）

由一个过程或一系列过程生产的具有一致特性的规定量的材料。

注：材料可以是起始材料、中间材料或最终产品。

6. 批号（batch code，lot number）

能明确识别一个批次并使得其制造、包装、标示、运输历史可追溯的特定数字和（或）字母组合。

7. 校准（calibration）

在规定条件下的一组操作，在其第一步建立由测量标准给出的带有测量不确定度的量值与相应的带有测量不确定度的测量示值的关系，在其第二步用这些信息建立由一个示值获得测量结果的关系。

注1：校准的结果可以是将被测量的值赋于测量仪器给出的测量示值，或是确定测量仪器给出值的修正值。

注2：校准有时会与测量系统的调整混淆，其常被误称为自校准，或与校准验证混淆。

8. 校准物（calibrator）

用于体外诊断仪器或系统校准的测量物质。

9. 组分（component）

已制成、包装并贴上标签的体外诊断医疗器械的一个部分。

示例：原材料、物质、部分、零件、软件、固件、标示或组合。

注：典型试剂盒组分包括抗体溶液、缓冲液、校准物和（或）质控物。

10. 检验（examination）

旨在确定某一特性的值或特征的一组操作。

注1：在某些学科（如微生物学）中，一项检验是多个试验、观察或测量的总体活动。

注2：确定某一特性值的实验室检验被称为定量检验；确定某一特性特征的实验室检验被称为定性检验。

注3：在临床化学领域，实验室检验被称为测定或检测。

11. 失效期（expiration date）

在规定的条件下贮存可以保证物质性能特征的时间区间上限。

注1：制造商基于试验确定的稳定性特性设定体外诊断试剂、校准物、质控物和其他组分的失效期。

注2：确定体外诊断医疗器械稳定性的指南见 EN 13640 标准。

12. 内包装（immediate container，primary container）

保护内容物免受污染和其他外部环境影响的包装。

示例：密封瓶、安瓿或瓶、锡箔袋、密封塑料袋。

注：不包括包装衬垫。

13. 制造商提供的信息（information supplied by the manufacturer）/标示（labelling）

贴于体外诊断医疗器械或其任何容器或包装上，或以其他方式提供的标签；与体外诊断医疗器械一起使用的书写、印刷或图示资料。

涉及体外诊断医疗器械的识别和使用，给出技术说明，但不包括货运文件。

示例：标签、使用说明。

注1：在IEC标准中，与医疗器械一起提供的文件被称作"随附文件"，这些文件包含有关机构和操作者的重要信息，尤其是关于安全的信息。

注2：产品目录和材料安全性数据表不看作是体外诊断医疗器械的标示。

14. 预期用途（intended use）/预期目的（intended purpose）

体外诊断制造商在技术指标、使用说明和体外诊断制造商提供的信息中给出的关于产品、过程或服务使用的目标意图。

注：体外诊断标示中的预期用途说明可包括两部分：关于体外诊断医疗器械功能的说明（例如，一个用于检测血清或血浆分析物"×"的免疫化学测量程序）和关于检验结果预期医学用途的说明。

15. 试剂盒（kit）

旨在用于完成一个特定体外诊断检验所需的物质包装在一起的一组组分。

注：试剂盒组分可包括抗体、酶、缓冲液、稀释液、试剂、校准物、控制物或其他物品和材料。

16. 性能评价（performance evaluation）

对预期成为体外诊断医疗器械的器械，为建立或验证其性能声明而进行的研究。

17. 保存期（shelf life）

直至失效期的时间段。在此时间段内，在制造商规定的贮存条件下，体外诊断试剂在其原始包装内保持其稳定性。

注：稳定性和失效期是相关概念。

18. 确认（validation）

对规定要求满足预期用途的验证。

示例：测量人血清肌酐浓度的程序也能被用于确认人体尿液中肌酐的测定。

注：ISO 9000（GB/T 19000）标准中确认的定义为：通过提供客观证据，多特定预期用途或应用要求已得到满足的认定。

19. 验证（verification）

为给定项目满足规定要求提供客观证据。

示例1：对给定参考物质声称的对于其量值和有关测量程序及测量部分小至质量10 mg的均匀性的证实。

示例2：对测量系统达到性能特性或法定要求的证实。

示例3：对目标测量不确定度能够满足的证实。

注1：给定项目可以是一个过程、测量程序、物质、化合物或测量系统。

注2：规定要求可以是满足制造商声明或技术指标。

注3：在法定计量中，验证与对测量仪器的检查和标贴和（或）发放验证证书有关。

注4：验证不应和校准或确认相混淆。

注5：在化学上，对于物质或活性的特征的验证须描述物质或活性的结构式或特性。

注6：ISO 9000（GB/T 19000）标准中验证的定义为：通过提供客观证据，对规定要求已得到满足的认定。

二、专业术语

1. 准确度（accuracy）

一个测量值与可接受的参考值之间的一致程度。

2. 分析物（analyte）

具有可测量特性的样品组分。

示例：在"24 h尿蛋白质质量"中，"蛋白质"是分析物，"质量"是特性。在"血浆中葡萄糖物质浓度"中，"葡萄糖"是分析物，"浓度"是特性。两个例子中的整个短语代表被测量。

3. 抗原（antigen）

进入生物体后，会刺激生物体产生免疫反应的物质。

4. 抗体（antibody）

免疫系统产生的，可以特异性地与抗原结合的免疫球蛋白。

5. 生物参考区间（biological reference interval）/参考区间（reference interval）

来自生物参考人群的数值的特定分布区间。

示例：健康成年男性和女性人群的血清钠离子浓度值的95％生物参考区间是135 mmol/L到145 mmol/L。

注1：参考区间通常规定为中心95％区间，在特别情况下其他大小或不对称分布的参考区间可能会更合适。

注2：参考区间可能依赖于原始样品类型和使用的检验程序。

注3：在有些情况下，只有一端的生物学参考界限是重要的，通常是上限"×"，相应的生物学参考区间将是小于或等于"×"。

注4：如"正常范围"、"正常值"和"临床范围"等术语含糊不清，因此不鼓励使用。

6. 生物参考人群（biological reference population）/参考人群（reference population）

一组由处于明确规定的健康或疾病状态的个体组成的人群。

注1：当制造商在使用说明中提供生物学参考区间时，使用该体外诊断医疗器械的实验室负责验证该生物学参考人群是否代表实验室所服务的人群。

注2：生物学参考人群可以是一组规定的表观健康个体或具有特定医学情况的个体。适当时，此概念允许参考区间与参考人群的年龄、性别和种族相联系。

7. 化学发光（chemiluminescence，CL）

由于化学反应产生的电子级能处于激发态的物质，通过跃迁释放能量产生电子，从而导致的发光现象。

8. 化学发光免疫分析（chemiluminescent immunoassay，CLIA）

将化学发光和免疫分析结合起来的技术，通过标记的抗原或抗体与待测物进行一系列免疫反应，最后以测定发光强度得出待测物含量。

9. 质控物质（control materials）

被其制造商预期用于验证体外诊断医疗器械性能特征的物质、材料或物品。

10. 临界值（cut off value）

分析检测时的特定量值水平，该水平用于决定分析检测是否高于或低于临床或分析决定水平（通常是阴性或阳性）。在定性检测中低于该特定水平判断为阴性，高于该水平判断为阳性。（反之亦然）

注：在临界值上下一定水平的量值重复检测结果分别显示为95%的阴性和95%的阳性，该区间定义为95%区间。

11. 灵敏度：检出限（detection limit，limit of detection）

样品中以一定概率可被声明与零有差异的被测量的最低值。

注1：也被描述为"最低检出限"（minimum detectable concentration）（或剂量、值）。

注2：有时被不正确地指作分析灵敏度。

注3：最低检出限为区别于零的不低于95%可信区间的最低浓度。

12. 灵敏度：定量限（limit of quantitation）

给定分析程序能定量检测分析物的最小浓度或量。

13. 酶联免疫吸附试验（enzyme linked immunosorbent assay，ELISA）

一种用酶作为检测机理来定量抗原或抗体水平的免疫学检测方法。

14. 被测量（measurand）

拟测量的量。

注1：在检验医学中被测量的规定须说明量类（例如质量浓度）、含有该量的基质（如血浆）以及涉及的化学实体（例如分析物）。

注2：被测量可以是生物活性。

注3：在化学上，"分析物"或某种物质或化合物的名称，有时被用作"被测量"的术语。此用法是错误的，因为这些术语不指代量。

15. 计量学溯源性（metrological traceability）

通过文件规定的不间断的校准链将测量结果与参照联系起来的特性，每个链接点均对测量不确定度有贡献。

注1：本定义中，参照可以是实际实现的测量单位定义，或包含非序量测量单位的测量程序或测量标准。

注2：计量学溯源性需要确立的校准等级关系。用于将测量结果与测量标准相联系的测量标准和校准的顺序被称为溯源链。计量学溯源链用于建立测量结果的计量学溯源性，包括校准物值的溯源性。体外诊断医疗器械相关的溯源链举例见ISO 17511（GB/

T 21415) 和 ISO 18153 (YY/T 0638)。

注3：规定参照的说明中必须包括此参照被用于建立校准等级关系的时间，以及此参照有关的其他任何相关计量学信息，如在校准等级关系中何时进行了第一次校准。

注4：对于在测量模型中有多于一个输入量的测量，每个量值自身应具有计量学溯源性，并且相关的校准等级关系可形成分支结构或网络。为每个输入量建立计量学溯源性所作的努力应与该量对测量结果的相对贡献相适应。

注5：如果两个测量标准的比较被用于检查以及必要时修正一个测量标准的赋予量值和测量不确定度，此比较可被视为校准。

注6：缩写形式的术语"溯源性"有时用来指代计量学溯源性，也可指代其他概念，例如，样品的溯源性、文件的溯源性、仪器的溯源性或材料的溯源性等，此时是指事物的历史（回溯）。因此，如果有混淆的可能，最好采用计量学溯源性的术语全称。

16. PCR 杂交（膜上、板上）(PCR hybridization)

具有一定同源序列的两条核酸单链（DNA 或 RNA）可以通过氢键的方式，按碱基互补配对原则相结合，探针结合于特定核酸序列或 PCR 产物的杂交过程可以在液相中进行，也可以将其中一个固定在固相载体上进行。

17. PCR 电泳（PCR electrophoresis）

根据 PCR 产物分子质量和所带电荷的不同在电场中进行分离的技术。

18. 聚合酶链反应（polymerase chain reaction，PCR）

聚合酶链反应或多聚酶链反应是一种对特定的 DNA 或 RNA 片段在体外进行快速扩增的方法。由变性-退火-延伸三个基本反应步骤构成。

19. 精密度（precision）

在规定条件下，相互独立的测试结果之间的一致程度。

注1：精密度的程度是用统计学方法得到的测量不精密度的数字形式表示的，例如，标准差（SD）和变异系数（CV），它们都与精密度呈负相关。对精密度的定量测量依赖于所规定的条件。

注2：一个给定测量程序的精密度可以根据明确的精密度条件进行分类。某些特定条件下的精密度称为重复性和重现性。

20. 原始样品（primary sample）/标本（specimen）

一种体液或组织的独立取出部分，该部分供检验、研究或分析一个或多个量或特征，以便确定其整体的特征。

注：GHTF 在其协调的指南文件中使用术语"标本"表示医学实验室用于检验的生物来源样品。

21. 参考物质（reference material）

一种或多种指定特性足够均匀和稳定，已被证明适合在测量过程中或名义特性检验中预期应用的物质。

注1：具有或没有指定量值的参考物质可用于测量精密度控制，而只具有指定量值的参考物质可用于校准或测量正确度控制。

注2：在给定测量中，给定参考物质只能用于校准或质量保证之一。

注3：参考物质由包含量以及名义特性的物质组成。

包含量的参考物质例子如下。

示例1：标明纯度的水，其动态黏度用于校准黏度计。

示例2：用作校准物的含有标明质量分数的葡萄糖的血浆。

示例3：对于内在胆固醇浓度没有指定量值的人血清，只用作测量精密度控制的材料。

包含特性的参考物质例子如下。

示例4：指示一种或多种特定颜色的色图。

示例5：含有特定核酸序列的 DNA 化合物。

示例6：含有 19-雄烯二酮的尿液。

注4：参考物质有时候会整合到一个体外诊断医疗器械中。

示例1：在三相点容器中已知三相点的物质。

示例2：在透射滤光片支架上已知光密度的玻璃片。

示例3：固定在显微镜载玻片上均一尺寸的微球。

注5：带有权威机构发布的证书，并指明用于获得带有相关不确定度和溯源性的指定特性值的有效程序的参考物质被称为有证参考物质。

示例：对胆固醇浓度有指定量值和相关测量不确定度的人血清，用作校准物或测量正确度质控物。

注6：有些参考物质的量值在计量学上溯源到一个单位系统之外的测量单位。这些物质包括由世界卫生组织指定国际单位（IU）的生物来源测量标准。

注7：参考物质的性能指标包括其材料的溯源性，说明其来源和处理过程。体外诊断医疗器械参考物质的性能指标要求在 ISO 15194（GB/T 19703）有描述。

注8：参考物质的用途可以包括测量系统的校准、测量程序的评价、为其他材料赋值及质量控制。

注9：名义特性的检验给出了名义特性的值和相关的不确定度。此不确定度不是测量不确定度。

注10：由 ISO/REMCO（参考物质委员会）有个类似的定义，但使用术语测量过程来表示检验，涵盖测量和名义特性检验两种含义。

22．实时荧光 PCR 技术（real-time polymerase chain reaction）

在 PCR 反应体系中加入荧光基团，利用荧光信号积累实时监测整个 PCR 进程的方法。

23．重复性（repeatability）

在相同测量条件下，对同一被测量进行连续多次测量所得结果之间的一致性。

24．自测（self-testing）

由非专业人员进行的用于评估个体健康状况的检验。

注：通常为在家庭或在医疗机构外的其他场所，没有专业医护人员指导下进行的检验。

25．稳定性（stability）

体外诊断医疗器械在制造商规定界限内保持其性能特性的能力。

注1：稳定性适用于以下情况。

——当体外诊断试剂、校准物或控制物在制造商规定的条件下储存、运输和使用时；

——按照制造商使用说明制备、使用和贮存的复溶后冻干材料、工作液和从密闭容器中取出的材料；

——校准后的测量仪器或测量系统。

注2：体外诊断试剂或测量系统的稳定性通常用时间量化。

——以计量学性能特征发生一定量变化的时间间隔长度；

——一定的时间间隔内特征的变化。

26. 肿瘤标志物（tumor marker，TM）

在肿瘤发生和增殖过程中，由肿瘤细胞或其他细胞产生或分泌并释放到血液、体液、细胞或组织中，反映肿瘤存在和生长的，并可用生物化学、免疫学及分子生物学等方法进行测定的一类物质（包括蛋白质、激素、酶、多胺等）。

三、日常用语

1. 物料

原料、辅料、包装材料、中间品等。

2. 主要物料

试剂产品组成中在性能上起到主要作用的成分。

3. 验证

证明任何程序、生产过程、设备、物料、活动或系统确实能达到预期结果的有文件证明的一系列活动。

4. 批

同一工艺条件下连续生产出的具有同一性质和质量的某种产品。

5. 批号

用于识别一个特定批的具有唯一性的数字和（或）字母的组合。

6. 待验

物料在允许投料或出厂前所处的搁置、等待检验结果的状态。

7. 批生产记录

一个批次的待包装品或成品的所有生产记录。批生产记录能提供该批产品的生产历史以及与质量有关的情况。

8. 物料平衡

产品或物料的理论产量或用量与实际产量或用量之间的比较，并适当考虑可允许的正常偏差范围。

在适当考虑可允许的正常偏差的情况下，产品或物料的理论产量或理论用量与实际产量或用量之间持平。

9. 标准操作规程

经批准用以指示操作的通用性文件或管理办法。

10. 生产工艺规程

产品制造总体流程的方法，包括工艺过程、加工说明、工装设备仪器、工艺参数、工艺配方等生产过程控制的一套技术文件。

11. 工艺用水

医疗器械产品实现过程中使用或接触的水的总称，包括生活饮用水、纯化水、注射用水和灭菌注射用水、体外诊断试剂用纯化水、血液透析及相关治疗用水、分析实验室用水等。

12. 溯源性

一个测量结果或测量标准的值，都可以通过一条具有规定不确定度的连续比较链，与测量基准联系起来。

13. 洁净室（区）

需要对尘粒及微生物含量进行控制的房间（区域）。其建筑结构、装备及其使用均具有减少该区域内污染源的介入、产生和滞留的功能。

14. 洁净度

洁净环境内单位体积空气中含大于或等于某一粒径的悬浮粒子和微生物最大允许统计数。

四、相关术语的规范化

从上述术语定义中可以看出，对于相同的术语，不同的标准或法规文件可能给出不同的定义解释，所以，应准确地辨析每一个术语的含义及其使用的环境，以防止在应用、执行各项相关要求时产生误解。下面针对一些容易产生误解的术语做进一步的解释。

1. 参考物质/标准物质

对于参考物质/标准物质（reference material，RM）这个术语应关注以下几点。

第一，对应的英文术语只有一个，即 reference material，缩写为 RM。《国际计量学词汇　基础和通用概念及相关术语》（VIM）对 reference material 的定义是：具有足够均匀和稳定的特定特性的物质，其特征被证实适用于测量中或标称特性检查中的预期用途。我国的计量技术规范《通用计量术语及定义》（JJF 1001－2011）给出了计量常用的术语及定义，其依据也主要是 VIM，JJF 1001－2011 文中对应 reference material 同时给出了 2 个并列的中文术语：参考物质和标准物质。也就是说，参考物质和标准物质指向同一个术语 reference material。在计量领域 reference material 直译过来是参考物质，但是"参考"一词在中文语境中是"参照、借鉴"之义，如参考文献、参考书籍等，与 reference material 定义大相径庭。依据 reference material 的定义，其用途是测量或检查活动的标准或标尺，因此 JJF 1001－2011 就同时给出了 2 个中文术语：参考物质与标准物质。计量界用标准物质更多一些。体外诊断试剂领域有专门的术语标准 GB/T 29791.1（等同 ISO 18113.1），对 reference material 采取直译即参考物质，而没有保留标准物质，原因主要有两点：一是经过计量学的教育，基本能明白参考物质不是字面上的"参考"之义；二是在体外诊断领域，除了强调参考物质，还强调参考测量程序、参考测量实验室组成的参考测量系统。因此，统一为"参考"更顺畅一些。

第二，这个术语的范围很大，RM 是个大家族，囊括了校准物、质控物、有证标准物质。参考物质的定义是具有足够均匀和稳定的特定特性的物质，其特征被证实适用于测量中或标称特性检查中的预期用途。这里的预期用途主要包括校准、给其他物质赋值或提供质量保证。因此，只要满足上述定义的物质都属于参考物质的范畴。这里提到了有证标准物质（certified reference material，CRM），根据 VIM 和 JJF 1001－2011，其定义是：附有由权威机构发布的文件，提供使用有效程序获得的具有不确定度和溯源性的一个或多个特性量值的标准物质。简单地说，有证标准物质就是权威机构认可的，提供有不确定度和溯源性的参考物质，其制备、定值、证书等环节符合 ISO 导则 31、34、35 等国际文件规定。

第三，在日常工作中，一般谈到标准物质习惯特指权威机构认可或发布的参考物质，如国家一级标准物质（GBW）和二级标准物质［GBW(E)］，还有药监部门发布的体外诊断试剂国家标准物质。

第四，参考品、标准品，以及后续提到的校准品、质控品，这些术语均不规范，日常工作中应使用参考物质、标准物质、校准物、质控物等术语。

2. 校准物、校准品、定标品、定标液

校准物、校准品、定标品、定标液，这 4 个名词其实质相同，对应的英文术语为 calibrator，其用途都是校准体外诊断试剂或系统。医学检验大部分项目都属于生物测量，生物测量基本上为相对测量，要有一个或几个已知浓度的校准物，用体外诊断试剂在仪器上测试，得到这些校准物的信号，如吸光度、发光强度等，建立浓度值与信号值的关系，这就是校准曲线，又称定标曲线。在测试未知的临床标本时，有了标本的信号值，就能用校准曲线去推算标本的浓度值。可想而知，校准物的已知浓度值非常重要，直接决定了临床标本测量值的正确与否，且涉及校准物赋值的计量溯源性。

在以上 4 个名词中，规范叫法是"校准物"。校准品和定标品都是通俗叫法，定标液强调的是液体状态，常用的还有冻干校准物。按照级别和用途，校准物又分为产品校准物（product calibrator）和工作校准物（working calibrator）。产品校准物是提供给用户校准试剂用的。工作校准物，又被称为主校准品（master calibrator），或制造商内部校准物，工作校准物在制造商内部使用，承担着非常重要的作用，用于校准制造商常设测量程序（reference measurement procedure）。制造商常设测量程序可以简单理解为常规的检测系统，但是维护和质量控制更为严格，不确定度更小，可将较高级别参考物质的正确度传递给产品校准物。

3. 质控物、质控品、对照品

质控物和质控品实质相同，对应的英文术语为 control material，其定义是：被其制造商预期用于验证体外诊断医疗器械性能特征的物质、材料或物品。体外诊断行业很少使用对照品这个术语。

从质控物的定义可以看出，质控物包含的范围广、种类多。按照用途，质控物可分为正确度质控物、精密度质控物，也可以分为线性质控物、检出限质控物、干扰评价用质控物；按照使用场景，可以分为室间质评用质控物、室内质控用质控物；按照质控物是否给出标称值,又可分为定值质控物、非定值质控物;按照质控物的提供者,又可分为试剂厂商提供的质控物、第三方质控物。以上各种分类基于不同的维度,在日常工作中可能会形成交叉,如室内质控用质控物一般是精密度质控物、非定值质控物和第三方质控物。

4. 参考品与企业参考品

参考品的规范称谓应该是参考物质,但是在体外诊断试剂行业,特别是注册环节,习惯称为参考品,如国家药监局定期发布的"注册检验用体外诊断试剂国家标准品和参考品目录"。体外诊断试剂产品的相关标准、注册技术审查指导原则中也经常使用"参考品""国家参考品""企业参考品"等术语。国家医药行业标准对定性产品通常这样规定:检测国家参考品和(或)经标化的企业参考品,应符合相应要求。注册技术审查指导原则中也要求:对于已经有国家标准品的检验项目,在注册检验时应采用相应的国家标准品进行,对于目前尚无国家标准品的项目,生产企业应建立自己的参考品体系并提供相应的内部参考品。

参考品的习惯叫法来源于药品,《国家药品标准物质技术规范》将生物检测标准物质分为生物标准品和生物参考品,文件规定:生物检测用国家药品标准物质系指用于生物制品效价、活性、含量测定或其特性鉴别、检查的生物标准品或生物参考物质,可分为生物标准品和生物参考品。生物标准品系指用国际生物标准品标定的,或由我国自行研制的(尚无国际生物标准品者)用于定量测定某一制品效价或毒性的标准物质,其生物学活性以国际单位(IU)或以单位(U)表示。生物参考品系指用国际生物参考品标定的,或由我国自行研制的(尚无国际生物参考品者)用于微生物(或其产物)的定性鉴定或疾病诊断的生物试剂、生物材料或特异性抗血清;或指用于定量检测某些制品的生物效价的参考物质,如用于麻疹活疫苗滴度或类毒素絮状单位测定的参考品,其效价以特定活性单位表示,不以国际单位(IU)表示。

概括起来,注册检验用体外诊断试剂参考物质分为以下几个层级:国家标准品、国家参考品和企业参考品。国家标准品和国家参考品由中国食品药品检定研究院发布,在没有国家标准品、国家参考品的情况下,制造商要建立自己企业的参考品,企业参考品的实质就是质控物,在产品的研发、注册等环节,用于评价、确认或验证产品各项性能。

第四节 体外诊断试剂的分类

一、体外诊断试剂分类发展历史

由全国人大常委会于 1984 年 9 月通过、1985 年 7 月 1 日首次颁布实施的《中华人民共和国药品管理法》明确指出,诊断药品(包含现在按医疗器械管理的体外诊断试剂)属于药品范畴,按照药品进行管理。2001 年修订的《中华人民共和国药品管理法》规定,将诊断药品按照药品进行管理。2001 年 7 月 25 日,国家药监局印发的《关于规范体外诊断试剂管理的意见》（国药监办〔2001〕357 号）首次提出了规范体外诊断试剂管理的原则意见，根据我国体外诊断试剂发展状况，并结合以往体外诊断试剂管理经验，将诊断试剂分为随机专用体外诊断试剂和其他体外诊断试剂两种。随机专用体外诊断试剂按照医疗器械进行管理，其他体外诊断试剂依旧按照药品进行管理。

2002 年 9 月 17 日，国家药监局发布了《关于体外诊断试剂实施分类管理的公告》（国药监办〔2002〕324 号），公告中明确了对体外诊断试剂实行分类管理，将体外生物诊断试剂按照药品进行管理，体外化学及生化等其他类别的诊断试剂均按照医疗器械进行管理。体内诊断试剂一律按药品管理，并列出了按照药品和按照医疗器械管理的具体分类类别。

2003 年 6 月 20 日，国家食品药品监督管理局印发了《关于划归医疗器械管理的体外诊断试剂注册事宜的通知》（国食药监械〔2003〕140 号），规定划归医疗器械管理的体外诊断试剂应在 2003 年 12 月 31 日前按照医疗器械准产注册程序申报注册。2004 年 7 月 1 日起不再按原药品批准文号上市销售、使用。

2007 年 4 月 19 日，国家食品药品监督管理局印发了《体外诊断试剂注册管理办法（试行）》（国食药监械〔2007〕229 号），并明确除国家法定用于血源筛查的体外诊断试剂、采用放射性核素标记的体外诊断试剂外，其他体外诊断试剂均按照医疗器械进行注册管理。

2013 年 11 月 26 日，国家食品药品监督管理总局发布了《关于印发体外诊断试剂分类子目录的通知》（食药监械管〔2013〕242 号），在分类子目录中对体外诊断试剂的序号、产品类别、产品分类名称、预期用途、管理类别等五个部分作出了非常具体的描述。

2024 年 5 月 10 日，国家药监局在《关于实施〈体外诊断试剂分类目录〉有关事项的通告》（2024 年第 17 号）中再次明确，《体外诊断试剂分类目录》（以下简称《分类目录》）所包括的体外诊断试剂是指按医疗器械管理的体外诊断试剂，不包括国家法定用于血源筛查的体外诊断试剂和采用放射性核素标记的体外诊断试剂。《分类目录》结构由一级序号、一级产品类别、二级序号、二级产品类别、预期用途、管理类别六个部分组成。其中，一级产品类别主要依据国家药监局发布的《体外诊断试剂分类规则》（以下简称《分类规则》）设立，共 25 个；二级产品类别是在一级产品类别项下的进一步细化，主要根据检测靶标设置，原则上不包括方法或原理，共 1 852 个；预期用途涉及的内容包括被测物及主要临床用途等，其目的主要是用于确定产品的管理类别，不代表对相关产品注册内容的完整描述。

二、体外诊断试剂的现行分类

依据《分类规则》，并根据产品的风险程度由低到高，体外诊断试剂分为三类。

第一类体外诊断试剂是指具有较低的个人风险，没有公共健康风险，实行常规管理可以保证其安全、有效的体外诊断试剂，通常为检验辅助试剂。第一类体外诊断试剂主要包括：

（1）不用于微生物鉴别或药敏试验的微生物培养基，以及仅用于细胞增殖培养，不具备对细胞的选择、诱导、分化功能，且培养的细胞用于体外诊断的细胞培养基；

（2）样本处理用产品，如溶血剂、稀释液、染色液、核酸提取试剂等；

（3）反应体系通用试剂，如缓冲液、底物液、增强液等。

第二类体外诊断试剂是指具有中等的个人风险和（或）公共健康风险，检验结果通常是几个决定因素之一，出现错误的结果不会危及生命或导致重大残疾，需要严格控制管理以保证其安全、有效的体外诊断试剂。第二类体外诊断试剂主要包括：

（1）用于蛋白质检测的试剂；

（2）用于糖类检测的试剂；

（3）用于激素检测的试剂；

（4）用于酶类检测的试剂；

（5）用于酯类检测的试剂；

（6）用于维生素检测的试剂；

（7）用于无机离子检测的试剂；

（8）用于药物及药物代谢物检测的试剂；

（9）用于自身抗体检测的试剂；

（10）用于微生物鉴别或者药敏试验的试剂，以及用于细胞增殖培养，对细胞具有选择、诱导、分化功能，且培养的细胞用于体外诊断的细胞培养基；

（11）用于变态反应（过敏原）检测的试剂；

（12）用于其他生理、生化或者免疫功能指标检测的试剂。

第三类体外诊断试剂是指具有较高的个人风险和（或）公共健康风险，为临床诊断提供关键的信息，出现错误的结果会对个人和（或）公共健康安全造成严重威胁，需要采取特别措施严格控制管理以保证其安全、有效的体外诊断试剂。第三类体外诊断试剂主要包括：

（1）与致病性病原体抗原、抗体以及核酸等检测相关的试剂；

（2）与血型、组织配型相关的试剂；

（3）与人类基因检测相关的试剂；

（4）与遗传性疾病检测相关的试剂；

（5）与麻醉药品、精神药品、医疗用毒性药品检测相关的试剂；

（6）与治疗药物作用靶点检测相关的试剂和伴随诊断用试剂；

注：伴随诊断用试剂是用于评价相关医疗产品安全性、有效性的工具，主要用于在治疗前和（或）治疗中识别出最有可能从相关医疗产品获益的患者和因治疗而可能导致严重不良反应风险增加的患者。用于药物及药物代谢物检测的试剂不属于伴随诊断用试剂。

（7）与肿瘤筛查、诊断、辅助诊断、分期等相关的试剂。

对于校准品、质控品，《体外诊断试剂注册与备案管理办法》规定：校准品、质控品可以与配合使用的体外诊断试剂合并申请注册，也可以单独申请注册。

值得关注的是，在体外诊断试剂的定义中指出：按照药品管理的用于血源筛查的体外诊断试剂和采用放射性核素标记的体外诊断试剂，不属于《体外诊断试剂注册与备案管理办法》范围。

国家药监局在《分类规则》中规定，用于微生物鉴别或者药敏试验的培养基，以及用于细胞增殖培养，对细胞具有选择、诱导、分化功能，且培养的细胞用于体外诊断的细胞培养基，按照第二类管理。符合《分类规则》且风险较低的仅做选择性培养、不具备微生物鉴别及药敏功能的微生物培养基，按照第一类管理。按照第一类管理的细胞培养基，仅保留基础培养基产品，如 RPMI—1640 培养基，并根据《分类规则》明确用途限制（不用于细胞治疗、细胞回输、辅助生殖等非体外诊断用途）。

按照第一类管理的样本处理用产品，主要指检测反应发生前的样本预处理阶段所用的通用性产品，且不参与反应。原则上此类产品仅包括仪器平台通用或方法学通用的样本处理用试剂，不包括针对具体检测项目的样本处理用试剂。

按照第一类管理的反应体系通用试剂，主要指检测反应阶段维持反应体系环境的通用性试剂，仅包括仪器平台通用或方法学通用的反应体系试剂，不针对具体检测项目。不可对完整的产品进行拆分后单独注册/备案。

按照第一类管理的染色液，主要指通用性产品，不含特异性的蛋白、抗原、抗体、酶等物质，按染色液主要化学成分或常用名称命名。

按照第一类管理的流式细胞仪用、免疫组化、原位杂交产品涉及的抗体或者探针，均为"单一抗体"或"单一探针"。原位杂交产品中针对单个基因检测的断裂基因探针、融合基因探针，因其产品的特性，需要两个探针共同完成某个基因的检测，视作"单一探针"；原位杂交产品中针对单个基因检测的，产品的组成中除主要的特异性探针外，另含有起"辅助定位"作用的探针，视作"单一探针"。

上述按照第一类管理的"单一抗体"或"单一探针"组合后，作为第二类或第三类管理。

《分类规则》中"仅为专业医生提供辅助诊断信息的流式细胞仪用单一抗体"限指对体液中悬浮的细胞进行分析、提供辅助信息的单一抗体以及同型对照抗体。通过捕获体液中其他成分形成生物粒子、从而用流式细胞仪进行检测的体外诊断试剂，不符合《分类规则》中"流式细胞仪用单一抗体"的有关要求，如在流式平台上基于抗原-抗体反应，以特定"微珠"或者"微球"为载体，对白介素、干扰素、肿瘤坏死因子等物质进行检测分析的试剂。

《分类目录》中未包含的组合产品，如组合后的预期用途仅为单项产品预期用途的组合，应当按照所包含的单项产品的最高管理类别确定其管理类别。如有新增预期用途，应当按照相关要求申请分类界定。

《分类目录》未包括校准品、质控品。根据《分类规则》，与第二类、第三类体外诊断试剂配合使用的校准品和质控品的管理类别，与试剂管理类别相同；与第一类体外诊断试剂配合使用的校准品和质控品，按第二类管理。非定值质控品不作为医疗器械管理。

根据《分类规则》中的规定，与麻醉药品、精神药品、医疗用毒性药品检测相关，并具有临床诊断用途、在临床机构使用的体外诊断试剂，按第三类管理。

国家药监局将根据医疗器械生产、经营、使用等情况，并基于医疗器械风险分析、评价，按照《医疗器械分类目录动态调整工作程序》，及时更新调整《分类目录》。

依据《关于对用于供血员血样检测的体外免疫诊断试剂实行批批国家检定的通知》和《关于抗A、抗B血型定型试剂定点生产问题的通知》文件，国家法定用于血源筛查的品种主要有以下五种：

(1) A、B、O血型定型试剂；
(2) 乙型肝炎表面抗原酶联免疫诊断试剂（HBsAg-EIA）；
(3) 丙型肝炎病毒抗体酶联免疫诊断试剂（抗HCV-EIA）；
(4) 艾滋病毒抗体酶联免疫诊断试剂（抗HIV-EIA）；
(5) 梅毒诊断试剂（RPR及USR）。

近年来，随着基因测序技术的发展，以及在临床使用中出现的新情况，国家食品药品监督管理总局于2014年1月14日发布了《关于基因分析仪等3个产品分类界定的通知》（食药监办械管〔2014〕8号），明确规定了基因测序相关试剂及仪器的管理类别。

三、其他分类方法

(1) 依据检测的目标不同，可分为检测抗原、抗体、酶、蛋白质、糖类、激素、药物及代谢物、无机元素、酯类、核酸等；

(2) 依据检测的疾病不同，可分为细菌及病毒感染、传染病、内分泌系统疾病、遗传病、自身免疫病、心脑血管疾病等；

(3) 依据检测的目的不同，可分为组织配型、肿瘤筛查与诊断、遗传病的筛查、微生物分离鉴定、药物浓度监测、组织器官功能（如肝功能、肾功能）等评价；

(4) 依据检测的方法与原理不同，可分为生化诊断试剂、免疫诊断试剂和分子诊断试剂。

四、体外诊断试剂质量体系考核类型

2009年6月15日，国家食品药品监督管理局发布《体外诊断试剂质量管理体系考核范围有效覆盖判定原则及认定程序》（国食药监械〔2009〕320号）。根据原理、生产工艺和控制过程相同原则，体外诊断试剂被分为16个质量体系考核类型。16个质量体系考核类型分类、产品型别及产品举例如表1-1所示。

表1-1 体外诊断试剂16个质量体系考核类型分类表

考核类型分类	产品型别及产品举例
（第一类）酶联免疫（酶标板、磁珠、微粒子）类试剂	酶联免疫法：乙型肝炎病毒e抗体诊断试剂盒（酶联免疫法）、癌胚抗原定量测定试剂盒（免疫荧光法） 化学发光法：人生长激素（GH）定量测定试剂盒 增强化学发光免疫分析法：巨细胞病毒抗体检测试剂盒 时间分辨荧光法：游离甲状腺素（FT4）定量测定试剂盒 电化学发光法：甲型肝炎病毒抗体诊断试剂盒 微粒子酶免法：丙型肝炎病毒抗体诊断试剂盒

续表

考核类型分类	产品型别及产品举例
（第二类）胶体金（硒、乳胶）类试剂	胶体金法：梅毒抗体-乙肝表面抗原诊断试剂盒 胶体硒法：HIV（1+2+0）试剂盒
（第三类）免疫印迹试剂	免疫印迹试剂盒：风湿病自身抗体检测试剂盒（免疫印迹法）
（第四类）蛋白芯片（微阵列）类试剂	蛋白芯片（微阵列）：丙型肝炎病毒抗体检测试剂盒（蛋白芯片法）、多肿瘤标志物检测试剂盒（蛋白芯片法）
（第五类）单抗类试剂	血型定型类试剂：血型定型试剂盒（单克隆抗体） 免疫组化：ImmuChem 免疫组化试剂盒（单抗） 免疫比浊：血清载脂蛋白 A1 免疫比浊试剂盒 乳胶凝集：D-dimer 二聚体乳胶凝集试剂盒
（第六类）多抗类试剂	血型定型类试剂：血型定型试剂盒（人血清/马血清） 免疫组化：癌胚抗原检测试剂盒（多抗） 免疫比浊：β-微球蛋白测定试剂盒（免疫比浊法） 乳胶凝集：沙门氏菌乳胶凝集试剂盒
（第七类）诊断血清（菌液）	诊断血清：侵袭性大肠埃希氏菌诊断血清、志贺氏菌属四种混合多价血清 诊断菌液：伤寒沙门氏菌菌体（O）抗原诊断菌液、鞭毛（H）抗原诊断菌液
（第八类）血球凝集类试剂	抗体致敏血球：破伤风抗体诊断试剂（血凝法）、白喉抗体诊断试剂（血凝法）
（第九类）核酸扩增类试剂	荧光 PCR：乙型肝炎病毒核酸定量测定试剂盒 PCR-ELISA：结核分枝杆菌检测试剂盒（核酸扩增酶联免疫法） PCR-毛细管电泳：性染色体多倍体（分型与突变）检测试剂盒 PCR-电泳：α-地中海贫血基因诊断试剂盒（gap-PCR 法）、转录介导扩增（TMA）沙眼衣原体与结核分枝杆菌检测试剂盒
（第十类）基因芯片（微阵列）类试剂	基因芯片（微阵列）：α-地中海贫血基因芯片诊断试剂盒 PCR-杂交：人乳头瘤病毒基因分型检测试剂盒（PCR-反向杂交法）
（第十一类）探针放大（原位杂交）类试剂	bDNA 类：HIV-1 bDNA 检测试剂盒、mRNA 检测试剂盒（生物素原位杂交法）
（第十二类）普通生化类试剂（包括酶类化学试剂、凝血试剂类等）	酶类化学试剂：丙氨酸氨基转移酶（ALT）测定试剂盒、碱性磷酸酶（ALP）测定试剂盒 凝血试剂：凝血酶原时间（PT）测定试剂盒、组织纤溶酶原激活物（t-PT）测定试剂盒
（第十三类）普通生化类试剂（包括一般化学试剂、血气电解质类、血液分析仪用试剂类等）	一般化学试剂：无机离子（铝、镉等）测定试剂盒、白蛋白测定试剂盒（BCG 法）、总胆固醇测定试剂盒（COD-CE-PAP 法） 血气电解质：电解质分析仪随机试剂、生化分析仪用稀释液、冲洗液 血液分析仪用试剂：血液分析仪用稀释液、溶血剂
（第十四类）干化学类试剂	干化学试剂（条、卡、盒）：干化学尿液分析试纸条、尿微量白蛋白（UALB）测试卡

续表

考核类型分类	产品型别及产品举例
（第十五类）药敏类试剂	药敏纸片（卡）：抗生素药敏纸片、随机专用药敏试剂（盒、卡）
（第十六类）培养基类	培养基：马丁干粉培养基、人胚胎干细胞无血清培养基

评价体外诊断试剂企业建立的质量体系是否满足相关的法规与标准要求，应以《医疗器械生产质量管理规范》《医疗器械生产质量管理规范附录：体外诊断试剂》等为基础，参考《医疗器械注册质量管理体系核查指南》进行实施。

第五节 常见的生产工艺简介

根据我国对体外诊断试剂产品的分类，针对每一类别的产品，由于适用范围、使用方法和预期用途各不相同，对生产过程控制和工艺要求也各不相同。以下对常见的体外诊断试剂的生产工艺进行简要介绍，以供参考。

一、酶联免疫类工艺简介

（一）基本原理

ELISA 是酶联免疫吸附测定（enzyme-linked immunosorbent assay）的简称。ELISA 的基础是抗原或抗体的固相化及抗原或抗体的酶标记，结合在固相载体表面的抗原或抗体仍保持其免疫学活性，酶标记的抗原或抗体既保留其免疫学活性，又保留酶的活性。在测定时，受检标本（测定其中的抗体或抗原）与固相载体表面的抗原或抗体反应。用洗涤方法使固相载体上形成的抗原-抗体复合物与液体中的其他物质分开，再加入酶标记的抗原或抗体，也通过反应结合在固相载体上。此时固相载体上的酶量与标本中受检物质的量呈一定的比例。加入酶反应底物后，底物被酶催化成为有色产物，因产物的量与标本中受检物质的量直接相关，故可根据呈色的深浅进行定性或定量分析。酶的催化效率很高，间接地放大了免疫反应结果，使测定方法具有较高的敏感度。

（二）主要生产工艺

1. 酶标板的制备

（1）工艺流程（图 1-1）

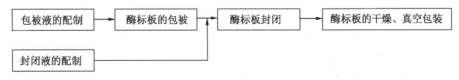

图 1-1　酶标板生产工艺流程示意图

（2）关键控制点

① 包被：

a. 确认配制溶液的 pH 在要求范围内；

b. 包被液量控制在要求范围内；

c. 温育或冷育的温度、时间在要求范围内。

关键设备包括：包被机、精密天平、移液枪。

② 封闭：

a. 确认洗板的次数；

b. 确认配制溶液的 pH 在要求范围内；

c. 封闭液量控制在要求范围内；

d. 温育或冷育的温度、时间在要求范围内。

关键设备包括：包被机、洗板机、精密天平、移液枪、冰箱、烘箱。

③ 干燥、真空包装：

a. 干燥的温湿度在要求范围内；

b. 干燥结束的酶标板逐一装入铝箔袋中同时放入一袋干燥剂，装袋同时要将酶标板标识不清楚的、板孔有缺损的挑出报废。

关键设备包括：真空包装机、封口机、抽真空设备。

2. 酶标试剂的制备

（1）工艺流程（图1-2）

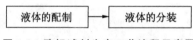

图1-2 酶标试剂生产工艺流程示意图

（2）关键控制点

① 液体配制过程物料量取准确；

② 确认配制溶液的浓度、pH 在要求范围内；

③ 控制液体分装量范围，应满足要求。

关键设备包括：精密天平、分装机。

3. 阴、阳性对照的制备

（1）工艺流程（图1-3）

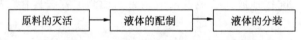

图1-3 阴、阳性对照的制备工艺流程示意图

（2）关键控制点

① 控制灭活温度和时间；

② 液体配制过程物料量取准确；

③ 控制液体分装量范围，应满足要求。

关键设备包括：水浴锅、精密天平、分装机。

4. 其他组分的制备

（1）工艺流程（图1-4）

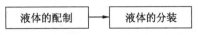

图1-4　其他组分制备工艺流程示意图

（2）关键控制点

① 液体配制过程物料量取准确；

② 确认配制溶液的pH在要求范围内；

③ 控制液体分装量范围，应满足要求。

关键设备包括：精密天平、分装机。

二、胶体金类工艺简介

（一）基本原理

氯金酸在还原剂的作用下，可聚合成一定大小的金颗粒，形成带负电的疏水胶溶液，并由于静电作用而成为稳定的胶体状态，称为胶体金。以胶体金作为示踪标志物应用于抗原抗体的免疫标记技术即免疫胶体金技术，其结合层析技术形成的胶体金免疫层析技术是快速诊断技术领域的重要应用方法之一，通常简称为金标法或胶体金法。它是用胶体金标记单克隆抗体，作为某些疾病标志物进行定性或半定量测量。一般采用双抗体夹心法测定原理，选择经纯化的单克隆抗体，作为包被抗体和胶体金结合抗体。如待检标本中含有抗原时，先和胶体金标记的抗体结合，在毛细作用力驱动下反应复合物沿硝酸纤维膜向前移动，当遇到包被抗体时，形成复合物聚集在包被线上，形成红色沉淀线。因包被膜上还有一条质控线作为对照，当有两条红线时判为阳性，只有一条质控红线时则判为阴性。胶体金产品生产工艺流程如图1-5所示。

（二）制金工序（关键）

（1）制备过程中用工艺用水清洗玻璃器皿及搅拌子，确认玻璃器皿倒置时无水珠挂壁，搅拌子无污垢残存。

（2）制备前确认所使用的试剂均在有效期内，溶液无杂质、沉积、变色。

（3）制备过程应复核计算过程及操作程序，确认准确无误。计算过程应包含制备过程中的蒸发、洗瓶等环节。

（4）制备过程中应迅速加入还原剂，加入还原剂的过程中不应有水珠挂壁。

（5）制备过程中的搅拌速度以搅拌出漩涡且中速即可，制备完成后胶体金溶液应无沉聚物。

（6）对制备的胶体金进行检测，可检测UV最大吸收峰值或用粒径仪检测粒径，根据不同工艺和硝酸纤维素（NC）膜确定其标准，胶体金的质量好坏直接影响产品的检测结果。

（三）标记工序（关键）

（1）确认待标记抗体的批次及货号，抗体应澄清、透明、无浑浊。

（2）标记前需要确认待标记的胶体金应无沉聚物，如果从冰箱取出，应恢复至室温。

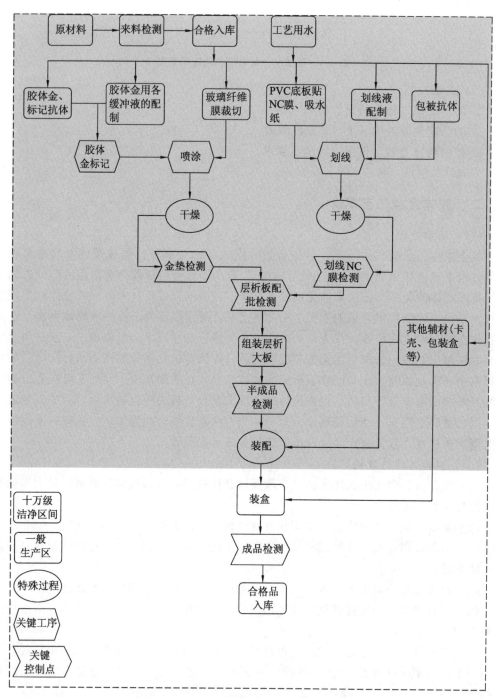

图 1-5　胶体金产品生产工艺流程示意图

注：PVC 为聚氯乙烯，NC 为硝酸纤维素。

(3) 标记前玻璃器皿及搅拌子必须完全洁净，确认无水珠挂壁，搅拌子无污垢残存。

(4) 调节胶体金溶液 pH 时应采用浓度较低的弱碱进行，不可用强碱。调节过程中不得出现胶体金颜色严重变化或有大量悬浮物及沉聚物的现象。

(5) 标记时应调节搅拌速度，加入待标记抗原或抗体时，应慢速逐滴加入，建议速度控制在 1 滴/秒，标记过程中不得出现胶体金颜色严重变化或有大量悬浮物及沉聚物的现象。

(6) 离心前应提前开启离心机进行预冷，并放入与离心瓶对应的转子，同时清洗离心瓶，依次用工艺用水和待标记胶体金润洗，确认无水珠挂壁。

(7) 离心结束后吸取上清液时，不得将底部的胶体金耦合物溶液吸出。

(8) 离心纯化合格的胶体金耦合物应无大量颗粒或片状聚沉。

(9) 收集离心纯化合格的胶体金耦合物，做好标识，保存在 2~8 ℃ 冰箱内。

(四) 包被工序（关键）

(1) 配制前确认抗原、抗体的批次及货号和所用试剂的批号，抗原和抗体应澄清、透明、无浑浊。

(2) NC 包被的相对湿度应在 45% 左右，过于干燥则会导致包被时易出现散点，喷金头也容易发生堵塞情况；包被液中可加入荧光物质以方便断点检查。

(3) 调试至包被线连续无缺口及散点，包被间距符合要求后方可正式包被，如果出现粗细不均、缺口等应在该处做好标记；若不能标出异常的点，则整批产品的质量可能会受到很大影响。

(五) 干燥工序

通常包括烘干、抽干两种工艺。

(六) 装配工序（关键）

(1) 确认空调干燥系统已开启，湿度一般在 30% 以下，操作人员必须佩戴口罩、手套。

(2) 将试纸条装入下盖时应确认试纸条无污染、无划痕，注意不可直接触摸 NC 膜表面。

(3) 压盒过程应用力均匀，建议使用机器设备压盒，以确保产品的均一性。

三、核酸扩增类工艺简介

(一) 基本原理

核酸扩增检测技术是指以扩增 DNA 或 RNA 为手段，检测特定核酸序列或筛查特定基因的检测技术，如聚合酶链反应（PCR）、连接酶链反应（LCR）、转录依赖的扩增反应（TMA）、环介导恒温扩增法（LAMP）等。目前，核酸扩增检测技术已广泛用于病原体检测、特定疾病的早期诊断和体内物质的型别鉴定等领域。

核酸扩增检测技术应用最常见的是荧光 PCR 试剂产品，荧光定量 PCR 通过荧光染料或荧光标记的特异性的探针（常用 TaqMan 探针），对 PCR 产物进行标记跟踪，实时监控反应过程。一般选择目标基因保守区设计特异性引物和探针，探针为包括 5′端报告基团和 3′ 端淬灭基团的寡核苷酸。在 PCR 扩增过程中，当探针完整时，由于淬灭基团靠近报告基团，报告基团发出的荧光被淬灭基团吸收，不发出荧光信号。引物延伸时与模板结合的探针被 Taq DNA 聚合酶（$5'\to 3'$ 外切核酸酶活性）切断，报告基团与淬灭基团分离，产生荧光信号，荧光定量 PCR 仪根据检测到的荧光信号自动绘制实时扩增曲线，从而实现对靶目标在核酸水平上的检测。

（二）主要生产工艺

荧光 PCR 试剂的生产工艺通常由试剂盒的组分决定，每个组分单独生产，经检验合格后进行包装。基本生产工艺包括：各组分试剂的配制和分装、半成品检定和包装。根据各个生产企业特点，有的产品将某些组分合并便于使用者操作，但是阴性对照和阳性对照必须独立且不得缺少。用于定量的试剂盒组分中还应配备定量的标准品等。

配制试剂的原材料及配比应符合规范要求，操作过程中各试剂应混合均匀，配制过程中应对工艺用水、TE 缓冲液等辅助物料进行有效控制。生产过程中关键工序控制点如下。

（1）反应液的配制主要是控制引物和探针的纯度、浓度和分装量。多重荧光用到的引物和探针较多，应注意区分，杜绝混用。

（2）酶混合液和扩增反应液配套使用，要控制扩增效率、灵敏度和分装量。酶混合液一般比较黏稠，容易残留，使用前应离心，吸取时动作要慢且稳。

（3）阴性对照是试剂盒实际操作中的对照，主要控制分装量和检测结果显阴性。实际操作中应避免外源性污染，所有物品和器具应保持清洁并控制使用。

（4）阳性对照是试剂盒实际操作中的对照，主要控制分装量和检测结果显阳性。应避免阳性对照气溶胶污染，且在生物安全柜中操作。生产过程中的废物应通过专用的物流通道及时处理，防止污染，使用过程中的器具应及时清洁消毒。

（5）最终成品应按照产品标准进行检测，各项指标合格后方可出厂。要严格控制配套检测用的参考品或标准品的稳定性和均一性，防止由于参考品或标准品出现问题而导致检测结果发生偏差。若涉及特殊过程，应进行充分的验证确认，并在工艺文件中明确。核酸类产品生产工艺流程如图 1-6 所示。

（三）风险控制

核酸类试剂的生产和检验应在各自相对独立的场所进行，以防止检验过程的扩增产物对生产环境造成交叉污染。PCR 实验室的排风、洁净室（区）的各新风口应保持有效距离，防止阳性品、扩增时形成的气溶胶等造成交叉污染。生产和检验过程中的各种器具不得混用；每个区域应有各自专用的器具；相关耗材应使用一次性产品；移液枪、离心机等使用后应立即清洁。各区域操作人员的工作服应避免混用，防止交叉污染；废物处理的物流方向应避免产生污染；荧光 PCR 试剂的配制和分装等工序，应在 10 万级洁净环境中进行。生产企业应明确各类产品工艺过程所需的洁净级别，阴性/阳性血清、质粒或血液制品的处理操作应在 1 万级洁净环境下进行，与相邻区域应保持相对负压，并符合防护规定。

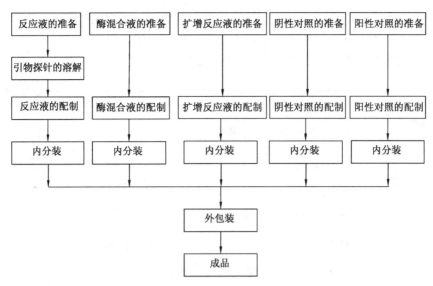

图 1-6　核酸类产品生产工艺流程示意图

四、化学发光类工艺简介

（一）基本原理

发光免疫类检测试剂是根据抗原-抗体特异性反应等生物学原理，利用检测抗原-抗体结合物等特定物质激发发光底物产生的发光信号的强弱，对样本中相应抗原或抗体进行定性或定量检测的一类试剂。其方法学包括酶促和非酶促化学发光、电化学发光和时间分辨荧光等。

发光免疫分析试剂主要组分的生产工序包括包被固相分离物质、标记抗原或抗体及各种溶液的配制、灌装、冻干、贴签、包装等，通过生产过程中的物料进厂检验、中间品/半成品检验、成品检验等过程保证产品质量符合要求。

（二）主要生产工艺

固相分离物质的制备，因不同企业、不同产品使用的固相载体存在很大差异，通常有磁微粒、标准96孔微孔板、胶体微球等。在此仅以用酶促化学发光法和包被抗FITC（异硫氰酸荧光素）磁微粒制备的分离试剂为例进行描述。

（1）分离试剂生产工艺流程和质量控制点如图1-7所示。

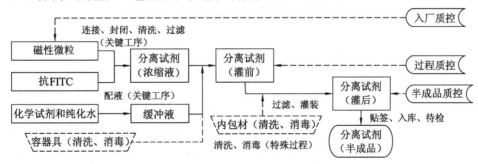

图 1-7　分离试剂生产工艺流程和质量控制点示意图

质量控制点：应对每批分离试剂的本底进行控制。每批分离试剂的磁性微粒浓度应控制在一定范围之内，不同批次之间的波动范围不应过大。

（2）酶结合物生产工艺流程和质量控制点如图1-8所示。

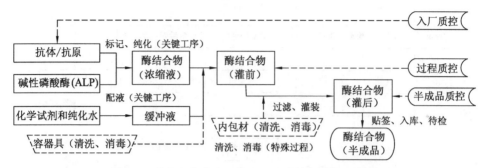

图1-8 酶结合物生产工艺流程和质量控制点示意图

质量控制点：应对酶结合物的使用浓度进行控制，选择合适的酶结合物使用浓度，使产品满足技术要求。酶结合物的浓度与FITC结合物的使用浓度相关。

（3）FITC结合物生产工艺流程和质量控制点如图1-9所示。

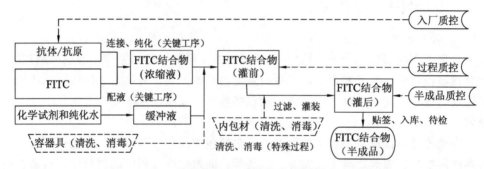

图1-9 FITC结合物生产工艺流程和质量控制点示意图

质量控制点：应对标记抗体的使用浓度进行控制，选择合适FITC结合物的使用浓度，使产品满足技术要求。FITC结合物的浓度与酶结合物的浓度相关。

（4）校准品、质控品和阴/阳性对照生产工艺流程和质量控制点如图1-10所示。

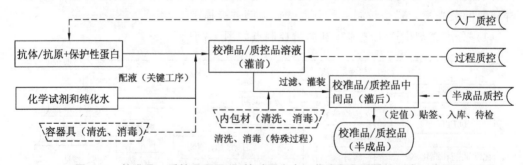

图1-10 校准品、质控品和阴/阳性对照生产工艺流程和质量控制点示意图

质量控制点：校准品、质控品和阴/阳性对照的配制应具有量值溯源性，可参照国家标准品、世界卫生组织标准品或其他级别的标准物质要求进行配制。

(5) 化学发光底物生产工艺流程和质量控制点如图 1-11 所示。

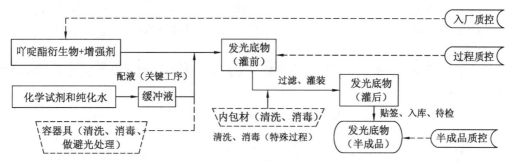

图 1-11　化学发光底物生产工艺流程和质量控制点示意图

质量控制点：制备发光底物的过程中避光是关键。每批发光底物的发光强度应控制在一定范围之内，不同批次不能波动过大。

五、生化类工艺简介

（一）生产流程

容器清洗—称量（关键工序）—溶解、配置（过滤）—半成品检验—分装—冻干（如有，特殊工序）—打印批号、贴标、包装、装盒—成品检验。

（二）操作规程及质量控制点

1. 主要原材料

与产品质量相关的主要原材料包括各种酶制剂、化学试剂、抗体等。主要原料常规检验项目如下。

（1）外观：目视检查。

（2）含量（化学试剂）：根据国家标准、行业标准或企业内控标准进行检测。质量要求一般为分析纯级以上。

（3）酶活性（酶制剂）：根据国家标准、行业标准或企业内控标准进行检测。

（4）抗体效价：通过倍比稀释法与抗原反应进行检测。

2. 其他

（1）包装瓶：检查外观。进行密封性、抗跌性检查，以及溶出物及脱色、振荡试验。

（2）说明书、包装外盒、瓶签等标识：参照《体外诊断试剂说明书编写指导原则》《医疗器械说明书、标签和包装标识管理规定》。

（三）试剂盒生产的关键工序及质控项目

试剂盒生产过程包括制水、配制、过滤、冻干（冻干试剂）、分包装等工序，并通过半成品检验和最终成品检验等控制过程保证质量合格。

1. 制水

采用工艺用水处理设备制备纯化水，并通过专用管路连接至各用水点。

2. 容器清洗

（1）用纯化水清洁配制过程中使用的容器。

(2) 质控要求清洁无污渍。

(3) 对容器的清洗应按照验证后的工艺进行，并应明确清洗用水的质量要求。

(4) 若有容器清洗后干燥的要求，应保存干燥过程参数的验证报告。

3. 称量

(1) 称量前应校准天平，称量时应采取双人复核的控制措施，应关注天平调零校准过程。

(2) 天平精度至少高于所称量物品最小精度一个数量级。

4. 配制

(1) 应制定搅拌方法的控制要求，如自动搅拌应有搅拌机速率及时间控制要求，人工搅拌应有对搅拌圈数的要求。

(2) 配制间环境温度应控制在 18～28 ℃。

5. 过滤（如有）

根据产品工艺规程选择不同的滤膜进行过滤，确保溶液无杂质、空白吸光度应符合要求。

质控项目：试剂外观、空白吸光度（通过后续的半成品检验完成）。

6. 分装

(1) 按工艺要求进行试剂分装。分装前、分装中、分装后均需对分装量进行核验。

质控项目：分装前确认试剂名称、批号、数量，分装后确认分装量及密封性。

(2) 应确定试剂分装的控制要求，或首瓶检测控制要求。

7. 冻干

(1) 使用冻干设备对试剂进行冻干。应对各种冻干试剂建立相应的工艺要求，冻干过程的重要参数为冻干时间、冻干压力。

(2) 冻干品的外观应为疏松的粉末状固体，且具有一定的形状，在规定时间内应复溶完全。

冻干过程一般为：预冻（降温）—抽真空—化霜［加热升温（逐渐）］。

8. 包装

将试剂各组分、合格证及说明书放入相应的试剂盒内。包装时应检查品名、批号、失效期、装量、规格，核对各物料数量，并在装盒前进行再次复核。

9. 封膜

将组装好的试剂盒放在自动封膜机上封膜，控制封膜时间及封膜温度。确保封膜完整性以及与试剂盒吸附的紧密性。

第二章 体外诊断试剂质量管理体系

按照医疗器械管理的体外诊断试剂可以单独使用，也可以与仪器、器具、设备或系统组合使用。虽然体外诊断过程在人体之外，但是诊断结果直接影响医生对被检查者状态的评估，可能引起后续的治疗判断错误。因此，体外诊断试剂的产品质量与使用者的受益和风险直接关联。建立质量管理体系，通过质量体系认证，树立"质量是生命线，追求卓越质量是企业发展的基石"的理念，是体外诊断试剂产业可持续发展的必由之路。

第一节 质量管理体系的建立

质量管理体系是企业内部建立的、为实现质量目标所必需的、系统的质量管理模式，是企业的一项战略决策。质量管理体系将资源与过程结合，采用过程方法进行系统管理，包括与管理活动、资源提供、产品实现以及测量、分析与改进相关的过程组成，涵盖了从确定顾客需求、设计开发、生产检验到销售交付等全过程的策划、实施、监控、纠正、预防与改进活动的要求。

一、质量管理体系建立准备阶段

体外诊断试剂生产企业应按照 GB/T 42061/ISO 13485 标准建立质量管理体系，且满足适用的法规要求。建立质量管理体系首先应有一定的资源保障，通常包括人力资源、基础设施、工作环境三大要素。在人力资源方面，应配备具有一定资质和能力完成质量体系构建的人员，成立质量管理机构。同时在企业高层管理人员中选择经过 GB/T 42061/ISO 13485 质量管理体系标准培训学习，具有一定现代企业管理知识、产品专业知识、法律法规知识、质量体系知识等经验的人员担任管理者代表，全面负责企业的质量管理体系工作。

根据国家药监局《医疗器械生产监督管理办法》《医疗器械生产质量管理规范》《医疗器械生产企业管理者代表管理指南》的要求，医疗器械生产企业应确定一名管理者代表，其职责概括为：对内贯彻执行国家法律法规和相关标准，建立实施和推动质量体系的良好运行，组织内审、监督、汇报质量问题、监测不良事件；协助最高管理者按计划实施管理评审；对外负责与药监部门及第三方认证机构进行沟通联络，汇报重大质量问题、不良事件、产品召回、年度自查等事项。

《医疗器械生产企业管理者代表管理指南》规定了不同产品风险级别生产企业管理者代表的任职条件，企业应认识到管理者代表不是一个简单的名称，也不是一个简单的任命，而是对企业质量体系负责的高层管理人员，是在目前医疗器械行业快速发展的态势下，确保企业健康成长、稳定运行的关键人员。

管理者代表人选确定并任命后，应配备具有质量管理体系经验的人员，组建质量管理机构，质量管理机构的专职人员应经过 GB/T 42061/ISO 13485 质量管理体系标准知识培训，并取得内审员证书。

二、质量管理体系建立策划阶段

在质量管理体系建立策划过程中，应识别企业的角色，明确企业的角色是建立有效质量体系的基础。可以从以下几个方面考虑。

（一）确定企业产品拟上市的国家或地区

不同国家或地区对医疗器械的法规要求存在较大差异，注册申报要求亦存在较大差异。企业首先要明确产品的目标市场，如果目标市场不止涵盖一个国家或地区，则需要对每个目标市场的需求进行识别和确认，质量体系的建立应覆盖所有的目标市场，将不同要求融入体系之中，以满足不同目标市场适用的国家或地区法规要求。

（二）确定体外诊断试剂产品分类

我国对医疗器械进行分类管理，不同类别的产品在上市前和上市后的监管要求均有差异，类别越高，监管要求越高。体外诊断试剂产品类别可以根据国家药监局发布的《体外诊断试剂分类规则》进行查找和确认。需要关注的是，对于非单一目标市场的企业，由于不同国家或地区的分类方法不同，需要识别每一个目标市场对产品的分类界定。如果存在差异，则以相对更加严格的要求来确定；如果无法涵盖，建议将内容整合，确保要求的全面覆盖。

（三）确定产品实现过程中的活动

企业在产品供应链中承担的角色可能因自身能力、产品转化方式、产品特点、成本控制等有所不同。医疗器械生命周期的多个阶段如设计开发、物料采购、生产制造、质量检验、储存运输、销售服务等过程，都需要识别和确定可能涉及的相关活动。

（四）法律法规的收集

国家药监部门针对体外诊断试剂的监管，依据不同产品类别要求，发布了一系列相关的法规文件。企业应查找和收集适用的法律法规，如产品分类、命名、包装、说明书要求、技术要求编写、注册管理要求、临床试验、生产管理规范、检查指导原则、供应商审核、成品放行、冷链运输、召回管理、不良事件监控、医疗器械唯一性标识等方面。与体外诊断试剂生产相关的法规和规章包括但不限于：

- 《医疗器械监督管理条例》（中华人民共和国国务院令第 739 号）
- 《医疗器械生产监督管理办法》（国家市场监督管理总局令第 53 号）
- 《医疗器械生产质量管理规范》（国家食品药品监督管理总局 2014 年第 64 号）
- 《医疗器械生产质量管理规范附录：体外诊断试剂》（国家食品药品监督管理总

局 2015 年第 103 号）
- 《医疗器械注册与备案管理办法》（国家市场监督管理总局令第 47 号）
- 《体外诊断试剂注册与备案管理办法》（国家市场监督管理总局令第 48 号）
- 《医疗器械说明书和标签管理规定》（国家食品药品监督管理总局令第 6 号）
- 《医疗器械不良事件监测和再评价管理办法》（国家市场监督管理总局令第 1 号）
- 《医疗器械召回管理办法》（国家食品药品监督管理总局令第 29 号）
- 《医疗器械工艺用水质量管理指南》（国家食品药品监督管理总局 2016 年第 14 号）
- 《医疗器械冷链（运输、贮存）管理指南》（国家食品药品监督管理总局 2016 年第 154 号）
- 《医疗器械生产企业质量控制与成品放行指南》（国家食品药品监督管理总局 2016 年第 173 号）
- 《医疗器械生产企业管理者代表管理指南》（国家药品监督管理局 2018 年第 96 号）

针对出口的体外诊断试剂产品，必须遵循到岸国家或地区的法规要求。

（五）相关标准的收集

由于体外诊断试剂产品细分类别较多，应根据不同产品特点和法规要求，对适用的标准进行识别和收集。目前，我国医疗器械标准分为 GB 系列强制性标准和 GB/T 系列推荐性标准，以及 YY 系列强制性标准和 YY/T 系列推荐性标准。企业应从产品特点、法规要求等方面综合评估哪些标准必须执行，哪些标准选择性执行，哪些标准暂不适用。

除了上述法规和标准之外，企业需要执行的一些通用标准应在质量体系中加以体现。如 GB/T 16293—2010《医药工业洁净室（区）浮游菌的测试方法》、GB/T 16294—2010《医药工业洁净室（区）沉降菌的测试方法》、YY/T 0033—2000《无菌医疗器具生产管理规范》、YY/T 1244—2014《体外诊断试剂用纯化水》、GB/T 42062—2022《医疗器械 风险管理对医疗器械的应用》等都是建立质量管理体系必须满足的要求。

（六）制定质量方针

质量方针可以确保企业有一个明确的方向，最高管理者应根据企业的发展宗旨，期望追求的质量结果和承担的社会责任等因素综合考虑企业的质量方针。质量方针应与企业的宗旨相适应并保持一致；质量方针的作用和意义是为企业提供关注焦点，即在质量方面的基本准则和奋斗方向；质量方针需要在企业内部得到沟通理解和贯彻实施；质量方针应为制定质量目标提供框架。

制定质量方针时应关注企业的产品特点及未来的发展方向、技术水平及其所处于的社会地位、顾客的期待、投入的资源、企业的内外环境等因素。同时应关注企业的总方针在质量方针上如何体现，质量目标的定位如何在质量方针的框架中得到体现。在满足顾客要求、法规要求及持续改进等方面需要作出哪些承诺等。

（七）确定质量目标

质量目标是企业在质量方面所追求的目的，必须与质量方针保持一致。质量目标应更加具体，更加具有操作性。质量目标可以激发斗志，调动员工的积极性，让其看到努力的结果，享受到成功的快乐。

企业可以建立长期的质量目标或近期的质量目标。质量目标的实现需要全体员工的共同努力，质量目标的分解是较好完成总体目标的方式。每个部门都有目标，在完成部门质量目标的同时，企业整体质量目标也就相应完成了。

质量目标应有一定的挑战性，同时还要具有可操作性、可测量性、可实现性、可评价性。质量目标应清晰、明确，尽量采取定量方式，易被测量考核，使结果可被评价验证。

（八）确立必要的资源配置

最高管理者应根据本企业特点，确立组织架构，如有的企业可能无研发过程，有的企业可能无销售过程，应识别企业运行需要的所有环节，根据这些环节建立组织架构和岗位职责，明确各个环节需要配置的资源。

三、质量管理体系建立阶段

GB/T 42061/ISO 13485 标准、《医疗器械生产质量管理规范》对质量管理体系的建立提出了文件化的要求。体外诊断试剂生产企业应结合企业的具体情况，建立适合运作的质量体系文件。质量体系文件一般分为以下四层。

第一层文件：质量手册；

第二层文件：程序文件；

第三层文件：作业指导书，即操作类文件；

第四层文件：记录。

（一）质量手册的编写

质量手册是企业质量体系的总纲，其内容和形式应根据组织架构、产品特点来决定。因此，在质量体系建立策划阶段，识别过程是编写质量手册的基础。建议体外诊断试剂生产企业采用 GB/T 42061/ISO 13485 标准框架编制质量手册。质量手册应清晰描述质量体系的覆盖范围，根据覆盖范围确认标准或法规中任何不适用条款进行删减，并在质量手册中说明删减或不适用的理由。

质量手册是对企业质量体系的描述，提供质量体系一致性信息，为二级、三级文件提供纲领性的指导。在识别企业所有的质量活动后，相关人员在编写质量手册时应包括标准和法规要求，并确保各过程有效策划、运行和控制所形成的其他程序文件。质量手册还应包括质量管理体系文件结构、各过程之间相互作用的表述。

如果企业的质量管理体系除了符合 GB/T 42061/ISO 13485 标准以外，还需要符合并执行其他标准，则可以将不同体系的要求进行整合后融入一个体系之中。

（二）程序文件的编写

程序文件是对质量手册中涉及的所有质量活动的程序化要求。程序文件编写应采用"5W1H"的结构，即 Why（为什么做）、What（做什么）、Who（谁来做）、When（什么时候做）、Where（在哪里做）、How（怎么做），并规定某个具体程序的目的。参与编写程序文件的人员应对所编写的程序有一定的理解和实践，并具有一定的文字功底，熟悉相关质量活动过程，能够胜任编写任务。程序文件编写时应注意严谨性、操作性、关联性，应与质量手册保持一致，与标准操作规程保持一致。

（三）标准化操作规程的编写

标准化操作规程（又称作业指导书）是为了正确完成某项工作而编写的指导性文件，是根据设计开发输出的技术文件、法规要求等，结合企业资源条件、操作经验编写而成，是对程序文件中涉及的质量活动开展所必需的过程更为详细、具体的表述。

标准化操作规程的编写同样应遵循"5W1H"的结构，明确编写目的。当某一特定产品或特定岗位有具体特殊要求时，应针对这一过程编制作业指导书，规范和统一操作者的作业标准，使过程能够达到预期目的。标准化操作规程一般由相关部门人员编写，应注意文件的条理性、规范性、正确性、具体性和可操作性。

（四）质量记录

为了满足体外诊断试剂产品实现过程中可追溯的要求，标准化操作规程涉及对相关过程形成记录的要求，应根据文件要求设计相应的表格表单，作为质量记录填写，起到可追溯性和可证实性的作用。质量记录可以分为下列三种类型。

(1) 与医疗器械设计开发过程有关的、影响特定类型的记录；

(2) 与医疗器械生产制造、检验检测、产品交付有关的记录；

(3) 证实制造商质量管理体系运行有效的相关记录。

四、体系运行及改进阶段

企业应对建立的质量管理体系进行试运行，其目的是验证质量体系文件的有效性和可操作性，并从中发现问题，运用纠正措施和预防措施（corrective action and preventive action，CAPA）的方法加以改进。试运行中可以利用内部审核、管理评审等方法，也可以采取日常监督检查的方法进行评估。较为行之有效的手段还包括深入一线对操作人员进行培训，让执行者对质量体系运行中暴露的问题和不合理处提出改进意见和建议，通过这种具体的实践活动不断完善质量管理体系。

质量管理体系经过一段时间的试运行和改进后，可以对试运行的质量体系文件进行定稿。已定稿的体系文件仍然需要保持动态的持续改进。如果法规或标准发生变更，应及时对现行的质量管理体系进行重新评审，及时把法规或标准的变更内容和要求输入到质量管理体系文件之中。

五、质量体系考核及质量体系认证

对于评价体外诊断试剂企业建立的质量体系是否满足相关的法规与标准要求，检查依据以《医疗器械生产质量管理规范》《医疗器械生产质量管理规范附录：体外诊断试剂》等为基础，进而参考《医疗器械注册质量管理体系核查指南》对注册人、备案人进行质量管理体系考核，只有得到通过检查的核查结论以后，才能取得产品注册证和生产许可证。这也是对企业所建立的质量管理体系满足法规要求、产品要求和预期用途的证实。

体外诊断试剂企业在接受体系考核之前，应对照相关的检查指导原则，逐项逐条进行自查，以保证所有项目条款符合法规要求。正常情况下应从机构设置、人员配备、厂房设施设备、文件管理、设计开发、物料采购、生产制造、质量控制、销售与售后服务、不合格品控制、不良事件监测、内审和管理评审等方面，全方位地评估现有的质量体系运行状态是否满足产品实现过程的控制要求。

第三方质量体系认证是依据质量管理体系的标准要求，如 GB/T 19001/ISO 9001、GB/T 42061/ISO 13485 标准条款进行审核。根据《中华人民共和国认证认可条例》规定，由国家认证认可监督管理委员会批准设立并授权的国家认可机构，统一负责对认证机构、实验室和检查机构的认可工作。国内认证认可机构是中国合格评定国家认可委员会（China National Accreditation Service for Conformity Assessment，CNAS）。

不论是质量体系考核还是质量体系认证，都是以确保产品安全性和有效性为基本原则。体外诊断试剂企业应围绕 GB/T 42061/ISO 13485 标准，落实《医疗器械生产质量管理规范》，将标准和法规要求融入质量体系文件，建立职责，严格实施，落实执行，建立一个不断完善、自我改进的机制，以确保质量管理体系的适用性、充分性、有效性。

六、体系运行中应关注的问题

体外诊断试剂产品作为单独分类管理的医疗器械，其特点包含以下几个方面。

第一，体外诊断试剂由于不直接与人体接触，一般不会导致直接伤害。但是，并不能因此认为体外诊断试剂不会造成不良事件。《医疗器械不良事件监测和再评价管理办法》（国家市场监督管理总局令第 1 号）对不良事件的定义有了一个较大改变，即将原法规中"获准上市的质量合格的医疗器械"中"质量合格"这个修饰语删除。为此认为，因放行的产品质量不合格而引起或可能引起的伤害，都可以被定义为不良事件。

第二，体外诊断试剂最常见的、可能间接导致的不良事件为：当检测结果的偏差可能导致医生对疾病的判断和诊疗发生偏差时，如果偏差发生在临界值附近，甚至可能导致疾病判断错误。因此，在体外诊断试剂设计开发和风险管理过程中，应识别这些风险点，通过控制措施降低风险的发生概率或伤害程度。

第三，体外诊断试剂通常作为检测系统中的一部分，需要配合校准品、质控品以及检测仪器，才能达到预期检测目的。在完成定量检测之前，需要有一个校准品，对整个检测系统进行校准，从而建立该系统测量结果的计量学溯源性。一个检测结果的准确性与校准品密切相关。校准品具有检测系统的专属性，每一个体外诊断试剂产品配置的校准品在每一种型号的仪器上应有一个带有测量不确定度的定值。测量系统中任一参数不同，校准品的校准值均会发生变化。在体外诊断试剂设计开发过程中，同时对配套的校准品和质控品进行研发，对产品质量和检测准确性非常有益。

第四，体外诊断试剂的有效期一般从产品生产当日开始计算，但是由于体外诊断试剂的质量在很大程度上取决于溶质的质量，其效果取决于配制的试剂性能。试剂的配制一般采用化学、生物、免疫类材料。由于一些酶类保存效期较短，配制时可能已经临近效期，且配制过程发生化学反应，虽然在产品稳定性研究时，已经使用不同批次的原材料，仍应根据不同批次产品稳定性研究结果确定效期。同时，对主要原材料在配制时距离有效期的时间是否影响产品的稳定性应予以关注。另外，对配制的半成品在存放过程中的质量控制，以及成品试剂在储存和运输过程中的质量控制，应在设计开发过程中进行验证确认，并将结果输入质量体系之中。

第二节 统计学在质量管理体系中的应用

统计学在各个行业都有着广泛的用途，有助于透过各种数据表象分析问题本质。质量管理人员必须具备统计学基础知识，掌握常用的统计工具。本节聚焦常用的统计方法，结合体外诊断试剂质量控制的数据实例探讨统计学的应用。

一、检查表

检查表是较为简单的数据收集和初步分析工具，通常可把散乱的检验数据汇入检查表中进行分析。

案例1：某试剂盒在某一特定时间内成品检验数据汇总（表2-1）。

表2-1 某试剂盒不合格品项目调查表

批号	生产日期	批生产量（盒）	不合格项和频数							
			外观	装量	试剂空白	分析灵敏度	准确度	批内精密度	批间差	线性范围
1	略	略		1						
2	略	略		1			1			
3	略	略				1				
4	略	略					1			
5	略	略		1						
6	略	略							1	
7	略	略		1						
8	略	略					1			
9	略	略		1						
10	略	略						1		
合计	无	无	0	5	0	1	3	1	1	0

从表2-1看出，10个生产批次中有5次出现装量不合格，提示需要对分装过程进行检查和验证，找出问题原因，并在后续的生产过程中对分装环节采取严格的控制措施。

二、直方图

根据前述检查表汇总结果，可以绘制更加直观的直方图，如图2-1所示。

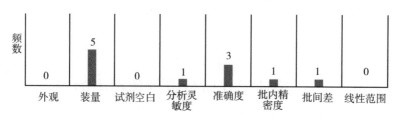

图 2-1　某试剂盒不合格品项目分析图

当然，不论是检查表还是直方图，在日常质量管理过程中都有着更加广泛和深入的应用，如供应商评价、不良事件汇总分析以及顾客投诉调查等。

三、排列图

排列图又称帕累托图，按主次顺序显示每个质量改进项目（或不合格项）对整个质量问题的影响。排列图的形式如图 2-2 所示。

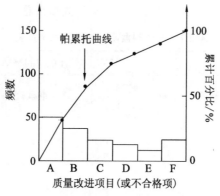

图 2-2　质量改进项目排列图

从图 2-2 可看出，排列图是直方图的进一步拓展应用。仍以某试剂盒不合格品项目调查表为例，展示排列图的绘制方法：先把不合格品项目调查表中的不合格项和频数整理成表格（按频数从高到低排序），如表 2-2 所示。

表 2-2　不合格项数和频数表

不合格项	频数	不合格项	频数
装量	5	批间差	1
准确度	3	外观	0
分析灵敏度	1	试剂空白	0
批内精密度	1	线性范围	0

然后在统计软件 excel 中选中上表，插入直方图，选择"排列图"即可得到相应排列图，如图 2-3 所示。

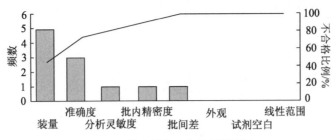

图 2-3　某试剂盒不合格项排列图

从图 2-3 可知,"装量"和"准确度"两项占总不合格比例的 80% 以上,需要针对这两项不合格的原因进一步排查,采取纠正或预防措施。

四、分层法

由于引起质量波动的因素有多种,但是搜集到的数据往往带有综合性,为了真实反映产品质量波动原因和变化规律,必须对质量数据进行归类整理。分层法又称为分类法、分组法,是搜集和整理数据时必须遵循的一种基本方法。

案例 2：某试剂盒装量发生频繁性不合格。

基本情况描述：分装过程为手工操作,由三个人(甲、乙、丙)轮流作业,两台分装机(A、B)轮流工作,操作人员和分装机随机组合。操作人员分层调查的结果如表 2-3 所示。

表 2-3　操作人员分层调查结果

操作人员	操作批次数	装量合格	装量不合格	不合格率/%
甲	33	32	1	3.0
乙	34	31	3	9.7
丙	33	32	1	3.0
共计	100	95	5	5.0

从表 2-3 可看出,甲、乙、丙三名操作人员中乙的不合格率远大于其他两位,说明乙的操作存在问题;且甲和丙的不合格率达到 3%,也具有较高的风险。所以,有必要对甲、乙、丙三名操作人员进行培训,尤其要注重对乙的考核。

除了人员因素之外,还要了解是否存在设备因素导致的不合格率居高不下的情况。接下来对分装机进行分层调查,如表 2-4 所示。

表 2-4　分装机分层调查结果

分装机	工作批次数	装量合格	装量不合格	不合格率/%
A	50	49	1	2.0
B	50	46	4	8.0
共计	100	95	5	5.0

经过上述分层调查发现，分装机 B 的不合格率远大于分装机 A，需要对分装机 B 进行调整校正或采取检修措施。

除了上述实例中按人员、按设备分层之外，还可以按以下因素进行分层。

（1）方法：工艺要求、操作参数、操作方法分层；

（2）测量：测量设备、测量方法、测量人员、抽样方法分层；

（3）时间：不同班次、日期分层；

（4）环境：清洁度、温度、湿度分层；

（5）其他：地区、使用条件、缺陷内容等分层。

分层法可以与其他统计方法结合应用，如分层直方图法、分层排列图法、分层控制图法等。在使用分层法之前，应关注相关因素：

（1）清楚识别分层的目的，根据目的确定分层种类；

（2）切勿分层过细，容易导致不能客观反映各类问题的代表性；

（3）分层法与其他方法结合应用（直方图、质量控制图等）往往更具说服力。

五、质量控制图

质量控制图在体外诊断试剂应用中，横坐标表示测定时间，纵坐标表示测定值。多个时间点测值的总均值为均值线，总均值±3 倍标准偏差（s）为上下限。

在质量管理工作中，质量控制图除了用于监测试剂盒质控品测值波动之外，还可以监测纯化水水质波动、洁净车间环境参数波动等。

案例 3：纯化水系统总出水口电导率检测数据汇总（表 2-5）。

表 2-5 纯化水系统总出水口电导率检测数据汇总

序号	日期	总出水口电导率/（μs/cm）	总均值/（μs/cm）	s	$-2s$	$+2s$	$-3s$	$+3s$
1	20230704	0.522	0.527 4	0.007 4	0.512 6	0.542 2	0.505 2	0.549 6
2	20230711	0.524	0.527 4	0.007 4	0.512 6	0.542 2	0.505 2	0.549 6
3	20230718	0.527	0.527 4	0.007 4	0.512 6	0.542 2	0.505 2	0.549 6
4	20230725	0.521	0.527 4	0.007 4	0.512 6	0.542 2	0.505 2	0.549 6
5	20230801	0.522	0.527 4	0.007 4	0.512 6	0.542 2	0.505 2	0.549 6
6	20230808	0.526	0.527 4	0.007 4	0.512 6	0.542 2	0.505 2	0.549 6
7	20230815	0.533	0.527 4	0.007 4	0.512 6	0.542 2	0.505 2	0.549 6
8	20230822	0.534	0.527 4	0.007 4	0.512 6	0.542 2	0.505 2	0.549 6
9	20230829	0.522	0.527 4	0.007 4	0.512 6	0.542 2	0.505 2	0.549 6
10	20230905	0.532	0.527 4	0.007 4	0.512 6	0.542 2	0.505 2	0.549 6
11	20230912	0.522	0.527 4	0.007 4	0.512 6	0.542 2	0.505 2	0.549 6
12	20230920	0.531	0.527 4	0.007 4	0.512 6	0.542 2	0.505 2	0.549 6
13	20230925	0.522	0.527 4	0.007 4	0.512 6	0.542 2	0.505 2	0.549 6
14	20231010	0.551	0.527 4	0.007 4	0.512 6	0.542 2	0.505 2	0.549 6

在 excel 中，以"序号"列作为横坐标，分别以"总均值""$-2s$""$+2s$""$-3s$""$+3s$"作为纵坐标，绘制散点图，设置各线条样式和颜色可以得到图 2-4 所示的效果。

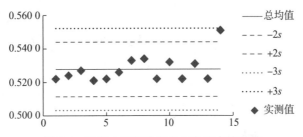

图 2-4　纯化水系统总出水口电导率控制图

在上述图表（表 2-5、图 2-4）中，随着时间的延迟、测定次数的增加，总均值和 $\pm 2s$、$\pm 3s$ 都在动态变化，总出水口电导率每一次检测完毕后，将数据输入上表中，然后更新控制图。

通常可以将 $\pm 3s$ 作为控制限，若严格一些，可以将 $\pm 2s$ 作为控制限。在图 2-4 中，第 14 号（日期 20231010）检测数据测值接近 $+3s$ 控制限，工程管理人员需要排查测量设备、纯化水系统是否存在问题，相关零配件或耗材是否需要检修或更换等。

六、方差分析

方差分析（ANOVA）又称变异数分析或 F 检验，用于两个及两个以上样本均数差别的显著性检验。方差分析的基本思想是：通过分析研究不同来源的变异对总变异的贡献大小，从而确定可控因素对研究结果影响力的大小。

方差分析在医疗器械产品工艺验证过程中有着广泛的应用范围。例如，冻干粉产品的冻干参数确定后，要对冻干效果进行验证，方差分析则是有效的分析工具。

案例 4：按照相应的工艺规程和操作规程配制校准品 350 mL，然后分装至冻干瓶中：1.2 mL/瓶分装 36 瓶作为取样测量瓶，其余分装成 1.0 mL/瓶，分装后预冻之前在 36 支取样测量瓶中每瓶取 0.2 mL，即刻测定浓度值，用于和冻干后的测试值相比较。然后按照冻干操作规程将上述所有校准品冻干。

校准品冻干时，其中 36 支取样测量瓶放在如图 2-5 所示的位置，使得边缘 3 处位置大概成正三角形，中间位置处于物料盘中心，这 4 处位置便具有了典型性。

三个物料盘均按照图 2-5 摆放冻干瓶，共有 12 个位置，需要 36 个取样测量瓶。所有取样测量瓶复溶后测定浓度。测定结果如表 2-6 所示。

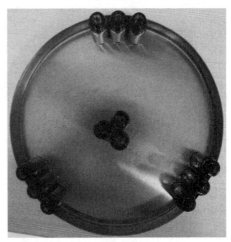

图 2-5　校准品冻干放置示意图

表 2-6　不同冻干位置产品浓度检测数据汇总表

试剂批号：20230902　　　　　检测用仪器编号：ZOO10　　　　　检测人：×××

	位置编号	Ⅰ-A	Ⅰ-B	Ⅰ-C	Ⅰ-D	Ⅱ-A	Ⅱ-B	Ⅱ-C	Ⅱ-D	Ⅲ-A	Ⅲ-B	Ⅲ-C	Ⅲ-D
批次1	浓度（3次重复）/(mg/L)	30.4	28.5	29.3	28.7	29.5	30.0	29.1	30.9	29.1	30.0	30.6	29.5
		31.1	29.7	31.4	30.2	30.0	31.4	31.4	29.7	28.7	29.5	29.2	30.3
		29.3	29.3	29.2	29.9	29.4	31.5	28.9	31.0	31.4	29.9	30.8	30.1

针对以上数据统计分析如下：

每个批次3层物料盘，每层4个位置，共12个位置，每个位置上设置了3个重复。应用 excel 中的"方差分析：单因素方差分析"方法，分析结果如表 2-7、表 2-8 所示。

表 2-7　不同冻干位置产品浓度方差（SUMMARY）

组	求和	平均	方差
Ⅰ-A	0.059 80	0.019 93	5.6E-07
Ⅰ-B	0.060 09	0.020 03	6.5E-07
Ⅰ-C	0.058 64	0.019 55	1.9E-07
Ⅰ-D	0.059 73	0.019 91	2.8E-08
Ⅱ-A	0.059 16	0.019 72	3.8E-07
Ⅱ-B	0.060 93	0.020 31	8.9E-08
Ⅱ-C	0.060 13	0.020 04	7.4E-07
Ⅱ-D	0.059 97	0.019 99	3.9E-08
Ⅲ-A	0.058 45	0.019 48	5.4E-07
Ⅲ-B	0.061 44	0.020 48	5.3E-07
Ⅲ-C	0.058 74	0.019 58	1.1E-08
Ⅲ-D	0.060 24	0.020 08	3.6E-07

表 2-8　方差分析

差异源	df	MS	F	P-value	Fcrit
组间	11	1.9E-07	0.560 92	0.840 86	2.216 31
组内	24	3.4E-07			
总计	35				

表 2-8 中，"组间"表示数据按不同位置分组，每个位置的3次重复测量数据为一组。组间 F 值＜Fcrit，表示组间差异不显著，即不同冻干位置对浓度值无影响。也可以根据 P-value（P 值）＞0.05，判断组间差异不显著，两者是等效的。

除了方差分析外，在上述验证过程中，同时也对冻干前和冻干后浓度值差异是否显著进行了验证，采取的统计分析方法为"t 检验：双样本等方差假设"。体外诊断试剂产品临床试验中常用配对 t 检验，如表 2-9 所示。

表2-9 冻干前后浓度差异分析

批次1					
位置编号	冻干前浓度/(mg/L)	冻干后浓度/(mg/L)	位置编号	冻干前浓度/(mg/L)	冻干后浓度/(mg/L)
Ⅰ-A-1	30.2	30.6	Ⅱ-C-1	30.6	32.0
Ⅰ-A-2	30.5	31.1	Ⅱ-C-2	32.5	29.6
Ⅰ-A-3	29.2	30.4	Ⅱ-C-3	29.6	31.8
Ⅰ-A-4	32.0	31.2	Ⅱ-C-4	31.3	29.8
Ⅰ-B-1	31.0	30.3	Ⅱ-D-1	32.4	30.7
Ⅰ-B-2	31.5	29.7	Ⅱ-D-2	39.1	29.9
Ⅰ-B-3	30.8	31.2	Ⅱ-D-3	30.7	30.7
Ⅰ-B-4	30.3	31.0	Ⅱ-D-4	30.8	31.7
Ⅰ-C-1	32.2	31.7	Ⅲ-A-1	32.5	29.9
Ⅰ-C-2	29.4	30.7	Ⅲ-A-2	31.6	32.9
Ⅰ-C-3	30.8	31.5	Ⅲ-A-3	31.4	31.6
Ⅰ-C-4	32.7	31.0	Ⅲ-A-4	32.5	29.7
Ⅰ-D-1	32.9	31.5	Ⅲ-B-1	29.7	30.4
Ⅰ-D-2	31.9	32.0	Ⅲ-B-2	29.2	30.3
Ⅰ-D-3	29.3	33.5	Ⅲ-B-3	32.7	30.8
Ⅰ-D-4	39.8	32.8	Ⅲ-B-4	31.8	31.5
Ⅱ-A-1	30.5	29.3	Ⅲ-C-1	31.3	29.5
Ⅱ-A-2	31.8	32.5	Ⅲ-C-2	31.8	31.6
Ⅱ-A-3	32.7	29.9	Ⅲ-C-3	30.9	30.8
Ⅱ-A-4	31.6	29.2	Ⅲ-C-4	30.6	29.5
Ⅱ-B-1	29.8	30.5	Ⅲ-D-1	31.5	29.5
Ⅱ-B-2	31.0	31.4	Ⅲ-D-2	32.1	30.7
Ⅱ-B-3	30.7	30.2	Ⅲ-D-3	31.7	29.5
Ⅱ-B-4	31.3	32.6	Ⅲ-D-4	29.7	29.8

t 检验主要用于两个样本之间的比较,根据研究设计的不同,分为单样本资料的 t 检验、配对设计资料的 t 检验及两个样本均数比较的 t 检验。t 检验一般对设计和资料有一定要求,如正态性、方差齐性和独立性。

第三章

体外诊断试剂风险管理

风险管理是医疗器械质量管理中经常提到的一个重要概念。风险管理源自航空工业。20世纪60年代，航空工业开始将可靠性和风险定量化分析工具应用于飞机的研发过程，后来逐渐延伸到整个国防和航天领域。20世纪70年代，一些大型的重工业领域如石油、化工、铁路、电力等部门也开始采用风险分析工具提高过程和产品的可靠性，取得了很大成功。20世纪末，发达国家在一些高风险医疗器械生产企业中开始进行风险管理的尝试，随后逐步在医疗器械行业全面推广风险管理活动。

第一节 医疗器械风险管理的发展历程

一、风险管理标准的发展历程

1998年，国际化标准组织（ISO）和国际电工委员会（IEC）两个技术委员会（TC210和SC62A）成立联合工作组（JGW1），起草并发布了ISO 14971-1：1998《医疗器械风险管理 第1部分：风险分析的应用》(Medical devices—Risk management—Part 1: Application of risk analysis)。2000年JGW1对标准进行修订，发布了ISO 14971：2000《医疗器械 风险管理对医疗器械的应用》(Medical devices—Application of risk management to medical devices)（ISO 14971第二版标准）。2007年JGW1对标准进行再次修订，发布了ISO 14971：2007《医疗器械 风险管理对医疗器械的应用》（ISO 14971第三版标准），更加合理地规范了医疗器械风险管理过程，并以附录的形式增加了对标准正文各项条款的说明和解释，倡导将风险管理活动融入质量管理体系中，使风险管理活动趋于更加系统化和立体化。2019年JGW1发布了ISO 14971：2019《医疗器械 风险管理对医疗器械的应用》（ISO 14971最新标准），新标准做了以下修改。

- 增加了引用标准章节，从而符合ISO/IEC指令（第二部分：2018第15章的要求）。
- 规定的术语得到了更新，许多来自ISO/IEC, Guide63-受益、可合理预见误用和最新技术水平的定义被加入。
- 来自医疗器械使用的预期受益得到关注。术语"受益-风险"的分析与其他指令中的术语进行了比较。
- ISO 14971中阐述的过程可以用于与医疗器械相关的风险管理，包括与信息和系统安全相关的。

- 评价综合剩余风险和其接受准则的方法被要求在风险管理计划中得到规定。这一方法包括对市场上类似医疗器械和其他类似医疗器械的相关信息及文献的收集和评价。综合剩余风险与单一风险的可接受准则可能是不同的。
- 在综合剩余风险已经得到评价并判定可接受后，公示剩余风险的要求已得到转移并融合为一个要求。
- 对医疗器械分销前的评审关注与风险管理计划的执行。文件化的评审结果可以作为风险管理报告。
- 对生产和生产后活动的要求已经得到阐述和明确。细节将在收集到的信息中给出，并且当收集的信息经评审后判定与安全相关时，将采取一定的措施。
- 几个信息附录被移至同步修订的 ISO/TR 24971 中。附录 A 提供了许多关于 ISO 14971 第三版标准要求的信息和原理说明。附录 B 提供了第二版标准与第三版标准的条款对照。

目前，国际上对风险管理的理论和实践研究发展到了一个新的阶段，国际标准化组织在 ISO 10993-1：2018《医疗器械生物学评价 第 1 部分：风险管理过程中的评价与试验》（Biological evaluation of medical devices—Part 1：Evaluation and testing within a risk management process）中直接将标准的适用范围规定为"医疗器械风险管理框架内指导医疗器械生物学评价的基本原则"。这一变化符合将风险管理与安全技术标准要求二者结合使用的风险管理研究的最新成果。国际电工委员会在 IEC 60601-1《医用电气设备 第 1 部分：基本安全和基本性能的通用要求》（Medical electrical equipment—Part 1：General requirements for basic safety and essential performance）中引进了"基本性能"与"风险管理"的安全概念，并以"风险管理为导向"取代原标准以"标准为导向"的安全概念。国际电工委员会的这一变化与国际标准化组织的做法相一致。

我国密切关注医疗器械风险管理活动的最新研究成果和国际标准的发展，分别于 2000 年、2003 年、2008 年将 ISO 14971 三个版本等同转化为我国医药行业标准，即 YY/T 0316《医疗器械 风险管理对医疗器械的应用》。目前，ISO 14971：2019 已等同转化为国家标准 GB/T 42062—2022，并于 2023 年 11 月 1 日正式实施。

二、开展风险管理活动的意义

风险管理标准总结了各国医疗器械风险管理的经验，阐明了医疗器械各个过程风险管理的要求，提供了方法和指南，是一个内容充实、要求具体、可行性很强的标准。医疗器械生产企业、经营企业、医疗机构、检测单位、认证机构以及行政监管部门应了解和贯彻执行风险管理标准，对于控制医疗器械风险，保障产品安全有效，促进我国医疗器械产业健康有序发展有着十分重要的现实意义和深远的历史意义。

1. 医疗器械的特殊性决定了风险管理的重要性

医疗器械作为一种特殊商品，其安全性和有效性与人类健康乃至生命息息相关。医疗器械的风险不仅可能引发对人体的伤害甚至造成死亡，还可能引发对社会财产和环境的损害等。由于医疗器械门类众多、用途广泛，且产品和技术不断更新，近年来因医疗器械而引发的质量事故或不良事件频频发生，造成对患者的伤害，引发了大量的诉讼案件，给社会、患者和企业带来巨大的经济损失。面对残酷的事实，医疗器械行业的监管者、制造商和使用者的风险意识逐步提升，促进了医疗器械风险管理的理论研究和实践发展。医疗器械制造商有责任通过完善的质量管理体系确保交付合格的产品，在医疗器械生命周期全过程开展风险管理是确保产品质量和使用安全的有效方法之一。

2. 法规要求明确了风险管理的必要性

世界各国的医疗器械监管机构都非常重视风险管理工作，许多国家通过制定法规等措施将医疗器械风险管理标准作为强制性要求。我国 GB/T 42062 风险管理标准虽然是推荐性标准，但是各级监管部门一直致力于推行风险管理活动。早在 2007 年发布的《体外诊断试剂生产实施细则（试行）》第三十七条中就明确规定：设计过程中应当按照 YY/T 0316—2003《医疗器械 风险管理对医疗器械的应用》的要求对产品的风险进行分析和管理，并提供风险管理报告和相关验证记录。2009 年发布的《医疗器械生产质量管理规范（试行）》第三条规定：作为质量管理体系的一个组成部分，生产企业应当在产品实现全过程中实施风险管理。2021 年 6 月 1 日正式实施的《医疗器械监督管理条例》第十四条明确要求第一类医疗器械产品备案和申请第二类、第三类医疗器械产品注册时，应当提交产品风险分析资料。此次修订对第一类医疗器械产品的备案提出了风险管理要求，预示国家药品监管部门已将风险管理的控制要求从审批环节向日常生产经营环节转移，符合风险管理活动贯穿于产品生命周期全过程的理念。

三、风险管理活动存在的问题

风险管理标准指出，由于每个利益相关方对于发生伤害的概率及其严重度具有不同的价值观，风险是一个复杂的课题。医疗器械生产企业、医疗机构、使用者、患者、监管部门、认证机构及社会公众等都可以从不同角度认识和关注医疗器械的风险管理。但不可否认的是，医疗器械生产企业是整个风险管理活动的主体，承担风险管理活动和结果的主要职责。随着人们对医疗器械风险管理的重视程度不断增加，越来越多的医疗器械组织开始学习和研究 GB/T 42062—2022，成立风险管理小组或指定专人开展风险管理工作。但是，由于医疗器械种类千差万别，企业面临如何运用风险管理技术，针对不同产品开展风险管理活动进行风险分析，综合各方因素合理确定风险可接受准则，并在医疗器械生命周期全过程实施风险管理，最终将医疗器械可能对患者、使用者和其他人员及周围环境的伤害降低到可接受水平这样一个复杂课题。虽然 GB/T 42062—2022 给出了开展风险管理的方法、流程、工具和指南，但是风险管理标准和其他管理标准一样，只能规定统一的原则和通用要求。而每一个独立的医疗器械企业，由于存在技术水平、原辅材料、产品结构、工作原理、制造工艺等方面的差异，如何将一些抽象的原则和要求转化为可衡量的准则和具体的方法，是技术人员和管理人员十分困惑的问题。在以往的风险管理活动中，风险管理人员往往是注重形式，忽略风险管理的核心是对每一项风险的可接受性作出判定，以及在产品生命周期全过程中如何实施风险管理这一实质性问题，导致企业开展风险管理活动的系统性和有效性并不理想。即使在设计开发阶段采取了一定的风险控制措施，但措施是否有效、产品风险是否可接受等问题并没有得到妥善的评估，导致许多企业在产品注册时提交的安全风险分析报告内容千篇一律，存在较多的逻辑错误和雷同现象。这些问题直接导致医疗器械上市后的不良事件和因产品质量问题造成的顾客投诉频繁发生，从长远的角度来看，也制约了国产医疗器械在国际市场上的竞争力。

四、风险管理的基本思路

对 GB/T 42062—2022 条款的解读有助于了解风险管理的相关要求，但是对医疗器械生产企业的风险管理人员来说，由于对标准的系统性理解不深，不利于整体策划和实施具体的风险管理活动，应通过几个基本思路进一步加强对风险管理活动策划的系统性和针对性。

1. 风险的客观性和普遍性

要充分认识风险的存在是客观的、普遍的，所有医疗器械都存在风险，只是风险的高低不同。同时，医疗器械不仅在故障状态下存在风险，即使在正常状态下也存在风险。只有认识到风险的客观性、普遍性，才能正确地看待医疗器械的风险，才能有效降低风险。

2. 风险的预防胜于补救

开展风险管理的目的是防患于未然。制造商在产品上市销售使用之前，应通过风险分析、风险评价和风险控制等措施和方法，将医疗器械的风险控制在可接受水平。

3. 风险管理的系统性

风险管理的系统性是指在医疗器械生命周期的全过程中对已知的和可合理预见的风险进行系统的动态分析、评价、控制和监视。风险的形成和控制具有复杂性，例如，一个初始事件或事件序列可能导致多个不同性质和程度的危害处境；同样，对于一个危害，可以在产品研发、生产过程、上市销售等不同阶段采取形成固有特性、工艺控制或提供警示说明等不同方式降低风险至可接受水平。因此，只有采用系统的方法才能全面、稳妥地做好风险管理活动。

五、风险管理的控制

1. 相关术语和定义

（1）风险：伤害发生概率和该伤害严重度的组合。风险构成的要素包含两方面的含义：一是明确风险是由伤害和发生概率两个要素组成；二是强调两个要素必须结合才能构成完整的概念，任何一个单独要素都不能准确表述风险的程度。例如，单纯比较死亡和肢体残疾的可接受性，人们通常会认为死亡是不可接受的。但是将发生概率为10％的肢体残疾和发生概率为百万分之一的死亡相比较，可能会认为前者更不易被接受。

（2）风险管理：将管理方针、程序及其实践系统性地运用于分析、评价、控制和监视风险的活动中。该定义强调了风险管理的系统方法及监视工作的重要性。风险管理包括估计和评价相关的风险、控制这些风险、监视风险控制措施的有效性等活动。

（3）伤害：对人健康的损伤或损害，或对财产或环境的损害。在考虑伤害时，不仅要考虑对人的影响，还要考虑对周围财产或环境的影响，因为有些情况下对周围环境的损坏可能间接影响处于环境之中的人的健康。

（4）危险：可能导致伤害的潜在根源。应系统地识别和判定医疗器械在正常状态和故障状态两种条件下已知的或可预见的风险。这种判定应当以对产品安全性特征的判定结果为基础。

（5）危险情况：人员、财产或环境暴露于一种或多种危险中的情形。危险是造成伤害的原因，但并不是所有危险都会造成伤害，造成伤害的前提必须是人、财产或环境暴露于危险处境之中。可以通过危险文件说明危险、危险情况和可能发生的伤害之间的关系。

GB/T 42062—2022 提出了医疗器械风险管理的通用要求，因此，医疗器械生产企业为了有效地实施风险管理，需要深入和准确地理解并贯彻实施标准提出的通用要求。图 3-1 标示了危险、危险情况和伤害三者的关系。

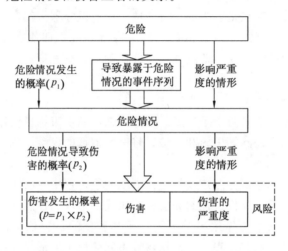

图 3-1　危险、危险情况和伤害三者关系图

2. 风险管理过程

GB/T 42062—2022 要求医疗器械生产企业在产品整个生命周期内建立和保持一个持续的风险管理过程，该过程包括风险分析、风险评价、风险控制、生产和生产后活动等环节，并以文件的形式体现上述要求。图 3-2 描述了风险管理的各个阶段。制造商在实施风险管理活动时，应确保在产品整个生命周期内的适当阶段开展上述工作。通常可以从以下两个方面理解风险管理过程。

首先，风险管理是一个动态过程。虽然在产品研发的各阶段绝大部分风险已经被识别、分析、评估，并通过采取相应的控制措施使之降低到一个可接受的水平。但是，在产品生产制造及上市销售过程中，一方面影响产品特性的要素可能发生变化，另一方面评价风险可接受的准则也可能发生变化。这些变化又可能导致新的风险出现，或原来的可接受的风险变成不可接受的风险。这些变化可能是技术造成的，也可能是人们认知水平发生变化造成的。因此，在医疗器械产品整个生命周期内，风险管理是一个动态的、不断循环的过程，同样遵循了 PDCA 循环模式。

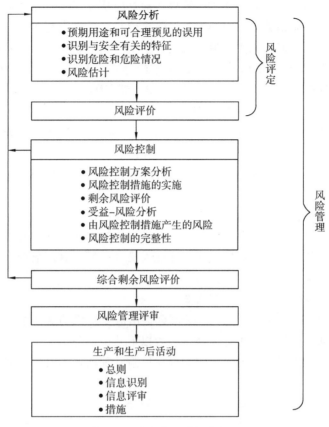

图 3-2 风险管理过程流程图

其次,风险管理过程并不是一个孤立的循环流程,从图 3-2 中可以看出,风险管理过程有着自身相对完整和顺畅的步骤,但是这些步骤应融入质量管理体系的各个过程之中,与质量管理体系构成一个有机整体。例如,医疗器械的预期用途来源于与顾客有关的过程,而产品特征判定和危害的判定应在研发阶段实现,风险的控制既可以在研发阶段形成产品的固有特性,也可以在制造过程中实现对工艺的控制,还有可能在使用阶段提供对使用者的警示或说明信息。总之,风险管理可以贯穿与顾客有关的过程、设计开发过程、物料采购过程、生产制造过程、服务提供过程等质量管理体系的各个环节。

3. 管理职责

GB/T 42062—2022 强调风险管理的基本前提是要明确管理职责。风险管理活动是一项贯穿于医疗器械生命周期全过程的动态管理活动,需要具有各种专业、各个岗位的人员参与。因此,应明确参与风险管理活动各成员的职责,这些职责应融入质量管理体系岗位之中。

4. 人员资格

GB/T 42062—2022 明确指出,执行风险管理任务的人员,应具有赋予他们的任务相适应的知识和经验、有关的技术或风险管理技术。所有的管理活动都依靠相关人员的参与来实现,风险管理也不例外。因此,为确保风险管理活动的有效性,必须安排可胜任的人员。什么样的人员能够胜任风险管理活动？应从以下三个方面考虑。

（1）具有特定产品相关的专业知识。风险管理小组成员应包含相应的技术专家，应熟悉产品的结构组成、工作原理或治疗机制、预期用途、制造工艺、使用方法等。

（2）掌握必要的风险管理技术，如故障树分析（FTA）、失效模式和效应分析（FMEA）、危害分析和可运行性研究（HAZOP）等方法。

（3）熟悉风险管理的相关标准。GB/T 42062—2022虽然没有明确给出风险可接受性准则以及具体的方法，但是标准给出的风险管理活动框架流程和相关原则是确保风险管理活动有效性的基础。只有熟悉标准、理解内涵，才能有效开展风险管理活动。另外，可以参考各国标准化组织制定的一系列标准和指南文件，以规范和指导企业开展风险管理活动。

从上述要求中可以看出，风险管理活动需要企业内部具备各种专业知识和技能的人员共同完成，必要时可聘请外部专家参与，而不仅仅是由几个技术人员完成。目前，国内医疗器械企业大部分由技术研发或质量保证人员进行风险管理活动，其结果是无法满足法规和标准的要求。

5．风险管理计划

风险管理计划是GB/T 42062—2022明确提出需要形成的文件之一，也是风险管理文档的重要组成部分。风险管理计划至少包含以下几个部分。

（1）识别风险管理活动范围。判定和描述风险管理活动的对象，即具体的医疗器械产品和适用于计划每个要素的生命周期阶段。

（2）参与风险管理活动人员的职责和权限的分工。

（3）风险管理活动的评审要求。

（4）确定风险可接受性准则，包括伤害发生概率不能估计时的可接受风险准则。

（5）验证活动的策划。

（6）生产和生产后活动信息的收集，以及与评审有关活动的安排。

风险管理计划是针对每一个或每一类医疗器械产品具体的、有明确要求和方法并可执行的计划。虽然企业在质量管理体系文件中融入了风险管理的各项要求和方法流程，但是仍需要制订一份具体的计划，明确风险管理活动的范围、职责和方法、可接受性准则，适用的产品特性和危害特征的判定。随着对风险管理的理论和实践的研究，人们逐渐形成一种共识，即满足医疗器械产品的安全性标准要求是一个最基本的风险可接受性准则。

6．风险管理文档

风险管理是质量管理体系的重要组成部分，风险管理标准要求对特定的医疗器械产品建立和保存风险管理文档。风险管理文档应提供每项已判定危害的风险分析、风险评价、风险控制措施的实施和验证，以及一个或多个剩余风险可接受性评估结果的可追溯性。应当明确的是，风险管理文档不需要包括所有的记录和其他文件，但至少应包括所要求的文件引用或提示，以便能够准确和及时地检索到相关资料。风险管理文档的归档方法取决于对质量管理体系文件的控制要求。将风险管理文档整合到质量管理体系文档中，还是将风险管理文档以清单或附录形式列出，应视情况而定。

六、风险分析工具简介

1. 失效模式和效应分析

失效模式和效应分析（FMEA）是用于系统性判定单一部件的效应或结果的技术。它是一种归纳法，用以对系统可靠性和安全性方面进行从低级到高级的定性分析。失效模式和效应分析通过对已识别的潜在的失效模式原因或机制进行分析，估计失效发生的频度、失效的严重度、失效的可探测度等指标并确定危害等级，并据此采取控制措施。GB/T 7826—2012《系统可靠性分析技术 失效模式和影响分析程序》给出了失效模式和效应分析的方法及实例。

及时性是成功实施失效模式和效应分析的重要因素之一，它是一种事前行为，而不是事后行为。为了达到最佳效益，失效模式和效应分析必须在故障模式被纳入产品之前进行。失效模式和效应分析适合新产品设计或复杂的设计，其将整个过程分为各个阶段或部分，通过关键词方式判断找出偏差原因，分析可能的结果和影响，识别危害和已有的控制措施。

2. 故障树分析

故障树分析（FTA）是进行产品或系统可靠性与安全性分析的重要工具，是建立在运筹学和系统可靠性之中的一种符号逻辑分析方法。具体步骤如下。

（1）自上而下，从列出所有危害开始分析各种可能产生危害的潜在原因；

（2）通过逻辑门关系体现，从上到下逐级建树；

（3）通过建树，明确和顶事件相关的故障，有针对性地解决；

（4）在故障树中，各个事件的故障率得到统计，顶事件也就可以计算出来。

这是一种演绎法，提供对失效概率的估计。用图 3-3 表示，其系统特性和有关因素更易理解。

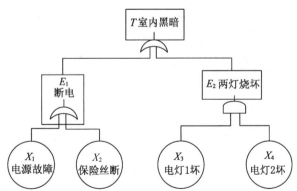

图 3-3　系统特性和有关因素示意图

与门——表示仅当所有输入事件发生时输出事件才发生：

或门——表示至少一个输入事件发生时输出事件就发生：

割集——导致正规故障树顶事件发生的若干底事件的集合：

$E_1=X_1+X_2$；$E_2=X_3*X_4$

$T=E_1+E_2$；$T=X_1+X_2+X_3*X_4$

故障树的所有最小割集：$\{X_1\}$，$\{X_2\}$，$\{X_3, X_4\}$

故障树分析在系统设计阶段可以帮助判别潜在故障，便于改进设计；在系统使用维修阶段，可以帮助故障诊断，便于改进使用维修方案。GB/T 7829《故障树分析程序》规定了系统可靠性和安全性故障树分析的一般程序，适用于底事件和顶事件两种状态下的故障树分析。

3. 危害分析和可运行性研究

危害分析和可运行性研究（HAZOP）是一种进行可靠性设计的重要方法，对各种可能的风险进行评价、分析，以便在现有技术的基础上消除风险或将风险减小到可接受水平。

上述三种分析方法是进行风险分析的常用工具，这些工具是互补的，且可以共同使用。表 3-1 给出了三种分析工具的特性及区别。

表 3-1 三种分析方法对比表（仅供参考）

分析方法	特性	优点	缺点
FMEA	定性的技术，"如果……会输出什么？"的归纳性。每次分析一个部件，进行系统判定和评价。	易于理解，早期实施可以发现设计缺陷以避免昂贵的设计改动，使分析者对产品特点理解深化。	工作量大，处理冗余措施和考虑预防性维修措施时困难，仅限于处理单一故障条件，一般不考虑综合效应。
FTA	用来分析已由其他方法判定有危害的手段，从顶事件开始，以演绎的方式进行。显示出最可能导致后果的顺序。	系统性研究，灵活，可对各种因素（包括人为因素）进行分析。因表使系统特性和有关因素容易理解。	故障树大时，不易理解，使验证困难；在数学上包含非单一解，逻辑关系复杂。
HAZOP	类似于 FMEA，需要有专门知识的人员参加以及用引导词汇帮助判定对正常使用的偏离。	类似于 FMEA，易于理解，适合新设计的产品或复杂的设计。	比较机械，在处理复杂问题时需要投入较多力量，可能有遗漏。

七、风险管理活动的相关指南

1. ISO/TR 24971 指南

医疗设备质量管理及相应的一般问题技术委员会（ISO/TC 210）于 2020 年颁布了 ISO/TR 24971：2020《医疗器械 ISO 14971 应用指南》（*Medical devices—Guidance on the application of ISO 14971*），为在特定领域实施基于 ISO 14971 标准的风险管理

活动提供了指南，旨在帮助制造商和标准的其他使用者能够理解产品安全和风险管理过程的作用，确定风险可接受准则的原则，并在风险管理活动中构建生产和生产后活动反馈的闭环控制措施，区分安全信息和剩余风险，以及评估全部剩余风险的可接受性。

2. GHTF/SG3/N15R8（质量体系风险管理指南）

全球协调工作组（GHTF）发布了 GHTF/SG3/N15R8《质量体系风险管理指南》。指南中明确提出了将风险管理活动要求融入质量管理体系的概念。该指南在引言中阐述：通常要求医疗器械制造商具有质量管理体系和阐明医疗器械相关风险的过程，这些用于风险管理的过程有可能转化成一个独立的管理体系。虽然制造商可能分别同时保持两个独立的管理体系，但是若将两个体系整合后将会降低成本、消除冗余，形成一个更为有效的管理体系。指南通过实用说明和示例帮助医疗器械制造商将风险管理体系或风险管理原则和活动整合并融入现有的质量管理体系之中。

八、医疗器械风险管理体系

综上所述，如何开展风险管理活动，获得理想的风险管理结果，仍是众多医疗器械生产企业所困惑的问题。目前，一些医疗器械生产企业通过理论研究和实践活动，已经获得较为系统的成效，并获得一些具有代表性和规律性的实践经验。研究结果表明：以 GB/T 42061—2022 为基础、以 GB/T 42062—2022 为框架，结合产品标准要求，建立一个全面的、规范的、系统的、动态的、全过程的风险管理体系，是确保风险管理过程的可操作性和有效性的良好方法。

将 GB/T 42061—2022 与 GB/T 42062—2022 两项标准要求融合，可以构建一个通用的风险管理模型。以下从三个方面来理解这个通用模型。

1. 风险管理在产品实现过程中的体现

《医疗器械生产质量管理规范》规定：生产企业应当将风险管理贯穿于设计开发、生产、销售和售后服务等全过程，所采取的措施应当与产品存在的风险相适应。这项要求包含了两个方面的含义。

首先，风险管理并不是一项孤立的活动，必须围绕产品实现的全过程，并服务于产品的设计、生产和使用。因此，风险管理活动的策划、实施以及评审人员必须是熟悉产品技术、生产、质控和使用的专业人员。需要指出的是，组成风险管理小组的成员并不局限于企业内部，必要时可以包含相关方人员，如临床医生、材料供应商、外包服务受托方等。

其次，风险管理并不是一个时间点上的活动，而是贯穿于生命周期的全过程，直至产品安全退出市场。因此，将风险分析、风险评价、风险控制、生产和生产后活动评估等合理地安排在产品设计开发、生产制造、临床使用等不同阶段，是一项十分复杂和系统性的工作，需要在产品设计策划阶段制订详细、可行的风险管理计划。

2. 质量管理要求对风险管理的适用性

GB/T 42062—2022 规定了风险管理活动的管理方针、管理职责、人员资格、风险管理文档和形成记录等要求，这些要求应纳入质量管理体系文件之中。例如，开展管理评审时，应对风险管理方针的适宜性进行评审；在确定人员资质要求时，应对参与风险管理活动的人员资格作出要求；风险管理过程形成的文件和记录应按照质量管理体系文件和记录分别管理。因此，质量管理体系中对职责、资源、文件和过程的控制要求同样适用于风险管理活动。

3. 风险管理体系的评价

风险管理的目的是促进医疗器械生产企业通过风险管理的持续过程，判定与医疗器械有关的危害，估计和评价相关的风险，控制这些风险并监视上述措施的有效性。由于风险管理标准并未规定一个可接受的风险水平，因此，医疗器械生产企业应根据各自的技术水平、产品特性制定每一类医疗器械的风险可接受准则，使之符合组织的风险管理方针。但是，这并不意味着风险管理没有优劣之分，虽然不能简单地对风险管理结果的优劣作出直接评价，但仍有一些明确的方法和准则来评价组织所建立的风险管理体系的符合性和有效性。

第二节　体外诊断试剂的风险管理

临床应用体外诊断试剂得出的结果可以用于诊断疾病或其他状况，如确定健康状况，以便治疗、减轻或预防疾病；也可以用于监测治疗药物、确定捐献的血液或组织的安全性。但其也具有导致患者伤害的可能性，如不正确的或延误的结果可能导致不适当的或延误的对患者产生伤害的医学决策和措施；预期用于输血筛查或移植筛查的体外诊断试剂的不正确的结果具有对血液或器官的接受者造成伤害的可能性；预期用于检测传染性疾病的不正确的输出结果可能对公众健康造成危害。

一、体外诊断试剂的风险特殊性

在现实生活与工作中，风险的存在是绝对的。处于不同的环境，站在不同的角度，人们对风险的定义认知不同，给出的解释也有所不同，有的强调风险的负面影响，有的强调风险与不确定性的关系。通过风险与预期结果的差异分析得出：差异越大，风险越大；反之，差异越小，风险越小。GB/T 42062—2022 给出的风险定义是：伤害发生的概率和该伤害严重度的组合。从该定义可以看出，伤害发生的不确定性，是伤害事件发生的概率及其后果的函数。

用公式表示：

$$R = f(P, C) \tag{3-1}$$

其中：R——风险的大小；

P——伤害事件发生的概率；

C——伤害事件发生后果的严重性。

体外诊断试剂产品在实现过程中同样存在一定的风险，风险会贯穿产品生命周期的各个阶段，包括研发、注册、生产、销售、运输、存储、使用、废弃处置和上市后监督等环节。针对体外诊断试剂不同生命周期阶段，需要将其作为一个相互链接的整体进行完整的风险分析。例如，在研发阶段、生产阶段或项目管理阶段等过程进行相关研究，给出具体的实例验证，评价所采取的风险管理措施或方法的有效性。

用于医疗实验室的体外诊断医疗器械的风险模型如图 3-4 所示。

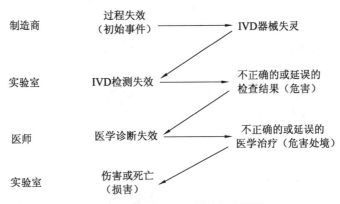

图 3-4　体外诊断医疗器械风险模型

注：以上风险模型图示包括体外诊断试剂和体外诊断仪器。

体外诊断试剂从选择新产品开发项目开始就形成了一定的决策风险，每一阶段都可能存在不确定性因素，并成为产品开发项目风险的来源，即在开发过程中可能不断产生各种不同的风险，且一种风险只在某一特定阶段产生的情况很少，绝大部分风险在整个开发周期中循环产生，有的甚至贯穿整个项目周期。不同阶段风险同样具有递延性，如研发阶段的风险可能影响试产阶段生产工艺和产品质量的稳定性；生产阶段的风险将转变成上市产品定价及产品质量风险等。体外诊断试剂新产品开发的风险特点概况如下。

1. 风险的多样性

新产品开发的风险包括环境风险、决策风险、管理风险、技术风险、财务风险、生产风险、市场风险、人员风险等。各类风险交错在一起，对整个新产品开发造成影响。

2. 风险贯穿整个项目周期

产品整个生命周期均有可能引入风险，各个阶段存在不同类型和不同程度的风险，并且不同阶段的风险对于项目的影响程度也各不相同，需要在整个生命周期内进行风险分析。

3. 风险是动态的

基于体外诊断试剂的特点，一些风险如决策风险对项目的影响是全局性的，而另一些风险如原材料供应风险对项目的影响仅局限于某一阶段。在项目整个生命周期内，不同阶段的风险种类不同，对项目开发各个阶段产生的影响也不同，需要进行动态的、客观的评价。

4. 风险的递延性

各阶段的风险在向后传递时，存在逐步加重的特点。也就是说在新产品开发项目中，某一风险虽然强度相同，但发生越早，总体风险越大；发生越晚，则总体风险越小。

体外诊断试剂生产企业的风险管理体系的完整性、系统性和稳定性，可以通过以下几个方面来评价：

(1) 是否有方法识别危害（危险源）；
(2) 风险可接受性是否可以衡量；
(3) 风险控制措施是否适宜；
(4) 措施验证是否有充分依据；
(5) 风险管理结果是否可以评价；
(6) 风险管理过程的有效性是否可以证实。

参考上述评估要点，体外诊断试剂生产企业可以按照相应的准则对风险管理体系进行自我评价，也可以委托第三方认证机构开展风险管理评价。

二、产品风险管理的实施

一个成熟的体外诊断试剂生产企业质量管理体系的特征之一是风险管理已经有效地融入整个设计开发、生产制造、产品工艺和生命周期的全过程。风险管理应从设计开发开始，当产品研发进展到临床试验和批量生产时则应向工艺设计拓展。在产品生命周期的所有阶段，风险管理的应用深度和复杂程度应与该阶段可获取的知识和工艺的复杂性相适应，针对产品生命周期中获取的新的工艺和产品知识应再次开展风险评估。因此，在体外诊断试剂的整个生命周期内，风险管理是一个动态的、不断循环的过程，如图3-5所示。

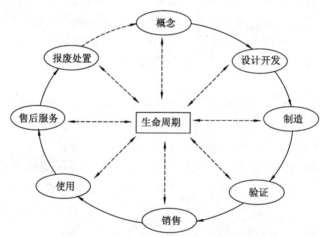

图 3-5　产品全生命周期风险管理示意图

（一）设计开发过程的风险管理

体外诊断试剂产品的安全性和有效性是通过设计研发而来的，包括产品设计和工艺设计等，以确保其预期用途可以安全有效地服务于患者或使用者。所以，在产品设计开发阶段应实施风险管理。其目的在于以下几个方面：

(1) 对产品和工艺进行科学设计，以降低产品质量、患者和操作者可能导致的风险；
(2) 对需要收集的产品设计开发研究和产品知识按照优先次序进行排列；
(3) 建立科学合理的控制策略，对关键质量属性的风险进行充分管理。

在设计开发阶段如何选择风险管理工具呢？首先，在识别风险的时候可以使用简单的统计技术，如头脑风暴、风险清单、因果图等，这样能够快速找出关键的风险点。使用因果图将可能对问题产生影响的人员、环境、材料、机器、方法、测量等逐一列出，并作出分解，逐层排查可能导致问题的原因，以便采取对应的控制措施，如图 3-6 所示。其次，找到风险点后如果需要进一步研究，则可以使用定性或半定量的风险工具，或由相关专业人员进行初步危害分析（PHA）。

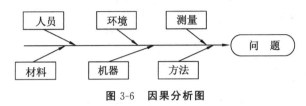

图 3-6　因果分析图

由于设计开发前期收集的数据有限，建议不宜使用较为复杂的定量分析工具如失效模式和效应分析。因为这种方法可能导致风险评估变得烦琐，而且由于数据缺乏，定量分析也变得异常困难或失真。这一阶段进行定性或半定量的分析时，如果遇到某一要素无法确定，则需要开展相应的试验研究，以确定这一要素的等级。在设计开发阶段后期，各种数据相对完整的情况下，则需要对工艺进行更加详细的评估，为后续的设计转化、批量生产提供详细、科学的风险资料。这一阶段则可以使用失效模式和效应分析。

（4）相关案例分析。

案例 1：XX 公司对微柱凝胶卡类产品的设计开发过程进行风险评估，在确定产品包装要求，评估运输过程风险、产品标签、有效期等标识时，形成了产品安全性特征问题清单，如表 3-2 所示（仅供参考）。

表 3-2　微柱凝胶卡类产品包装、运输、标签、有效期等安全特征问题清单（仅供参考）

问题内容	特征判定	可能的危害	危险标识
A.2.1 医疗器械的预期用途是什么和如何使用？	说明书中明确规定产品预期用途与使用方法。	1. 信息危害：因产品设计输出对产品检测能力、检测范围的规定不合理，可能造成产品的非预期使用。 2. 操作危害：使用者未遵守产品的预期用途规定，造成产品的非预期使用。	HJ1
A.2.2 医疗器械是否预期植入？	否。非植入性产品。	—	—
A.2.3 医疗器械是否预期和患者或其他人员接触？	否。为体外诊断试剂产品，不与患者直接接触。	—	—
A.2.4 在医疗器械中采用了什么材料或组分，或者什么材料或组分与医疗器械共同使用或接触？	本产品原材料来源为人源体，可以与其他体外诊断器械、试剂配合使用。	操作危害：通过与其他医疗器械配合实现检测。若未按照规定的检测条件操作，可能得出错误的结果。	HJ2

续表

问题内容	特征判定	可能的危险	危险标识
A.2.5 是否有能量向患者输送或从患者身上获取？	否。为体外诊断试剂产品，不与患者直接接触。	—	—
A.2.6 是否有物质输送给患者或从患者身上获取？	否。为体外诊断试剂产品，不与患者直接接触。	—	—
A.2.7 医疗器械是否处理生物材料用于随后的再使用、输液/血或移植？	否	—	—
A.2.8 医疗器械是否以无菌形式提供或预期由用户灭菌，或采用其他适用的微生物控制方法？	否	—	—
A.2.9 医疗器械是否预期由用户进行常规清洁和消毒？	否。无须由使用者进行清洁和消毒。	—	—
A.2.10 医疗器械是否预期改善患者的环境？	否。为体外诊断试剂产品，不与患者直接接触。	—	—
A.2.11 医疗器械是否进行测量？	否	—	—
A.2.12 医疗器械是否进行分析处理？	否	—	—
A.2.13 医疗器械是否预期和其他医疗器械、药品或其他医疗技术联合使用？	是。可以与其他医疗器械配合使用，以获得检测结果。	操作危害：使用者未按照规定的检测要求操作，出现错误的检测结果。	HJ3
A.2.14 医疗器械是否存在不希望的能量或物质输出？	否	—	—
A.2.15 医疗器械是否易受环境影响？	是。该产品的储存温度为××。	操作危害：使用者未按照产品规定的环境温度储存，导致产品受到温度影响，性能发生偏差，造成检测结果偏差，得出错误的检测结果。	HJ4
A.2.16 医疗器械是否影响环境？	否	—	—
A.2.17 医疗器械是否需要耗材或附件？	否	—	—
A.2.18 医疗器械是否需要维护和校准？	否	—	—
A.2.19 医疗器械是否包含软件？	否	—	—
A.2.20 医疗器械是否允许获取信息？	否	—	—

第三章 体外诊断试剂风险管理

续表

问题内容	特征判定	可能的危险	危险标识
A.2.21 医疗器械是否存储患者护理的关键数据？	否	—	—
A.2.22 医疗器械是否有货架寿命的限制？	是。产品的实际寿命期应长于标示的有效期。	信息危害：对产品有效期的研究不充分，产品实际寿命期短于有效期，导致产品失效时依然在有效期内，临床使用失效的产品。	HJ5
A.2.23 医疗器械是否有延迟或长期使用效应？	否	—	—
A.2.24 医疗器械是否承受机械力？	是。产品在储存和运输过程中会受到撞击和挤压。	操作危害：操作人员未按照产品包装上标示的事项进行操作，导致产品因受到撞击和挤压破损。	HJ6
A.2.25 什么影响医疗器械的寿命期？	产品的储存环境条件影响产品的寿命期。	操作危害：未按照规定的环境要求进行储存运输，导致温度过高，产品性能发生变异，寿命期受到影响。	HJ7
A.2.26 医疗器械是否预期为一次性使用？	是。为一次性使用产品。	操作危害：产品使用后未按照生物垃圾进行处理，可能产生生物污染。	HJ8
A.2.27 医疗器械是否需要安全地最终停用或处置？	是。产品说明书中标示【注意事项】一栏。	1. 信息危害：产品说明书未给出注意事项以及警示性的叙述。 2. 操作危害：使用者未经过培训，导致产品的非正常使用；操作方法不正确；产品储存不当，影响产品的寿命期。	HJ9 HJ10
A.2.28 医疗器械的安装或使用是否要求专门的培训或专门的技能？	是。使用者应经过培训，具有一定的操作技能，掌握产品的知识和使用方法。	操作危害：使用者未经过培训，无相关经验，操作不当，造成产品的错误使用。	HJ11
A.2.29 如何提供安全信息？	产品说明书中应明确注意事项，给出警示性表述；使用者应经过培训，按照相关要求规范操作。	1. 信息危害：产品说明书中未涉及注意事项以及警示性的叙述。 2. 操作危害：使用者未经过培训，导致产品的非正常使用；操作方法不正确；产品储存不当，影响产品的寿命期。	HJ12 HJ13

续表

问题内容	特征判定	可能的危险	危险标识
A.2.30 是否建立或引入了新的制造过程？	否	—	—
A.2.31 医疗器械的成功应用是否取决于用户接口的可用性？	否	—	—
A.2.31.1 用户接口设计特性是否可能造成使用错误？	否	—	—
A.2.31.2 医疗器械是否在因使用者注意力分散而导致使用错误的环境中使用？	是。应在特定的环境中使用。检测项目对应特定的检测试剂。	操作危害：使用者未对产品进行标记，或标记不清，导致错误使用。	HJ14
A.2.31.3 医疗器械是否具有连接部件或附件？	否	—	—
A.2.31.4 医疗器械是否具有控制接口？	否	—	—
A.2.31.5 医疗器械是否能显示信息？	否	—	—
A.2.31.6 医疗器械是否由菜单控制？	否	—	—
A.2.31.7 医疗器械的成功使用是否取决于用户的知识、技能和能力？	否	—	—
A.2.31.8 医疗器械是否由具有特定需求的人使用？	是。说明书中明确规定产品的预期用途与适用范围。	操作危害：使用者未遵守产品的使用范围，导致产品的非预期使用。	HJ15
A.2.31.9 用户接口是否能用于启动非授权的动作？	否	—	—
A.2.32 医疗器械是否包括报警系统？	否	—	—
A.2.33 医疗器械可能以什么方式被误使用（是否故意）？	否	—	—
A.2.34 医疗器械是否预期为移动式或便携式？	否	—	—
A.2.35 医疗器械的使用是否依赖于基本性能？	是。产品操作时应确认相关检测参数是否正确，以实现其基本性能。	操作危害：使用者未遵守产品的使用范围，导致产品的非预期使用。	HJ16

续表

问题内容	特征判定	可能的危险	危险标识
A.2.36 医疗器械的使用是否具有一定的自动化程度？	否	—	—
A.2.37 医疗器械是否产生一个输出，作为确定临床行为的输入？	否	—	—
H.2.1 预期用途和可合理预见的误使用 H.2.1.1 分析用途和临床用途	本试剂的预期用途详见产品使用说明书。	信息危害：产品说明书未明确产品的预期用途，或表述不清，导致产品的非预期使用。	HJ17
H.2.1.2 器械描述 • 该器械是单独使用得出检查结果，还是与其他器械联合使用？ 　如果器械是一个独立的分析系统，它是否为自动化运行？ 　如与其他IVD医疗器械联合使用以形成一个系统，它在产生检验结果中的作用是什么（例如样本收集系统、样本容器、测量仪器、软件、数据库、试剂、校准品、质控品或附件）？ 　如果是系统的一部分，IVD医疗器械如何与系统的其他组件交互作用？ • 是否有其他必要但未提供的试剂或附件？ • 器械是否采用新的或创新的技术？ • 器械是否采用数字信息技术记录和（或）传送检查结果给临床医生或与移动通信应用程序进行通信？ • 软件应用程序是否提供诊断或治疗建议？ • IVD医疗器械是否与基于体外诊断结果而立即实施治疗的医疗器械进行通信？	否。本试剂为单独使用，可以得出检查结果。	—	—
H.2.1.3 分析用途 • 器械拟测量或检查什么分析物？ • 检查结果是定性的、半定量的还是定量的？ • 器械用于检查前、检查还是检查后阶段？ • 能够分析哪些样本（如血清、血浆、全血、尿液、其他体液、组织）？			

续表

问题内容	特征判定	可能的危险	危险标识
• 这些样品中潜在的其他物质是否会干扰分析过程？ • 在核酸测序程序中，扩增产物是否对来自环境的 DNA/RNA 的污染敏感？ • 在特定的使用环境中（例如医学实验室、急诊室、手术室、救护车、重症监护室、新生儿监护室、疗养院、医生办公室、筛查诊所或患者家中）使用是否有任何额外限制？ • IVD 医疗器械是否与其他器械或网络进行接口、连接或通信？ • 谁将使用该 IVD 医疗器械进行检查，何种培训和资格是适当的？	1. 按照产品使用说明书的预期用途进行检测。 2. 检查结果为定性；用于检查前；能够分析血清、血浆、全血样本。 3. 产品适用于医院的检验科和输血科，使用者需要进行培训，了解产品原理以及使用相关的知识。正确掌握产品的使用方法、预期用途和适用范围。	1. 使用人员未按照操作要求进行，导致检测结果错误。 2. 临床使用检测结果可能出现假阳性或假阴性，因错误的检查结果可能导致患者治疗过程中的损伤。 3. 使用者未接触过同类产品，无相关经验，且未经过专业的培训，可能发生因操作不当导致错误使用，得出错误结果。	HJ18

H.2.1.4 临床用途
• 如何将体外诊断检查结果用于临床决策？
需要的医学决策点和准确程度是怎样的？
• 临床医生能否识别不正确的结果？
• 出现异常或非预期结果时，临床医生会采取什么措施？
• 延迟结果的临床影响（如有）有哪些？
• 不必要的医疗干预的潜在不良后果有哪些？
• 检查结果是否用于：
  为了治疗、预防疾病或其他健康状况而进行的诊断？
  测量体液成分以确定患者的健康状况？
  监测治疗药物水平以确保有效剂量？
  确定捐献血液或器官的安全性？
  筛查人群是否存在某种特定标记物？
  预测替代方案（伴随诊断）的治疗效果？
  预测患病的风险？
  其预期用途之外的其他应用？
• 结果是否用于检测、诊断、预测或监视哪些损伤、疾病或状况？
• 谁将使用体外诊断检查结果：医学专家、普通临床医生还是患者？
• 检查结果在医疗决策中所起的作用有哪些？
• 作为立即作出医疗决策的依据有哪些？
• 是否能结合其他相关信息以指导医疗决策？
• 哪些患者群体将主要受益于体外诊断检查？
• 哪些患者群体宜被明确禁忌？
	明确产品的预期用途和适用范围，检测结果用于临床决策的指导。无对患者群体的禁忌。	操作危害：使用人员未按照操作要求进行，导致得出错误的检验结果。	HJ19
			
			HJ20

续表

问题内容	特征判定	可能的危险	危险标识
H.2.2 与患者安全有关的特性 H.2.2.1 与患者安全有关的性能特性 定量 IVD 医疗器械的相关性能特性。 半定量 IVD 医疗器械的性能特性。 定性 IVD 医疗器械的性能特性可能包括： • 分析灵敏度（含有分析物的样品中真阳性结果的比例）； • 分析特异性（含有分析物的样品中真阴性结果的比例）； • 诊断灵敏度（真实阳性结果在疾病患者中的比例）； • 诊断特异性（真实阴性结果在无疾病患者中的比例）。	本产品属于定性检测产品，分析物的真阳性为100%，分析物的真阴性为100%。	信息危害：设计开发时对产品的特异性、灵敏度除了性能研究外，应进行临床试验确认，否则易造成假阳性、假阴性，可能影响患者后续的诊断治疗。	HJ21
H.2.2.2 与患者安全有关的可靠性特性 IVD 医疗器械的可靠性特性可能包括： • 系统可靠性（故障平均间隔时间、平均故障前时间）； • 组件兼容性（包括版本和关键公差）； • 软件可靠性（无错误运行）； • 试剂或质控品稳定性； • 系统可用性（避免使用错误）。	规定产品的有效期为×年，有效期内应保持产品的稳定性和可用性。	信息危害：产品实际寿命期应长于产品标示的有效期，因设计开发对产品有效期的研究不充分，可能发生产品已经失效却依然在标示有效期内，造成失效产品的使用。	HJ22
H.2.2.3 与患者安全有关的数字信息技术特性 临床医生需要的辅助患者信息可能包括： • 正确的患者姓名和样本识别信息； • 患者详细信息（年龄、性别、群体、遗传因素、药物、营养状况）； • 样本详细信息（样本类型、描述、采集时间）； • 测量详细信息（测量程序、测量单位、测量不确定度）； • 使用详细信息（临界值、参考区间）。 可能影响患者安全的数字信息技术特性包括： • 设备和（或）网络（无线或有线）之间的连接； • 互联网数据传输； • 与数字应用程序的接口（互联网或移动网）； • 模拟 IVD 医疗器械结果的应用程序； • 嵌入式软件应用程序（如解释或治疗建议）；	否	—	—

续表

问题内容	特征判定	可能的危险	危险标识
• 无屏蔽的数据传输［如静电放电（ESD）敏感性］； • 数字化信息的存储（如易受损坏、操控或删除）； • 其他的连接设备的中断（产生额外的危险）。			
H.2.3 对患者已知的和可预见的危险 H.2.3.1 危险识别 • 不正确的检查结果； • 延迟的检查结果； • 不正确的随附结果信息。	不正确的检查结果或延迟的检查结果，以及随附的错误信息可能延续影响临床的诊断决策。	操作危害：不正确的检查结果和错误的信息可能会影响对患者的后续治疗。	HJ23
H.2.3.2 故障状态下的危险的识别 IVD医疗器械在使用过程中发生故障，可能导致的危险的故障状态包括： • 批内或批间不一致性（如试剂、校准品、质控品）； • 不可溯源的赋值（如校准品、标准物质、质控品）； • 试剂非特异性（如干扰素、抗体）； • 样本或试剂携带污染物（如移液枪）； • 测量不精准（如系统水平）； • 材料稳定性差（如运输、贮存或使用期间）； • 系统故障（如硬件、软件、组件、附件）； • 数字技术故障。 当IVD医疗器械使用软件应用程序时，故障导致的结果延误包括： • 智能器械操作系统的变化，引起应用程序不可获得从而引发治疗延误，或者是在非预期行为中引起的不正确治疗建议； • 智能器械数据存储能力或者数据传输速度的局限，引起治疗延误或者不正确的治疗建议； • 应用程序与智能器械之间的时间不协调，导致治疗延误或者不正确的结果（特别与过期结果显示有效有关）。	应进行原材料和产品的稳定性研究，控制批内和批间的一致性；严格按照规定的环境条件要求进行贮存、运输，防止包装失效、产品污染导致检查结果不正确。	操作危害：原材料、成品的稳定性研究不充分，未按照规定的环境要求进行贮存、运输，导致产品失效，或寿命期缩短，错误的检查结果影响临床诊断或治疗决策。	HJ24

续表

问题内容	特征判定	可能的危险	危险标识
H.2.3.3 来自正常使用的危险的识别 IVD医疗器械技术的固有局限性有时仍可能导致一个或多个对患者的危险。正常使用中发生的潜在危险可能包括由以下原因导致的不准确结果： • 由统计所赋临界值的不确定性引起的定性检查程序的固有假阴性和假阳性率； • 与定量检查程序相关的测量不确定度（性能宣称通常代表95%的测量结果处于医学定义的目标限值内）； • 将结果错误分类为"异常"或者超出"正常"参考区间； • 样本中干扰物质的影响（如交叉反应抗体、某些药物或生化代谢物样本制备材料）； • 分析物本身的生物学变异性（如天然蛋白质的异质性、正常分析物浓度的种群差异）； • 分析物本身的化学特性； • 患者样本基质的多变性（基质效应）； • 仪器组件有限的可靠性。	否	—	—
H.2.3.4 来自使用错误的危险的识别 可能导致IVD危险的使用错误包括： • 忽视特殊要求（如在常规实验室程序之外）； • 未按顺序执行操作，包括检查前和检查后的过程； • 数据输入错误（如患者姓名、身份证号码、出生日期或年龄、性别等）。 患者进行自我测试时的使用错误可能包括： • 样本量不足（如量太少不能准确测量）； • 未正确装载试剂。	在产品说明书上标示【注意事项】一栏，给出相关正确的信息。	信息危害：设计开发时未对产品说明书的正确性、完整性进行确认，说明书中给出的注意事项以及警示性的表述内容不清晰或不完整，导致非预期的错误使用。	HJ25
H.2.3.5 可合理预见的错误使用导致的危险的识别 可合理预见的错误使用的示例如下： • 在阅读说明书或完成培训前使用IVD医疗器械； • 无视警告、说明或其他安全信息； • 采集不适当的样本类型（如应用枸橼酸钠血浆时使用血清）；			

续表

问题内容	特征判定	可能的危险	危险标识
• 报告的检查结果用于禁忌的或未经确认的临床用途； • 在重症监护场所使用自测IVD医疗器械（如准确度可能不足）； • 使用未经验证的第三方校准品、试剂、质控品或者附件； • 在不正确的条件下贮存材料（如应冷藏但使用室温）； • 在规定的环境条件之外操作IVD仪器； • 禁用、不理会或未能启用安全特征； • 忽视实施规定的仪器维护； • 连接至没有充分的网络连接和信息安全的信息系统； 恶意造成不正确结果或延迟治疗的患者进行自我检测时，可合理预见的错误使用可能包括： • 分割或重复使用试剂条（如为降低成本）； • 从替代部位获取样本（如由于害怕疼痛而从指尖以外的地方取样）； • 静脉穿刺部位未进行清洁消毒（如可能发生污染/感染）； • 在不适当的环境条件下贮存试纸条。	使用者应经过专业的培训，了解产品的临床用途和适用范围，按照说明书的要求正确使用。	操作危害：使用前未对产品有效期、样本、质控品、校准品、操作环境等进行确认，使用了不正确的物料，造成检验结果的错误，影响临床的正确诊断或治疗。	HJ26
H.2.4 潜在伤害的识别 可能有助于识别和分类潜在伤害的问题包括： • 预期用途是不是严重疾病治疗的主要决定因素？如果是，误诊或不适当的治疗可能会造成什么伤害？ • 预期用途是否涉及检测传染病病原体（例如甲肝或艾滋病病毒）？如果是，假阴性结果是否会导致感染扩散到群体中的其他人？ • 预期用途是否用于检测和诊断遗传疾病（如镰状细胞贫血病、血红蛋白病、阿尔茨海默病、乳腺癌等）？如果是，假阴性结果是否会导致可预防的或可治疗的疾病恶化？假阳性结果是否会导致不必要的医疗干预和潜在的伤害？ • 预期用途是否用于预测药物或器械的有效性？如果是，假阴性结果是否会导致治疗受益丧失和随后的伤害？假阳性结果是否会产生有害后果？			

续表

问题内容	特征判定	可能的危险	危险标识
• 预期用途是否用于筛选输血者或器官移植提供者？如果是，不正确的结果是否会导致疾病传播给受体或导致正常功能器官的排异反应？ • 预期用途是否用于监测关键的人体功能？如果是，不正确的结果或接收结果的严重延迟会带来什么伤害？ • 如果发生医疗干预，结果不可逆（如手术切除、流产）还是结果可逆（有无进一步的医疗干预）？ • 医疗器械是否需要连接至网络或互联网，是否会发生患者数据更改或被盗（例如不充分的信息安全）？	按照产品预期的检测项目，选择对应的、特定的检测试剂。	操作危害：使用者未对相关样本进行正确标记，导致非预期的错误使用。	HJ27
H.2.5 危险情况的识别 IVD医疗器械危险情况示例可能包括以下事件： • 临床医生接收到不正确的实验室结果； • 延误治疗（如IVD医疗器械失效）； • 延误向临床医生报告紧急实验室结果； • 不适当的治疗（如基于错误的自测结果）； • 患者样本识别错误（如由于使用错误）； • 随同患者结果一起报告的不正确的信息（如由于网络失效）。	不正确的检查结果可能延误患者的治疗。	操作危害：不正确的检验结果，可能会影响对患者健康状况的诊断或治疗。	HJ28
H.2.6 可预见的事件序列的识别 H.2.6.1 事件序列的描述 a.制造商控制的事件 导致危险情况的事件序列中的初始事件可能因制造商质量管理体系的失效而发生。故障状态或潜在的使用错误可能由制造商直接控制的活动引起，例如： • 设计和开发； • 器械标记； • 制造和供应商管理； • 产品库存和流通； • 设备维护； • 培训和产品支持。 b.IVD医疗器械使用者控制的事件 使用错误和器械失效可能发生在实验室或医疗点的器械运行期间。用于预防或探测危险的活动以及使用			

续表

问题内容	特征判定	可能的危险	危险标识
者采取的相应措施由实验室或医疗点场所直接控制。这些器械使用者将制造商提供的防护措施和安全信息纳入其自身的风险管理过程。 IVD医疗器械的使用者也可能通过错误使用导致或促成对患者的风险，包括未能保持适当的质量保证程序、应急和恢复计划或信息安全保护。向临床医生报告或不报告检查结果的决定完全在医学实验室或IVD医疗器械的其他使用者控制之下。在分析IVD医疗器械使用者控制下的事件序列时，宜考虑预期使用者的能力和使用环境。 通常由使用者控制的所使用的IVD医疗器械制造商提供的信息、材料和支持的活动示例包括： • 与IVD医疗器械配套使用的样品采集器械的选择、使用和贮存； • 患者样品的采集、处理和贮存； • 系统的安装和建立（包括用户培训）、组件或耗材鉴定以及性能验证； • 对附件、耗材和部件的选择、准备、使用和贮存（包括失效日期的管理）； • 校准活动和计量学溯源性； • 质量保证活动（如质量控制、能力验证、delta检查）； • 评审和报告检查结果； • 与临床医生沟通（预期用途、禁忌证、召回结果、监督）； • 局域网络和互联网连接； • 生物危险废物处置； • 设备维护、服务、最终停用和处置； • 应急和恢复计划（如备份系统）。 c. 临床医生控制的事件 临床医生控制的事件通常开始于接收和评审检查结果以及决定其是否作为有效的结果而被接受。 较大的错误可能会被质疑和拒绝（如与其他诊断信息相矛盾的结果、不符合生命规律的异常结果），但貌似可信的结果可能会被接受为有效的结果并且可能用于医疗决定。 当在医疗点使用IVD医疗器械时，如医生办公室、诊所或专科医院，	建立设计开发控制程序、产品实现过程控制程序、采购控制程序、存储和运输控制程序、培训控制程序、改进控制程序、风险控制程序，以便于当器械发生故障或失效时及时进行改进。	—	HJ29

续表

问题内容	特征判定	可能的危险	危险标识
临床医生通常参与患者样本的收集、处理、清点和贮存，并可能完成IVD医疗器械使用者许多或全部的活动。在这种情况下，制造商通过随附文件中的安全信息影响临床活动的机会可能更大。风险分析识别的事件序列宜反映IVD医疗器械在实际使用环境中的使用情况。 风险分析宜考虑任何可合理预见的临床用途。为了风险管理，随附文件中禁忌的或未明确说明的临床用途可被视为可合理预见的误使用。应注意的是，为医学实验室的IVD医疗器械使用者编写的随附文件并不总是能够送达给申请检查和根据检查结果采取措施的临床医生。 通常由临床医生控制，可能由医学实验室指导和支持的决定和活动示例包括： • 将结果与预期值进行比较； • 要求确认或证实检查； • 在无检查结果（如果延迟）的情况下推进； • 建立临床诊断； • 开始或停止治疗。	产品的使用者应熟知具体的使用要求和使用方法。	操作危害：使用者未接触过同类相关产品，或未经过培训，无相关经验，导致操作不当，造成产品非预期的错误使用。	HJ30
H.3 风险控制 H.3.1 固有安全的设计和制造 控制检查结果准确度和可靠性的设计特征的示例包括： • 校准品值的正确度（如对公认的参考标准的溯源）； • 测量不确定度（如测量系统的精密度）； • IVD试剂（如优化组分）的分析特异性； • 检出限或定量限（如改进的测量技术）； • 仪器的可靠性（如减少硬件或软件失效）； • 阳性和阴性样本的区分（如稳健的临界值）； • 消除容易出错的程序步骤（如自动化、防错）； • 组件版本可追溯性和阳性样本标识（如条形码）； • 软件的功能（如最新技术水平的编码标准）； • 系统易用性（如可用性工程）；	建立设计开发控制程序、风险管理控制程序，在设计开发阶段明确产品的特异性、灵敏度和性能指标要求。通过设计确保产品固有的安全性。	1. 产品的设计研发过程、生产制造过程未进行严格的控制，操作存在潜在的、固有的风险因素。 2. 产品说明书、标签用语不清晰，对剩余风险的公示不充分，可能导致产品存在缺陷或风险，最终造成错误的检查结果。	HJ31

续表

问题内容	特征判定	可能的危险	危险标识
• 数据网络和互联网连接（如信息安全）； • 降低试剂或校准品的可变性（如批次规格、供应商要求）； • 防止虚假结果（如间歇性的组件失效）； • 试剂、校准品或质控品的稳定性（如微生物学控制）。			
H.3.2 IVD 医疗器械或制造过程中的防护措施 IVD 医疗器械或试剂盒预期用于预防能导致错误或延迟结果的情况的探测特征示例包括： • 液位感应器，以确保足够样本量（如探测"吸取量不足"）； • 故障探测系统（如分光光度计漂移、不适当的温度控制）； • 样本质量检查（如溶血、黄疸、血脂）； • 探测和去除样本中的人为干扰（如泡沫或纤维蛋白凝块）的控制措施； • 验证校准品或试剂批次是否正确的内置控制器（如条码阅读器）； • 提醒使用者故障状态的报警和错误信息以及恢复程序； • 识别可疑结果的软件，以开展反射测试、评审或进行阻止； • 对采购组分的进货检验； • 过程中的可接受性测试和最终产品的可接受性测试。	产品在设计开发性能阶段对不同样本（溶血、黄疸血脂）进行研究，说明书中对相关样本、储存以及检验方法等给出了明确规定。	操作危害：使用人员未按照说明书要求进行正确操作，可能造成检查结果错误。	HJ32
H.3.3 安全信息 使用户能够控制风险的安全信息的示例，包括阐明下列内容的警告、说明和其他信息： • 与 IVD 医疗器械相关的化学或生物危险； • 禁忌的疾病或临床应用范围； • 样品收集、贮存和制备； • 不适当的样本类型的识别； • 用户可探测到的干扰物质（如可见溶血）； • 危险原因，包括潜在使用错误； • 不兼容的系统组件和附件； • 拟安装 IVD 医疗器械的场地的公用设施（如使用环境）； • 试剂贮存不当和超有效期使用；	说明书中对产品的储存条件、样本要求、注意事项等给出了明确的规定。	操作危害：使用人员未按照说明书要求进行操作，造成检验结果的错误。	HJ33

续表

问题内容	特征判定	可能的危险	危险标识
• IVD 医疗器械的安装、服务和处置； • 质控样品和频次； • 当测量值高于测量区间上限时，经确认的测量区间和样品稀释说明； • 生物参考区间和医学决策点； • 经确认的可重复使用物品的清洁方法； • 预防性维护程序； • 接口和连接要求； • 系统失效时的备份和恢复。			
H.3.4 用户教育和培训 采用制造商提供培训和教育方案的形式以帮助避免使用错误，在确定由安全信息降低风险的程度时，考虑： • 使用环境、器械使用者的资质和能力可能存在很大差异； • 世界各地的质量控制和质量保证实践不统一； • 向 IVD 医疗器械使用者提供的医疗使用禁忌和干扰药物的信息可能并不总是能传递到申请检查的临床医生。	否	—	—
H.4 受益-风险分析 如果不能直接描述 IVD 医疗器械的受益，可以建立替代终点。示例包括用以识别特定疾病、在疾病的不同阶段提供诊断、预测未来疾病发生和（或）识别患者对给定治疗可能的反应的 IVD 医疗器械的能力。	否	—	—
H.5 剩余风险公开 H.5.1 性能规范 性能特性的描述应足够详细，以便实验室或其他用户能够： • 验证 IVD 医疗器械能否按制造商所预期的运行； • 确定与检查结果相关的测量的不确定度； • 了解检查结果能否满足临床医生的医疗需求。	按照风险管理控制程序，明确剩余风险的公示范围、公示形式。当产品发生偏差时，按照设计开发控制程序对体外诊断医疗器械进行改进。	1. 信息危害：剩余风险的公示范围，公示形式不清晰、不完整，无法执行。 2. 检查结果不满足临床医生的医疗诊断或治疗需求。	HJ34
H.5.2 IVD 医疗器械的局限 描述 IVD 医疗器械可能不按预期运行的情况，因此可以作为公开剩余风险的一种方式，例如： • 用户不可能探测的干扰物质（如药物、生物代谢物）； • 性能特性可能不适用的特定患者群体；			

续表

问题内容	特征判定	可能的危险	危险标识
• 超出测量区间的值（测量区间外的性能特性未经确认）； • 参考区间或医学决策点可能不适用的患者群体； • 对预期用途未经确认的原始样品类型； • 可能影响检查结果但尚未被研究的情况和因素。	否	—	—
H.5.3 公认的使用局限 制造商宜考虑附加的信息是否适当以确保用户意识到与这些事件或情形相关的风险，谨记传递过多风险的危险，可能会使用户难以理解哪些风险需要重点控制。例如： • 关于警告、说明和其他安全信息所隐含的理解是，不遵守这些可能造成危险和危险情况。不希望制造商特别将所有此类违规行为视作剩余风险。没有遵循明确的警告或说明被视为误使用。 • 预计机电设备偶尔会出现失效并需要维修服务，以及所使用的超过有效期的生物材料可能变得不稳定并失效。 • 预计实验室还将实施应急计划（如备用系统或备用实验室）以确保在这些情况下提供基本的服务。	否	—	—
H.6 生产及生产后活动 H.6.1 监视分析性能 收集 IVD 医疗器械生产和生产后信息的有效的系统要求监视来自内部和外部可获得的分析性能数据。	建立不良事件报告程序、顾客反馈程序、数据分析程序；对不正确的检查结果进行验证；在相关生产过程建立作业指导书，保持过程控制记录和批检验记录活动。	1. 操作危害：未按照相关的作业指导书进行生产过程的控制。 2. 信息危害：未对反馈信息进行数据分析。无法实现上市和风险控制并改进完善。	HJ35
H.6.2 监视临床性能 监视关于临床事件的用户反馈，制造商还应调查更多的来源，以了解类似产品发生的新的和突发的危险或危险情况。	产品上市后每年对产品进行风险评估并形成风险管理报告。	信息危害：未收集临床数据，无法对新的或突发的风险进行控制。	HJ36

（二）生产制造过程的风险管理

1. 设计转换阶段风险管理的主要目的

（1）评估和管理因设计转换、技术转移或批量生产带来的生产工艺和产品质量

风险;

(2) 促进技术或知识的转移;

(3) 为了降低批量化生产过程中的风险,决定需要采用的控制策略和控制措施。

生产制造过程中的风险管理结果可以用于已确定的生产工艺控制,制订纠正或预防措施。生产转换阶段纠正/预防措施报告参考格式如表 3-3 所示。

表 3-3　纠正/预防措施报告表（仅供参考）

责任部门	技术研发部	措施类别	□纠正措施　　□预防措施		
不合格事实描述：					
			QA 人员：		日期：
不合格原因分析：					
纠正计划：					
纠正措施计划：					
预防措施计划：					
			责任部门负责人：		日期：
纠正实施情况：					
纠正措施实施情况：					
预防措施实施情况：					
			责任部门负责人：		日期：
跟踪验证：					
			QA 人员：		日期：
评审人意见：					
			质量部门负责人：		日期：

2. 批量生产阶段风险管理的主要目的

(1) 评估和管理批量生产阶段工艺过程和产品质量的风险;

(2) 建立控制策略,持续改进,不断完善,确保达到与预期一致的工艺性能和产品质量。

在批量生产阶段,风险管理对产品质量或与患者安全事件相关的变更控制、不符合检查、失效检查、有效决策等过程非常重要。对供应商和销售商的选择和管理、落实订单合同、控制生产过程的相关风险也至关重要,可以确保风险的控制状态始终得到有效的保持。

在产品生命周期内保持产品安全性的风险控制环节包括采购、储存、分发、生产、检验、运输、产销监管、交付转移、临床使用、废弃处置、不良事件报告、突发灾难恢复、法规符合性判断等。这一阶段可以根据具体情况采用某种技术工具进行风险识别和风险评估。例如:

- 流程图;
- 因果图;
- 风险排序和筛选(RRF);
- 故障树分析(FTA);
- 初始危害分析(PHA);
- 失效模式与影响分析(FMEA);
- 失效模式、影响及关键性分析(FMECA);
- 危害分析和关键控制点(HACCP);
- 危害操作性分析(HAZOP)。

在选择恰当的技术工具进行特定的风险评估时,应考虑每一项技术工具的内在特性、严格性和正式性。常用的风险管理工具对比详见表3-4所示。

表3-4 常用的风险管理工具对比表(仅供参考)

工具	FTA	PHA	FMEA/FMECA	HACCP	HAZOP
定义	定性地识别发生故障的所有可能性、发生的途径,再确定如何预防这些途径以防止其发生。	根据以往的经验或知识,预先识别风险并进行排序。	评估失效模式,再决定是否可以检测、预防、检测和相应的控制是否充分。	识别危害并实施过程控制措施,始终如一并有效地避免发生意外情况。	识别所有的可能过程或设计偏差,评估控制措施是否充分。
方法	自上而下的方法,考虑什么导致了故障。也可用演绎、逻辑方法和输出作为偏差分析的工具。	前瞻性、自下而上的方法,考虑可能导致潜在产品和(或)患者存在安全风险的危害、危害状况和事件。此方法可考虑用来识别潜在不良事件以及补救措施。	自下而上的方法,考虑什么可能出错以及相关风险是什么。可将复杂过程系统地分解以便进行评估。尽管基本与FMEA相同,FMECA还有额外的功能,即失效模式的关键性进行排序。	自下而上的方法,考虑如何防止危害发生和(或)扩散。最好作为预防性应用而不是被动性应用。重点在于预防性控制而不在于检测能力。	自下而上的方法,考虑什么环节可能出错、造成错误的可能原因,以及相关风险是什么或后果是什么。

续表

工具	FTA	PHA	FMEA/FMECA	HACCP	HAZOP
风险关注点	过程故障（如偏差情况，通常包括术语如"不""没有""不得""将不能"等）。	负面事件——危害、故障、故障模式、偏差等任一组合。	失效模式（类似故障）。	危害（污染物、外来试剂、危险状况等）。	与标准的偏离（设计、标准、程序等）。
相似工具或方法	鱼骨图/石川图/因果图	FMEA	PHA，HAZOP	—	FMEA
单独使用/与其他工具联用	通常与其他工具联用，因为FTA不能用来评估风险控制措施的有效性。	对风险有更好的理解，可采用其他工具（如FMEA）进行更详细的分析。	通常单独使用，尽管FMEA/FMECA的输入可采用其他工具如FTA或PHA识别。	通常单独使用，尽管HACCP的输入可采用其他工具如FTA识别。	通常单独使用，尽管HAZOP的输入可采用FTA等其他工具识别。
定量或定性	通常为定性（如果很清楚故障发生频次，也可定量）。	对风险有更好的理解，取决于具体的应用。定量方法更利于风险优先系数（RPN）的计算。	定性或定量，取决于具体应用。关键控制点通常具有定量的控制限制。	定性或定量，取决于具体应用。尽管大多应用都是定性的。	—
关键假设	假设采用一些其他工具或过程来确定风险控制措施的有效性，这些风险控制措施是为了应对FTA中识别的故障状态。	假设专家的意见和（或）经验足以帮助成功地进行评估。	失效模式是直观的、熟知的或已经识别过的。	假设对过程和过程控制措施有全面了解。	假设风险事件由偏离设计或操作目的造成。
主要优点	1. 能够有效地显示多个因素如何导致一个特定的故障状况。2. 处理涉及人员要素（如不符合SOP等）的最佳工具。3. 确定大型风险评估的范围的极好工具。4. 可以有效地确定故障或所观察的风险状况的根本原因。	1. 当信息有限时可以使用，允许在产品生命周期早期就考虑风险。2. 可用于确定一个复杂的系统或工艺的范围和对危害进行优先排序。	1. 能够对风险进行排序并指定评估程度。2. 已被工业界广泛接受，有着较多的案例研究。3. 是较好的风险排序和筛选的方法。4. 可有效地汇总失效模式、引起失效的因素及其影响。	1. 可确保过程的关键点被识别并得到充分控制。2. 对工艺验证是很好的前期工作或补充。	1. 具有FMEA的大量的功能系统和灵活的工具，但不会严重依赖评价检测能力。2. 可考虑通常在复杂工艺和处理相关因素时被认为是挑战的风险要素。3. 风险识别的头脑风暴法是建立在HAZOP方法中的。

续表

工具	FTA	PHA	FMEA/FMECA	HACCP	HAZOP
主要缺点	1. 无法评估风险降低措施的有效性，大型评估很难采用这种格式并很难有效交流。2. FTA的定性本质常常需要和其他具有定量分析能力的工具配合使用。3. 无风险排序或确定优先级的能力。	1. 通常需要额外的跟踪分析。2. 分析结果的质量可能高度取决于专家的意见而不是数据。	1. 要求对风险分级，即使对风险没有很好地理解（如有人为因素或过程异常的情况下很难对发生可能性或检测能力分级）。2. 对于有很多部件的复杂系统的分析可能是非常详细和冗长的。	1. 如果对评估和相关控制过程没有很好地理解，分析会无效或不可行。2. 很难在新工艺或快速变化/发展中的工艺上应用。	1. 因为通常不考虑危害发生的可能性，故无法进行风险排序或确定优先级。2. 无法评价系统或过程的不同部分之间的危害。
范围管理	必须积极控制范围—团队，必须建立范围管理的假设和（或）限制，以避免过于详细。	必须积极控制范围—团队，必须建立范围管理的假设和（或）限制，以避免过于详细或宽泛。	必须积极控制范围—团队，必须建立范围管理的假设和（或）限制，以避免过于详细。	易于管理范围，可根据评估过程确定	必须积极控制范围—团队，必须建立范围管理的假设和（或）限制，以避免过于详细。
风险排序能力	无。如果工具用来定性，故障都会被平等对待。对于定量排序，需要所有故障的可能性等级数据。	有。通常用RPN确定是否需要采取后续控制措施，以进一步进行风险评估。	有。通常用RPN将风险等级和所需风险等级效果关联起来。	部分有。将危害分为重要和非重要，控制措施分为关键和非关键。	可选的。
考虑严重性	不考虑	考虑	考虑	考虑	考虑
能够处理多种故障式之间的相互关系	能，通过设计解决。	不能，否则将特别复杂。	不能，否则将特别复杂。	不能。	不能，否则将特别复杂。
能够处理人员因素/动力	较能够	较能够	很少能够	很少能够	较能够
输出格式	图形描述	表格	表格	表格	表格
主要参考文件	国际标准IEC 1025。	有限，参考标准ISO 14971和IEC 60300。	国际标准IEC 812, 也可参考IEC 60812。	WHO[①]指南，药品质量保证，NACMCF[②]指南第5章，HACCP原理和应用指南。	国际标准IEC 812, 也可参考IEC 60812。

注：① WHO为世界卫生组织。
② NACMCF为美国食品微生物标准顾问委员会。

采用PHA的方法，可以根据风险管理标准中用于判定医疗器械与安全性有关特征的问题清单，以及与体外诊断试剂安全性有关的特征判定问题清单，PHA包括可预见的事件序列、危害处境和可发生的损害及初始风险控制方案分析，如表3-5所示。

表3-5 初始危害分析PHA中可预见的事件序列、危害处境和可发生的损害及初始风险控制方案分析（仅供参考）

过程	危害类型	编号	可预见的事件及事件序列	危害处境	产生的后果或损害	初始风险控制方案分析
产品使用	信息危害	HJ1	产品非预期用途的使用。	操作人员使用时未按照产品的预期用途使用。	造成检测结果与实际不符。	在设计开发时对产品说明书进行确认，文字叙述应通俗易懂，便于使用者正确理解产品的使用方法。

（三）生产上市后的风险管理

体外诊断试剂生产和生产后的风险管理活动主要分为三个部分——信息收集、信息评审和信息运用，如图3-7所示。

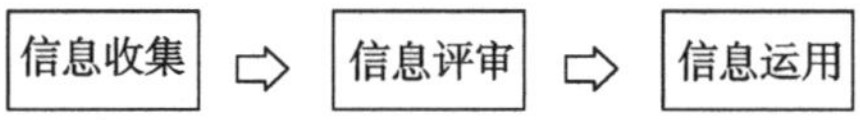

信息收集 ⇒ 信息评审 ⇒ 信息运用

图3-7 生产和生产后的活动

体外诊断试剂正式投入生产并上市后，风险管理过程并未停止。制造商应结合试剂的临床使用、配套仪器对生产和生产后活动的信息进行收集和评审，以决定是否需要改进产品（尤其是安全性）和服务。生产和生产后活动信息是开展上市后风险管理的直接依据。企业应建立信息（内部信息和外部信息）反馈系统，如表3-6所示。

表 3-6　信息反馈来源（仅供参考）

内部信息	外部信息
1. 设计更改：是否有不利影响。 2. 采购产品的质量情况。 3. 生产过程控制情况：不合格情况、关键（高风险）过程生产合格产品的能力（是否验证、验证后的监测情况），工艺更改的验证（包括不利影响）。 4. 产品检验结果：趋势分析。 5. 产品贮存、运输过程的监视（环境、包装完好性、储存寿命期）。 6. 留样产品的分析。 7. 维护服务情况。 8. 维修服务情况。	1. 临床使用情况（不仅限于本企业产品）中出现的各种问题，包括： （1）（疑似）不良事件（反应）； （2）有关使用方面的信息（如人机工程学问题），使用错误或使用不当； （3）其他任何对人的不利影响。 2. 产品的稳定性情况。 3. 不良事件、产品召回、质量事故的处置情况。 4. 相关改进的建议。

体外诊断试剂企业在产品上市后应关注不同渠道来源的反馈信息，包括使用者、服务人员、培训人员、事故报告和顾客反馈，并将生产和生产后活动反馈至风险管理部门。采用表 3-7 的方式收集生产及生产后信息，具体分析如下。

表 3-7　生产和生产后活动信息收集、评审表（仅供参考）

记录部门：×××　　　　　　　　　　　　　　年　月　日至　年　月　日

序号	事件描述	是否需要风险管理	未识别的新风险			原风险估计与再分析							原风险控制措施是否有效实施（若有）、新的风险控制方案分析
			可能的危害	危害类型	编号	危害类型	编号	原风险估计			现风险估计		
								严重度	概率	风险水平	严重度	概率	风险水平	

注：各部门应如实收集和记录生产和生产后活动信息，统一评审后反馈到设计开发部门进行相关的改进，以避免风险的再次发生。

体外诊断试剂生产企业应通过对各阶段的风险点分析，采取预防措施，避免风险发生，实施风险控制，开展风险评审，最终形成风险管理报告，以指导产品整个生命周期的风险管理活动。

三、总结和展望

2021年国务院颁布并实施新的《医疗器械监督管理条例》后，风险管理报告作为产品注册申报必须递交的一份文件，已经纳入法规要求。在注册申报过程中，监管部门将针对企业现场的真实性进行核查，核查项目包含风险管理过程的实施记录。因此，每一个体外诊断试剂生产企业都面临强制实施风险管理标准的问题。尤其值得企业关注和避免的误区是，对产品进行风险分析并拟定一份风险分析报告，并不等于开展了风险管理活动。风险管理是一项提高产品质量、确保产品安全有效的预防措施，应嵌合于企业的质量管理体系中，而不仅是编写一份应对检查的文件。

为了便于更好地开展风险管理工作，体外诊断试剂生产企业在学习风险管理标准时需要关注以下几个问题。

1. 坚持一个目的

坚持一个目的，就是坚持医疗器械风险管理的目的是贯彻预防在先的思想，将医疗器械风险控制在可接受水平。

2. 关注两个方法

一是系统应用方法：风险管理和质量管理同样具有系统特性，要运用系统管理方法，从不同角度、不同用户、不同层面、不同途径、不同时限系统来识别、控制和利用不同要素之间的关联性和相互作用，从而系统地、完整地实施风险管理过程。

二是数据分析方法：在开展风险管理活动中要全面收集、识别、分析、处理、利用相关数据、信息和资料。强调数据分析，并运用各种风险管理技术和统计技术，促使医疗器械风险管理过程是科学的、合理的、完整的、适宜的，从而达到预期的有效结果。

3. 明确三全要求

（1）全部医疗器械都要实施风险管理；

（2）医疗器械生命周期全过程都要实施风险管理；

（3）全员参与医疗器械风险管理。

4. 处理好四个关系

（1）医疗器械风险管理标准和医疗器械产品标准的关系；

（2）医疗器械风险管理和质量管理体系的关系；

（3）医疗器械风险管理个性和共性的关系；

（4）医疗器械风险历史、现实和未来的关系。

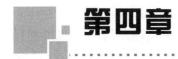

第四章 体外诊断试剂资源管理

2021年6月1日实施的《医疗器械监督管理条例》对包括体外诊断试剂在内的医疗器械的生产企业开办流程作出了重大调整。同年,国家市场监督管理总局颁布《体外诊断试剂注册与备案管理办法》,在第十条中对体外诊断试剂产品注册流程进行规定:体外诊断试剂注册人、备案人应当加强体外诊断试剂全生命周期质量管理,对研制、生产、经营、使用全过程中的体外诊断试剂的安全性、有效性和质量可控性依法承担责任。该管理办法第四十八条规定:省、自治区、直辖市药品监督管理部门按照医疗器械生产质量管理规范的要求开展质量管理体系核查,重点对申请人是否按照医疗器械生产质量管理规范的要求建立与产品相适应的质量管理体系,以及与产品研制、生产有关的设计开发、生产管理、质量控制等内容进行核查。根据相关法规要求,新开办的体外诊断试剂生产企业在产品研制注册前需要建立和运行质量管理体系,并配备必要的资源。生产场地建设和各类资源投入是建立和运行质量管理体系的主要载体,也是行政监管部门现场核查的关注要点。本章概述了体外诊断试剂生产的基础设施建设和人力资源管理要求。

第一节 生产企业工厂建设

一、生产场地的选择

体外诊断试剂生产企业场地选择应参照《医疗器械生产质量管理规范附录:体外诊断试剂》、GB 50457—2019《医药工业洁净厂房设计标准》、YY/T 0033—2000《无菌医疗器具生产管理规范》,结合体外诊断试剂产品特点,充分考虑以下相关因素。

(1) 应设置在大气含尘、含菌浓度较低,自然环境较好的区域。

(2) 应远离铁路、码头、机场、交通要道,以及散发大量粉尘和有害气体的工厂、贮仓、堆场;远离严重空气污染、水质污染、振动或噪声干扰的区域;不能远离以上区域时,应位于其全年最小频率风向的下风侧。

(3) 洁净厂房净化空气调节系统的新风口与交通主干道之间的距离宜大于 50 m。

(4) 洁净区应布置在厂区内环境清洁且人流、物流不穿越或少穿越的地段,并根据产品特点布局。

(5) 厂区内设置实验动物房时,应位于其他洁净厂房全年最小频率风向的上风侧。

(6) 厂区内应设置消防通道,并符合 GB 50016—2023《建筑设计防火规范》的规定。

(7) 厂区内主要道路设置应符合人流、物流基本分流原则。厂房周围道路面层应采用整体性好、发尘少的材料。

(8) 厂房周围应绿化处理。厂区内空地应采用绿化、碎石或硬地覆盖。厂区内不应种植易散发花粉或对产品造成不良影响的植物。

此外,还应考虑建筑物和其他基础设施的用电承载量,空调系统用电和其他设施用电应分路设置。根据《医疗器械生产质量管理规范 体外诊断试剂现场检查指导原则》3.11.1 条要求,针对体外诊断试剂生产场所可能发生的冷库断电问题配备应急供电装置,以确保对冷库的持续供电。

二、生产厂房的设计

体外诊断试剂工厂建设的基本要求是:生产、行政、生活、辅助的区域布局应合理;生产区、研发区、检验区等区域应分开;贮仓区应与生产规模相适应,原料区、辅料区、半成品区、包装材料区、成品区等区域应用标识划分,清晰可见。

体外诊断试剂生产洁净厂房必须满足产品工艺要求,应与产品特性、工艺流程及相应的洁净级别相适应。各区域之间不得相互干扰,生产厂房、仓库的面积应由拟生产的品种、类型、工艺、产能、规模等基本要求决定,与生产规模相适应。

体外诊断试剂生产洁净厂房的设计应关注建筑平面和空间布局,应既有科学的合理性又有适当的灵活性,这也可以为日后的生产工艺调整创造便利条件。通常情况下厂房主体结构宜采用大空间及大跨度柱网式结构,不宜采用内墙承重式结构,同时要具备与建筑结构处理及室内装备和装修水平相适应的等级水平。洁净厂房围护结构材料的选型应符合保温、隔热、防火、防潮、产尘少等要求。洁净厂房主体结构的耐久性应与室内装备和装修水平相互协调,并具有防火、抗震、控制(温度)变形和不均匀沉降等功能,厂房沉降变形缝不宜穿越洁净区。送、回风管道和其他管线暗敷时,应设置技术夹层、技术夹道或地沟等。穿越楼层的竖向管线需要暗敷时,宜设置技术竖井,其形式、尺寸和构造应符合风道、管线的安装、检修和防火要求。

在设计新的或利用现有场所改建洁净厂房时,若室内装备与装修水平要求较高,而主体结构则是临时应用的,可能导致厂房建设投资的严重浪费。为此,应着重从洁净厂房投资成本、使用期限、抗震性、耐久性、装修与装备水平、建筑防火能力等级等几个方面综合协调考虑,使投资成本能够相对具有长期收益。此外,温度或沉陷可能不仅影响建筑物的安全,还会破坏建筑装修的完整性及围护结构的气密性,故而应对主体结构采取相应的处理控制措施。对兼有一般生产和洁净生产的综合性厂房,在考虑其平面布局和构造处理时,应合理设计人流、物流及消防疏散线路,避免一般性生产对洁净生产带来的不利影响。当防火要求与洁净生产要求发生冲突时,应采取相应措施,在确保符合消防疏散的前提下,减少对洁净生产的不利影响。

根据基建工程建设国家标准和体外诊断试剂的相关法规要求,在厂房设计和建设施工过程中,应参照 GB 50073—2013《洁净厂房设计规范》标准执行。空气洁净度、噪声控制、人员净化、物料净化、防火疏散、内饰装修、空气环境、温度、湿度、压差控制、气流组织形式、送回风量、采暖通风、风管制作、配件附件、给水排水、消防设施、气体管道、管道阀门、管道连接、安全技术、配电照明、通信控制、厂房防护等都应符合施工规范要求。

体外诊断试剂生产洁净厂房的设计应由具有相应设计资质的机构承担,生产企业自身也应具备一定的专业知识。作为厂房的使用者、建设结果的受益者和责任的最终承担者,生产企业应与设计单位进行充分的技术沟通,为设计部门提供符合企业现状、法规要求的基本要素,特别是对拟生产的产品种类,根据工艺需求提出关于厂房、设施、设备等方面的相关要求,必要时聘请具有一定专业知识和经验的外部专家参与对厂房设计方案的评审。

在整个工程建设中,建设单位应与施工单位保持充分的交流与沟通,施工单位应严格按照技术审评通过的工程图纸施工,加强施工过程管理,工程的建设顺序应根据设备和工艺流程进行合理安排,包括施工顺序、设备安装、隐蔽工程等。工程监理部门应根据施工方案加强现场实际施工流程监管。

三、生产场地消防设计及消防备案

1. 洁净厂房的消防设计

医用洁净厂房虽然不同于一般工业厂房,但是在建筑材料与厂房构造的耐火性能,以及火灾形成、火势扩散等相关特性方面两者基本一致。GB 50016—2023《建筑设计防火规范》中的相关要求同样适用于洁净厂房。洁净厂房在消防控制方面有其自身的特点。

(1) 空间密闭在火灾发生后烟量巨大,对于疏散和扑救极为不利。同时由于热量无处外散,火源的热辐射经四壁反射导致室内迅速升温,大大缩短了各部位材料达到燃点的时间。当厂房外墙无窗时,室内若发生火灾往往不易被外界发现,且发现后也不易选定扑救突破口。

(2) 针对体外诊断试剂产品,可能存在因洁净室内平面布置曲折,增加疏散路线障碍、延长安全疏散距离和时间的情况。

(3) 因洁净室内各功能间的风管系统彼此串通,当火灾发生时,特别是当火势初起未被发现而又继续送风的情况下,风管则成为烟火迅速外窜、殃及其余房间的重要通道。

(4) 由于室内装修使用了部分高分子合成材料,这些材料的燃烧速度极快,同时在燃烧时容易产生浓烟,散发有毒气体。

(5) 某些生产过程中使用易燃易爆物质,如甲醇、甲苯、丙酮、丁酮、乙酸乙酯、乙醇、甲烷、二氯甲烷、硅烷、异丙醇、氢等,导致发生火灾的危险性较高,对洁净厂房构成潜在的火灾风险。此外,洁净区内往往安装配置一些贵重的生产设备或精密的检测设备,建设投资成本相对较高,一旦发生火灾,损失极大。分析洁净厂房的火灾案例可以发现,严格控制建筑物的耐火等级十分必要。洁净厂房的耐火等级应定为二级或二级以上，使用的建筑构件、配件的耐火性能应与甲、乙类防火生产条件相适应，从而减少发生火灾的可能性。

GB 50016—2023 分别规定了类别为甲、乙、丙、丁、戊类生产的洁净厂房的防火分区最大允许建筑面积。其中，甲、乙类生产的洁净厂房宜采用单层厂房，防火分区最大允许建筑面积单层厂房宜为 3 000 m²，多层厂房宜为 2 000 m²。

洁净室的顶棚、壁板及夹芯材料应采用不易燃物体，且不得采用有机复合材料。顶棚和壁板的耐火极限不应低于 0.4 h，疏散走道顶棚的耐火极限不应低于 1.0 h。同在一个防火分区内的综合性厂房，洁净生产区与一般生产区域之间应采用不燃烧体材料构成的阻火隔断措施。隔墙及其相应顶棚的耐火极限应不低于 1 h，隔墙上的门窗耐火极限应不低于 0.6 h。穿过隔墙或顶板的管线周围空隙应采用防火或耐火材料密封填堵。技术竖井井壁应采用不燃烧体材料，其耐火极限应不低于 1 h。井壁上检查门的耐火极限应不低于 0.6 h；竖井内在各层或间隔一层楼板处，应采用相当于楼板耐火极限的不燃烧体材料作水平防火分隔；穿过水平防火分隔的管线周围空隙应采用防火或耐火材料密封填堵。洁净厂房每一生产层，每一防火分区或每一洁净区的安全出口数量应不少于 2 个。当符合下列要求时可设 1 个：① 对甲、乙类生产厂房每层的洁净生产区总建筑面积不超过 100 m²，且同一时间内的生产人员总数不超过 5 人。② 对丙、丁、戊类生产厂房，应按照 GB 50016—2023 的有关规定设置。安全出入口应分散布置，从生产地点至安全出口处不应经过曲折的人员净化路线，并应设有明显的疏散标志，安全疏散距离应符合 GB 50016—2023 的有关规定。洁净区与非洁净区、洁净区与室外相通的安全疏散门应向疏散方向开启，并应安装闭门器。安全疏散门不应采用吊门、转门、侧拉门、卷帘门以及电控自动门。洁净厂房内同层洁净室（区）外墙应设置可供消防人员通往洁净室（区）的门窗，其门窗洞口间距大于 80 m 时，应在该段外墙的适当部位设置专用消防口。

专用消防口的宽度应不小于 750 mm，高度应不小于 1 800 mm，并应有明显标志。楼层的专用消防口应设置阳台，并从二层开始向上层架设钢梯。洁净厂房外墙上的吊门、电控自动门以及装有栅栏的门窗，均不应作为火灾发生时提供给消防人员进入厂房的入口。

洁净厂房必须设置消防给水设施，消防给水系统的设计应根据生产过程可能导致的火灾危险性、建筑物耐火等级以及建筑物的体积等因素确定。洁净厂房的消防给水和固定灭火设备的设置应符合 GB 50016—2023 的有关规定。洁净室的生产层以及可通行的上、下技术夹层应设置室内消火栓。消火栓的供水量不应小于 10 L/s，同时使用水枪数应不少于 2 支，水枪充实水柱长度应不小于 10 m，每只水枪的出水量应按不小于 5 L/s 计算。洁净厂房内各场所必须配置灭火器，配置灭火器的设计应符合 GB 50140—2005《建筑灭火器配置设计规范》中的有关规定。洁净厂房内设有贵重设备、仪器的房间设置固定灭火设施时，除应符合 GB 50016—2023 的有关规定外，还应符合下列要求：① 当设置自动喷水灭火系统时，宜采用预作用式自动喷水灭火系统。② 当设置气体灭火系统时，不应采用卤代烷 1211 以及可能导致人员窒息和对保护对象产生二次损害的灭火剂。

2. 洁净厂房的消防备案

洁净厂房的消防备案报送材料通常包括：

(1)《建筑内部装修防火审核申报表》；

(2) 施工单位资质等级证书及其复印件；

(3) 所装修的厂房建筑产权证明或租赁协议书及其复印件；

(4) 所装修的厂房建筑原《建筑消防设计防火审核意见书》；

(5) 所装修的厂房平面、立面、剖面图；

(6) 集中空调系统图及设计计算书；

(7) 消防系统设计图及设计计算书。

在确定体外诊断试剂洁净厂房消防系统的设计和施工时，建设方应选择与具备消防系统设计和施工相应资质的相关方合作。

四、生产场地建设工程施工许可证资质

为了加强对建筑工程的监督管理，保证建筑工程质量和安全，根据《中华人民共和国建筑法》《建筑工程施工许可管理办法》等规定，国家施行建筑工程施工许可证制度，即在中华人民共和国境内从事各类房屋建筑及其附属设施的建造、装修装饰和与其配套的线路、管道、设备的安装，以及城镇市政基础设施工程的施工，建设单位在开工前应当依照本办法的规定，向工程所在地的县级以上地方人民政府住房城乡建设主管部门申请领取施工许可证。

建设单位在申请办理建筑工程施工许可证时，应当按照下列程序进行：

(1) 建设单位向发证机关领取《建筑工程施工许可证申请表》。

(2) 建设单位持加盖单位及法定代表人印鉴的《建筑工程施工许可证申请表》，并附办法第四条规定的证明文件，向发证机关提出申请。

(3) 发证机关在收到建设单位报送的《建筑工程施工许可证申请表》和所附证明文件材料后，对于符合条件的，应当自收到申请之日起七日内颁发施工许可证；对于证明文件材料不齐全或者失效的，应当场或五日内一次告知建设单位需要补正的全部内容，审批时间可以自证明文件补正齐全后作相应顺延；对于不符合条件的，应当自收到申请之日起七日内书面通知建设单位，并说明理由。

建筑工程在施工过程中，建设单位或施工单位发生变更的，应重新申请领取施工许可证。另外需要注意的是，建设单位应当自领取施工许可证之日起三个月内开工。因故不能按期开工的，应当在期满前向发证机关申请延期，并说明理由；延期以两次为限，每次不得超过三个月。既不开工又不申请延期或超过延期次数、时限的，施工许可证则自行废止。

体外诊断试剂生产洁净厂房属于建筑工程装修装饰范畴，需要申请领取施工许可证。然而，在现实的工程建设中存在一些项目未批先建、最终不能获批，导致投资方发生重大损失的情况。基于相关的法规要求，项目建设单位切勿因盲目追求时间进度而违规施工、违规建设，否则将造成不易挽回的后果。

五、生产场地的环境评估

(一) 环境评估概述

环境评估,即环境影响评价,是指对规划和建设项目实施后可能造成的环境影响进行分析、预测和评估,提出预防或减轻不良环境影响的对策和措施,以及进行跟踪监测的方法与制度。《中华人民共和国环境影响评价法》第四条规定:环境影响评价必须客观、公平、公正,综合考虑规划或者建设项目实施后对各种环境因素及其所构成的生态系统可能造成的影响,为决策提供科学的依据。

医疗器械行业细分的各类子行业比较庞杂。其中,体外诊断试剂产品类别也达到了千余种,不同类别的产品对环境的影响相差甚大。《中华人民共和国环境影响评价法》规定:建设项目的环境影响评价文件未依法经审批部门审查或者审查后未予批准的,建设单位不得开工建设。现实的产业实践中也曾经发生过一些投资项目由于环境评价出现问题无法开工而被迫长期搁置、最终下马的先例。所以,环境评价是一项十分重要的场地设计施工前的前置程序。体外诊断试剂生产场地的设计同样如此,环境评价应委托具有相关资质并具备丰富工作经验的机构进行。其流程如图4-1所示。

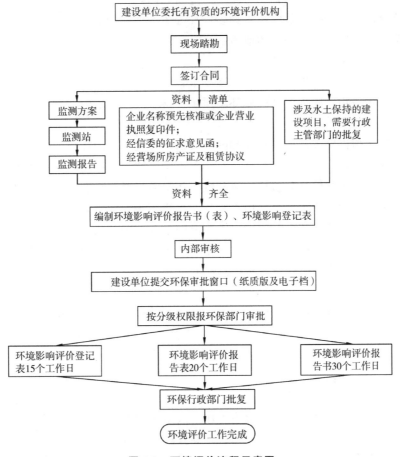

图 4-1 环境评价流程示意图

（二）环境影响评价的程序

第一阶段为准备阶段，即前期准备、调研和提出方案阶段。主要工作是研究国家和地方有关环境保护的法律法规、政策、标准及相关规划等有关文件。依据相关要求确定环境影响评价文件类型；研究相关技术以及其他文件，进行初步的工程分析和环境现状调查，筛选重点评价项目，确定各单项环境影响评价的工作等级，编制评价大纲。

第二阶段为正式工作阶段，即分析论证和预测评价阶段。主要工作是制定方案，包括环境状况调查、检测与评价和建设项目的工程分析，并对各环境要素和各专题环境进行环境影响预测和评价。

第三阶段为报告编制阶段，即环境影响评价文件编制阶段。主要工作为汇总资料，给出建设项目环境可行性评价结论，并提出环境保护措施和建议。在进行技术经济论证后，完成环境影响报告书。

（三）环境评价技术原则及主要方法

1. 环境评价技术原则

（1）符合国家的产业政策、环保政策和法规；

（2）符合流域、区域功能区划，生态保护规划和城市发展总体规划，布局合理；

（3）符合清洁生产的原则；

（4）符合国家有关生物化学、生物多样性等生态保护的法规和政策；

（5）符合国家资源综合利用的政策；

（6）符合国家土地利用的政策；

（7）符合国家和地方规定的总量控制要求；

（8）符合污染物达标排放和区域环境质量要求。

2. 环境评价主要方法

（1）环境影响识别方法：定性地判断开发活动可能导致的环境变化以及由此引起的对人类社会的效应，找出所有受影响（特别是不利影响）的环境因素，使环境影响预测减少盲目性、环境影响综合分析增加可靠性、污染防治对策具有针对性。常用方法有核查表法。当影响类型复杂时，可采用矩阵法、网络图法等。

（2）环境影响预测方法：对识别出的主要因素开展定量预测，明确给出各主要影响因子的影响范围和影响大小，常用数学模型或物理模拟预测。当这两种手段都无法实现时，尤其是对社会、文化等难以定量的影响开展预测时，也可以采用社会调查方法，如专业判断法。

（3）环境影响综合评估方法：将开发活动可能导致的各主要环境影响综合起来，即对定量预测的各个影响因素进行综合，从总体上评估对环境影响的大小，可采用指数法、矩阵法、网络图法、图形重叠法等。

六、生产厂房与设施验收

洁净厂房建设施工完工后，其验收工作一般由建设单位、设计单位、施工单位、消防环保等相关部门组成项目竣工验收小组，验收程序通常按厂区道路—厂房建筑—公用工程—厂房装修等施工程序逐次逐项进行检查验收，并保存工程验收记录。

竣工验收的依据通常包括：经批准的设计任务书、初步设计方案、工程施工图、设备技术说明书、现行施工技术验收规范、质量检验评定标准，以及相关行政主管部门的审批、修改、调整文件等。

1. 竣工验收应具备的条件
（1）完成建设工程设计和合同约定的各项内容；
（2）完整的技术档案和施工管理资料；
（3）施工单位签署的工程质量保证书；
（4）设备及设施配套系统空载、负载和联动试运行合格报告、记录；
（5）环保设施、消防设施、卫生设施应健全并符合设计要求。

2. 竣工验收时施工单位应提供的文件资料
（1）设计文件或设计变更文件和竣工图；
（2）主要材料、设备、调节仪表的出厂合格证和检验文件；
（3）开工、竣工报告，各类隐藏工段、系统封闭记录，施工记录，预检记录；
（4）设备开箱检查验收记录；
（5）各设备单机试运转、系统联合试运转调试检测记录；
（6）洁净厂房净化空调系统检测报告、记录。

3. 竣工验收的程序
（1）项目工程验收可分为初步验收和竣工验收两个阶段；
（2）项目竣工正式验收之前，可以由建设单位组织施工、设计使用、建设监理、消防环保等相关单位进行初步验收；
（3）单项工程验收应符合设计要求，并具备竣工图纸、竣工决算、工程总结等文件资料；
（4）全部工程结束后，施工单位应按照相关规定向建设单位提交完整的竣工报告。

4. 洁净厂房验收

洁净厂房的建设工程完成后应按照《洁净厂房施工及验收规范》对综合性能进行全面评定验收。

5. 工程竣工验收

应对各部分工程进行外观检查、单机试运行、系统联合试运转，在动态或静态条件下对洁净室的性能进行检测和调整，并对施工记录进行审查。

6. 常用的生产企业工业厂房验收标准（仅供参考）
（1）GB 50166—2019《火灾自动报警系统施工及验收标准》；
（2）GB 50261—2017《自动喷水灭火系统施工及验收规范》；
（3）GB 50242—2002《建筑给水排水及采暖工程施工质量验收规范》；
（4）GB 50263—2007《气体灭火系统施工及验收规范》；
（5）GB 51110—2015《洁净厂房施工及质量验收规范》；
（6）其他法律、法规性文件。

7. 建筑工程消防验收材料

工业厂房建设单位应将消防验收材料报送相关管理部门，报验建筑工程消防项目应提供以下资料。

(1)《建筑工程消防验收申请表》;
(2) 原《建筑工程消防设计审核意见书》;
(3) 经消防管理机构认可的设计变更、会议纪要等文件;
(4) 工程竣工图纸;
(5) 各类消防产品的有关资料和购销合同复印件;
(6) 各消防工程施工单位的有关资料和施工合同复印件;
(7) 施工记录（包括隐蔽工程验收记录、有关检测报告）;
(8)《建筑工程自动消防设施技术检测委托书》和有关消防设施的调试、检测报告;
(9) 建设单位和施工单位的自检报告;
(10) 由具备消防设施检测资质的检测机构出具的消防设施检测报告。

8. 建筑工程消防设计备案与施工抽查工作流程

工业厂房建设单位应积极做好消防现场抽查的准备工作。建筑工程消防设计备案与施工抽查工作流程如图 4-2 所示。

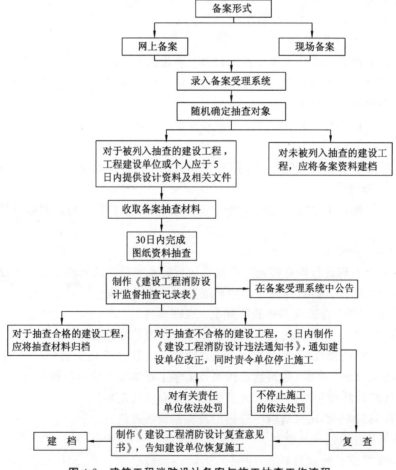

图 4-2　建筑工程消防设计备案与施工抽查工作流程

第二节 机构与人员管理

GB/T 42061—2022《医疗器械 质量管理体系 用于法规的要求》4.1.1规定：组织应按照本文件的要求和适用的法规要求将质量管理体系形成文件并保持其有效性。《医疗器械生产质量管理规范》第三条规定：企业应当按照本规范的要求，结合产品特点，建立健全与所生产医疗器械相适应的质量管理体系，并保证其有效运行。根据标准和法规要求，任何医疗器械生产企业，无论规模大小都应建立质量管理体系，这是提高产品质量、保证产品安全有效的重要手段。那么，什么是质量管理体系，质量管理体系包括哪些方面的内容？这是每一个医疗器械生产企业需要认真思考的问题。

GB/T 19000—2016《质量管理体系 基础和术语》标准中给出了与质量体系相关的术语定义。

例如：

3.5.3 管理体系指出，组织建立方针和目标以及实现这些目标的过程的相互关联或相互作用的一组要素；

3.5.4 质量管理体系指出，管理体系中关于质量的部分。

注1：一个管理体系可以针对单一领域或几个领域，如质量管理、财务管理或环境管理。

注2：管理体系要素规定了组织的结构、岗位和职责、策划、运行、方针、惯例、规则、理念、目标，以及实现这些目标的过程。

注3：管理体系的范围可能包括整个组织，组织中可被明确识别的职能或被明确识别的部门，以及跨组织的单一职能或多个职能。

根据上述术语定义，质量管理体系就是在质量方面指挥和控制组织的管理体系，质量管理体系就是要求组织建立质量管理方面的方针目标，并在整个组织内结合生产规模、产品类型、工艺流程、人员结构等建立组织机构，明确相关的岗位和职责，使可能影响产品质量的所有因素（人、机、料、法、环、测等）得到有效的控制。组织应在产品设计开发、生产、销售、服务等全过程中进行有效的控制，以保证其能够持续稳定地生产符合法规要求、符合企业发展战略目标的产品，保证企业的可持续发展。

人员是产品实现和建立、运行质量体系的重要基础，同时也是影响产品质量最活跃、最难以控制的因素，对质量体系的建立和运行的效果至关重要。最高管理者要充分认识到人力资源的发展应作为企业发展战略目标的重要组成部分，不仅是配备足够的人员数量，更要关注人员的能力。只有真正重视了人才队伍的建设，不断创新改进，优化产品结构，才能不断适应国内外市场竞争的需要。

体外诊断试剂生产企业应按照GB/T 42061—2022《医疗器械 质量管理体系 用于法规的要求》标准和《医疗器械生产质量管理规范附录：体外诊断试剂》的要求建立质量管理体系，设置组织机构，配置相应的人力资源。

在《医疗器械生产质量管理规范附录：体外诊断试剂》的特殊要求中，根据体外诊断试剂产品特点对机构与人员分四个部分提出了相应的要求，如图 4-3 所示。

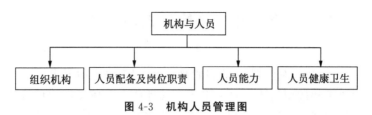

图 4-3　机构人员管理图

一、组织机构

《医疗器械生产质量管理规范》第五条规定：企业应当建立与医疗器械生产相适应的管理机构，并有组织机构图，明确各部门的职责和权限，明确质量管理职能。

GB/T 42061 中的"5.5.1 职责权限"条款要求：最高管理者应确保职责和权限得到规定、形成文件并在组织内沟通。最高管理者应将所有从事对质量有影响的管理、执行和验证工作的人员的相互关系形成文件，并应确保其完成这些任务所必要的独立性和权限。

1. 企业管理机构的设置

体外诊断试剂生产企业应根据产品特性、复杂程度、工艺流程、生产方式、企业规模、组织形式等设置适宜的管理机构，通过组织机构图、职责权限分配表、部门岗位职责等相关文件对企业各部门的职责权限及质量管理的职能作出明确规定。无论管理机构如何设置，都应确保质量管理部门能够独立地、不受干扰地履行质量管理职能，对产品质量的相关事宜负有决策的权利。企业管理机构一般通过组织机构图来体现其概况。通常应设置生产、质量、技术、采购、销售等部门。企业的组织架构如图 4-4 所示（仅供参考）。

2. 人员任命

最高管理者应对各管理机构的负责人，以及对产品质量有影响的关键工序、特殊过程的人员进行任命，明确职责权限和管理职能。考虑生产和质量部门在履行质量管理职责和权限中存在监督和制约的关系，生产部门和质量部门的负责人不能相互兼任，以保证产品质量风险得到有效的控制。

二、人员配备及岗位职责

《医疗器械生产质量管理规范》对企业负责人、管理者代表、部门负责人（技术、生产、质量）、技术人员、管理人员、操作人员、检验人员提出了要求；其附录中的 2.1.1 对生产、技术、质量管理人员的专业知识提出了要求；国家药监局发布的《企业落实医疗器械质量安全主体责任监督管理规定》，对医疗器械生产企业质量安全关键岗位人员，如企业负责人、管理者代表和质量管理部门负责人等质量安全主体责任者进行了规定。GB/T 42061—2022 中的"5.5.1 职责和权限"条款要求：最高管理者应将所有从事对质量有影响的管理、执行和验证工作的人员的相互关系形成文件，并应确保其完成这些任务所必要的独立性和权限。

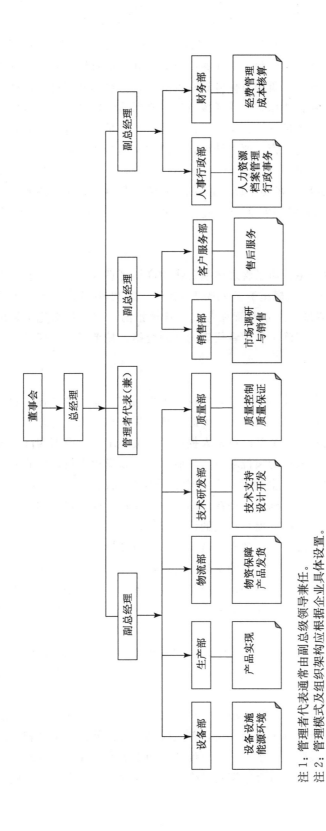

图 4-4 医疗器械生产企业组织架构示意图

注 1：管理者代表通常由副总级领导兼任。
注 2：管理模式及组织架构应根据企业具体设置。

1. 企业负责人

企业负责人是指负责日常运营的最高管理者，是医疗器械产品质量的主要责任人。企业负责人必须履行的职责包括：制定企业的质量方针和质量目标，质量方针要表明关于质量方面的全部意图和方向，质量目标应具有挑战性、可操作性、可测量性、可实现性，并要有具体的实施措施、计算方法、考核方法。确保质量体系有效运行所需要的基础设施、工作环境。配备与质量方针、质量目标相适应，满足生产管理所需要的人力资源。应组织实施管理评审，制订管理评审计划，按照规定的时间间隔开展管理评审。应按照法律法规、产品标准等要求组织生产，兼顾 GB/T 42061—2022 "5.1 管理承诺"条款中 "a) 向组织传达满足顾客要求以及适用的法规要求的重要性" 的要求。在企业的各项经营管理活动中，应明确对企业文化、质量意识、法规意识的建设须履行的职责。

2. 管理者代表

管理者代表是指企业中主管质量管理体系工作的高层管理人员，也是质量责任的授权人。《医疗器械生产质量管理规范》及 GB/T 42061—2022 中对管理者代表及其承担的职责做了规定。《医疗器械生产企业管理者代表管理指南》进一步强化了管理者代表在质量管理体系中的职责，明确了管理者代表的任职资格，规范了对管理者代表的管理要求。

3. 管理人员

体外诊断试剂生产企业的技术、生产和质量三个部门在产品实现过程中起着决定性作用，直接影响产品的质量和风险的控制。为此，从法规意识、质量管理实践、解决问题能力、专业知识等方面对这三个部门负责人提出了相关要求。应根据实际情况，明确三个部门负责人和其他相关人员的岗位职责与任职资格，以避免人员任用的随意性。

（1）应具有医学、检验学、生物学、免疫学、药学等与所生产产品相关的专业知识，并具有相应的实践经验，以确保具备在产品实现、质量管理中履行职责的能力；应制定人员考核评价和再评价制度，保存相关的评价记录。

（2）应配备与产品相适应的专业技术人员、管理人员和操作人员，具有相应的质量检验机构或专职检验人员；应结合企业的实际情况，综合考虑产品的复杂程度、风险程度、工艺要求、生产方式、生产规模等，在产品实现的各个环节配备适宜的人员，包括技术、生产、质量、管理等岗位。在人员配备时，不仅强调人员的数量，更要关注人员的能力。

（3）与医学、检验学、生物学、免疫学、药学等相关的专业包括：医学、药学、化学、检验学、细菌学、病毒学、分子生物学、生物化学、免疫学、遗传学、血液学、微生物学，以及洁净控制技术等。

由于体外诊断试剂具有专业性强、涉及学科范围广、技术更新快等特点，从事体外诊断试剂生产、技术和质量管理工作的人员，首先应具备与体外诊断试剂相关的专业学科背景，如医学、化学、检验学、生物学、免疫学、药学等专业知识；其次，要具备一定的实践经验，能够在产品实现过程中识别风险、控制风险，确保在工作中履行相应的职责。

4. 质量部门的独立性

应根据企业的规模设置质量管理/检验机构，配备足够数量的检验人员，履行产品放行、交付职责的检验人员应是专职人员，一般隶属于质量检验或质量管理部门。

质量管理部门应具有相对的独立性，在不受外部干扰的情况下，履行保持企业质量管理体系正常运行和保证产品质量符合性的职责。在生产过程中的进货检验、过程检验、出厂检验等环节应由质量部门的人员签字确认，且质量部门应具有产品质量的最终放行权。

如果从事工序过程检验的人员隶属于生产部门，则应依据执行与监督分设的原则，工序过程检验人员原则上不应同时承担生产环节的任务。为了对产品质量进行有效控制，通常情况下生产环节操作人员应对产品质量实行自检，专职检验人员实行复检或抽检，以防止该工序的质量问题不能及时得到识别，导致不合格产品流入下道工序。

三、人员能力

GB/T 42061—2022 的 6.2 条款对"确定从事影响产品质量工作的人员所需具备的能力"提出了要求。

（一）识别对产品质量有影响的人员

组织应识别对产品质量有影响的岗位有哪些，如设计开发、采购、库房、生产、质量、销售、服务，以及设备管理、文件控制等岗位都有可能对产品要求的符合性有直接或间接的影响。在策划对质量管理体系有影响的岗位人员任职资格时，应从相关教育程度、专业背景、职业培训、工作技能、工作经历等方面进行描述。

（二）开展人员能力的评价

GB/T 42061—2022 要求从事影响产品质量的人员是能够胜任的，不仅是对人员能力提出了总要求，同时也强调了对相关人员法规意识、质量意识和风险意识的能力要求。另外在标准的 6.4 条中对人员的工艺卫生也提出了相应的要求。如何确定这些岗位人员的能力，标准提出"基于适当的教育、培训、技能、经验，从事影响产品质量的人员是胜任的"。

1. 对产品质量有影响的人员能力评价方式

（1）新员工上岗培训：初始能力确定。新员工入职培训与岗位培训，通过评价合格，方可上岗。

（2）老员工在岗培训：持续能力提升。培训内容包括法律法规、产品标准、质量体系、产品知识、岗位技能、工艺卫生、微生物学、洁净作业、专业知识、安全防护等。

（3）转岗员工培训：转岗评价确认。当不满足岗位要求时，应进行新岗位的培训，满足要求后方可上岗。

2. 员工能力的提升方式

（1）培训方式：面授、口头传授、自学、研讨、实际操作演示等。

（2）考核方式：口头提问、试卷考核、现场实际操作评价等。

（3）以老带新：老员工的帮扶带、内部转岗或外部招聘等。

3. 保存培训记录

培训记录包括培训申请、培训计划、培训教材、培训试卷、人员签到表、效果评价表等。

4. 开展人员能力评价调查活动

人员应包括各部门负责人、管理者代表、质量放行人,以及关键工序、特殊过程、检验、进入特殊环境的工作人员等。调查结果可以作为人员能力评价考核的依据。

四、人员健康卫生

《医疗器械生产质量管理规范》对从事影响产品质量的工作人员的培训和能力提出要求:在洁净区工作的人员应定期进行卫生(包括人员工艺卫生、环境工艺卫生)、微生物学基础知识、洁净作业等方面的培训。对于临时进入洁净区的工作人员的识别,应从内部因素和外部因素考虑,如设备设施维护人员、技术支持人员、检验检测人员属于内部人员,相关方、顾客、监管机构人员、第三方认证机构人员属于外部人员,应考虑对这类人员如何进行管理。内部人员要定期进行工艺卫生、环境卫生、微生物学基础知识、洁净作业等方面的培训,并经过考核评价合格后方可进入洁净区域,否则应由具备能力的人员在监督和指导下进入洁净区域;外部人员不论是否具备相关的知识,均必须在具备能力的人员的监督和指导下进入洁净区域,并保留相关记录。从事高生物活性、高毒性、强传染性、强致敏性等有特殊要求工作的生产人员、检验人员、清洁维修人员等,应具备相关岗位操作资格或接受相关专业技术培训和防护知识培训。

《医疗器械生产质量管理规范》对从事影响产品质量工作的人员的健康状况提出了要求,并建立健康档案。其附录2.1.4、2.1.5、2.1.6分别对进入洁净区人员的健康情况、工艺卫生、服装穿着等也提出了相关要求。

(一)特殊环境工作人员的工艺卫生

1. 人员进出净化流程

YY/T 0033—2000《无菌医疗器具生产管理规范》附录D给出了人员进出洁净区一般程序的指南性要求,如图4-5所示。

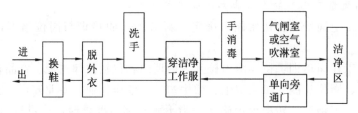

图4-5 人员进出洁净区程序

2. 人员的卫生要求

进入洁净区的人员应经常理发、洗澡、剪指甲,不可化妆、不可佩戴饰物,严禁将个人物品带入洁净区等,以上可设专人检查。

3. 手的清洁与消毒

进入洁净区的工作人员,首先要做好手部清洁,现场应有相应的洗手标识(六步洗手法），如图 4-6 所示。

(a) 掌心对掌心搓揉　　(b) 手指交叉，掌心对手背搓揉　　(c) 手指交叉，掌心对掌心搓揉

 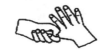

(d) 双手互握搓揉手指　　(e) 拇指在掌中搓揉　　(f) 指尖在掌心中搓揉

图 4-6　洁净区六步洗手法

至于洁净区的生产人员是否可以裸手操作，应根据具体的产品特点要求及实际操作过程确定，如裸手操作直接接触物料，可能污染物料，导致影响产品性能。为防止在生产过程中对产品的污染，应定时进行手消毒或戴手套、指套进行操作。如果操作的物料有传染性，如阳性血清、危险化学品等，则需要戴手套进行保护。裸手操作应规定所使用的消毒剂类型，消毒剂种类应定期更换，防止耐药菌株的产生，应对消毒效果及更换周期进行验证确认。

4. 洁净或无菌工作服要求

洁净或无菌工作服的种类、材质、式样、穿戴和清洁要求如下。

(1) 种类：应根据产品特点、工艺过程、风险程度选择洁净或无菌工作服。

(2) 式样：洁净工作服分为分体式和连体式，应根据产品类别及环境要求进行设计，并与洁净度级别保持相适应。通常情况下 10 万级洁净区域的工作服建议使用分体式，1 万级洁净区域的工作服建议使用连体式，100 级洁净区域的工作服建议使用连体全裹式。应考虑产品实现过程中可能有对人员产生危害的过程，如阳性血清处理、致病病原体操作等，应穿着合适的防护服，以保护人员不受传染和感染。

(3) 选材：宜采用质地光滑、不易产生静电、不脱落纤维和颗粒状物质，并易于清洗和消毒的材料制作。

(4) 穿戴：根据洁净级别要求有效包裹体表、毛发等。无菌工作服应包盖全部头发、胡须及脚部，并能阻留人体脱落物。

(5) 清洗：不同级别洁净区使用的工作服应分别、定期在相应级别的洁净环境中清洗、干燥和整理，并区别使用；应制定洁净或无菌工作服清洗、消毒或灭菌管理规范，明确清洗介质、清洗方法、清洗周期、消毒或灭菌方法及有效期等。

① 洁净级别为 10 万级及以上环境中使用的洁净工作服可在低于产品生产区域一个级别的环境中清洗，但不得低于 30 万级；

② 洁净级别为 30 万级环境中使用的洁净工作服可在清洁环境下洗涤和干燥；

③ 不同洁净等级的洁净工作服应分别清洗和整理；

④ 无菌工作服洗涤干燥并整理，灭菌后应贮存在 1 万级洁净区内。

5. 洁净区用消毒剂的品种和标识

常用的消毒剂类别包括洁芙柔、75％乙醇溶液、含碘类、氯己定（洗必泰）、洗必泰复方制剂（洗必泰醇）、苯扎溴铵（新洁尔灭）等；现场使用的消毒剂应明确标示品种、有效期等信息。

（二）消毒效果的验证

（1）参照 GB 15979—2002《一次性使用卫生用品卫生标准》附录 C 中规定的产品杀菌性能、抑菌性能与稳定性测试方法。

（2）参照 GB/T 15981—2021《消毒器械灭菌效果评价方法》。

（三）人员健康管理

洁净区工作人员的健康要求应根据生产的产品、接触的物料、操作岗位的特点来确定，不能一概而论。进入洁净区的工作人员，特别是直接接触物料或产品的人员，不应患有呼吸系统传染性疾病、有细菌感染等症状的皮肤病及其他传染性、感染性疾病。应定期进行人员健康检查和日常健康状况管理。定期健康检查包括体检或办理从业人员健康证明，每年至少一次。日常健康状况管理包括员工每天进入洁净区之前的一般性健康检查、主动申报个人健康状况，且有专人负责检查，若出现感冒发热、创伤感染等症状时应暂停进入洁净区工作。

第三节　基础设施与环境控制

为了满足产品实现过程的需求，体外诊断试剂生产企业的正常运行不仅需要先进的生产工艺、严格的管理措施和全面的质量管理体系，还要有良好的基础设施和合格的工作环境。企业应配备相应的基础设施、生产设备、检测仪器，并对仪器设备进行验证确认，同时要在后续的生产经营过程中不断完善各种需求，以确保产品质量的稳定与提高。本节阐述实施过程中需要关注和控制的相关环节。

一、总体布局与设计建设

（一）总体布局要求

体外诊断试剂产品的核心制造区通常分为生产区、仓储区、质量控制区等，其总体布局应参照 GB 50457—2019《医药工业洁净厂房设计标准》。

（1）依据标准的相关要求，合理布置行政、生产、辅助和生活等区域，应将生产厂房布置在环境相对清洁、人流物流不穿越或较少穿越的区域。

（2）生产车间周围应铺设混凝土路面兼做消防通道。露土部分可种植草坪或用产生花粉较少的花卉植物、灌木进行覆盖。

（3）酶联免疫吸附试验试剂、免疫荧光试剂、免疫发光试剂、聚合酶链反应试剂、金标试剂、干化学法试剂、细胞培养基、校准品与质控品、酶类、抗原、抗体和其他活性类组分的配制及分装（配液、包被、分装、点膜、干燥、切割、贴膜以及内包装等）产品的生产区域的洁净级别应不低于10万级。

(4) 阴性或阳性血清、质粒或血液制品等处理操作区域的洁净度级别应不低于 1 万级，并与相邻区域保持相对负压。

(5) 无菌物料等分装处理操作区域的洁净度级别可采用万级条件下的局部 100 级。

(6) 普通类化学试剂的生产应当在受控的清洁环境中进行。

(二) 厂房设计与建筑施工

根据体外诊断试剂相关法规要求，在厂房设计时应关注适宜的空间、合理的人流和物流路径、恰当的隔离措施及合适的装修材料。适宜的空间要根据产品生产工艺流程规划相应的功能间，各功能间应满足人员操作、生产设备、辅助设施及物料暂存和质量控制要求；合理的人流和物流路径应关注生产效率和过程控制等要素，同时应考虑增加设备进出生产场地的便捷性；恰当的隔离措施应确保洁净区对非洁净区不小于 10 Pa 的压差，不同的洁净区之间应保持不小于 5 Pa 的压差。进入洁净区的物料入口处应采用缓冲、气闸联锁等控制措施；合适的装修材料要考虑日常清洁消毒介质不会对材料造成腐蚀或影响材料的使用寿命期。

1. 建筑结构

(1) 体外诊断试剂生产洁净车间通风与空气调节 (HVAC) 系统气流流向的设计原则是由内向外、由高到低。通常由关键工序向非关键工序或洁净走道流动，若其中有污染或湿度较大的功能间，如洗涤间、灭菌间、洁具间，应安装排风装置并与相邻功能间形成负压。

(2) 洁净车间内的走道应相对宽敞，与外部一般区域走道的相连部位应预设密封门，以便新增或更新设备能够顺利进出生产场地。

(3) 如果洁净车间设置参观走道，应尽可能沿着洁净区外墙布置。

2. 室内装修

(1) 洁净区内墙壁和顶棚材料应采用防火性能较好的岩棉夹芯彩钢板，板材厚度不宜过薄，喷涂层应均匀光滑、耐擦洗、耐消毒。安装后的墙面应平整，板缝均匀密封。墙面与地面、墙面与顶棚交界处应做成圆弧形。

(2) 洁净区地面的整体性应良好，平整、耐磨、耐撞击，不易积聚静电，易于清洗除尘，通常宜采用水磨石、环氧树脂自流平或聚氯乙烯 (PVC) 卷材地面。

3. 供水管道安装

根据对微生物的控制要求，用于人员净化、工位器具清洗、洁净区清洁、消毒剂配置等供水管道宜采用 304 L 或 316 L 不锈钢管，管道焊接应采用自动化工艺，穿越洁净区的接口部位必须密封。其他穿越洁净区的工艺用管道同样应采取密封措施。

4. 排水管道安装

排水管道应在地下铺设，排水地漏应安装 S 形或 U 形弯管，采用自带水封和地下水封双水封的控制形式。若有其他较高温的水排放，则应采用耐高温的金属管。

5. 电气/照明设计安装

(1) 洁净区内的配电箱、插座箱连接电源线应采用暗装、暗敷，主要功能间照明亮度应不低于 300 lx，辅助功能间应不低于 150 lx，考虑节能环保要求，建议采用 LED 光源的照明灯具。

(2) 洁净区内的照明灯具宜采用顶棚下明装,接缝处应密封。

(3) 洁净区的内外通信联系可安装不易积尘、便于擦洗消毒的内部电话或对讲机。对一些特殊工艺或过程有要求时,建议安装闭路监视装置。

6. 安全环保

(1) 严格依据建筑设计、内部装修、防火规范等法规要求,认真核查各生产区域的防火设施、安全设施,确保各项措施可靠有效。

(2) 应关注项目的环境评价要求,明确各生产过程产生的危险品、废物收集和预处理的控制措施,并按环保法规要求进行合理化处置。

(三) 生产车间使用的关注要点

1. 虫害鼠害的防护

昆虫和其他动物进入生产区域,对产品质量造成的潜在风险不言而喻。应结合建筑物的特点,制定切实有效的防虫防鼠措施,常用的方法如下。

(1) 防虫措施:在各出入口处安装灭虫灯。

(2) 防鼠措施:在各出入口处安装挡鼠板、超声波驱鼠器、建筑物周边安装捕鼠笼。禁止使用药物防鼠。

(3) 应建立防虫防鼠管理制度,定期检查并维护防虫防鼠装置,保证其正常有效运行。在虫害严重季节,应加强对生产车间周边环境的治理,及时清理有害物质。

2. 洁净车间的清洁和消毒

(1) 洁净车间的操作台、设施、设备、墙面、地面等外表面必要时可以采用化学、物理或其他方式进行日常和定期清洁消毒,杀灭病原微生物,保持微生物总量控制在日常监测合格的范围内。对生产过程或生产结束后的清场消毒,可使用高效/环保/无残留/水溶性消毒剂擦拭。应明确消毒周期,通常可使用臭氧进行循环空气消毒,消毒时间和消毒效果应通过验证确定。

(2) 洁净车间内应做到无尘、无痕、无脱落物,即墙面、地面、设施设备的表面无灰尘,无工作遗留物,地面无行走或推车痕迹,无纤维、密封胶等脱落物。

3. 生产车间的设施维护

(1) 应建立厂房设施维护保养管理制度,明确检查内容及设施完好标准,发现缺陷时应及时采取措施进行维护。

(2) 对可能引起产品质量风险的厂房设施的变更,应遵守变更管理流程,经过综合风险评估后方可实施。

二、生产制造区的管理

生产制造区需要对大量原辅材料采用化学或物理等方式进行处理,由于人员的直接参与可能导致环境污染,为此加强对人员和环境的管理至关重要。从工艺过程风险的角度考虑应关注以下几个方面。

1. 人流控制

(1) 进入洁净区的工作人员包括生产员工、维修人员、管理人员、参观人员、检查人员等。人员流向布置应关注人员对产品、产品对人员及生产环境污染的风险。

（2）根据产品的风险，加强防护控制。

① 安装门禁系统，对人员进出实施有效管理。

② 从一般生产区进入洁净区时应设置人员净化用室，人员净化用室的压差梯度应由内向外依次递减，与外部压差应不小于 10 Pa。

③ 控制每次进入洁净区的人数，人员不宜同时进出，洁净区的每个通道门应安装互锁装置。

2. 物流控制

（1）物料流向是指物料获取、加工和处理以及在指定区域分配相关过程中的联动，包括加工、处理、运输、检测、暂存等。合理的物流路径能有效消除物料混淆、降低产品污染、提高经济性和有效性。

（2）应根据产品特性设计合理的物流路径和工艺路线。需要在洁净车间内完成的生产过程，应分解成单个步骤并体现在流程图中，每个加工步骤必须分配到相应的功能间和相应的设备上。应控制各功能间内不同功能物料的反向流动。

（3）设计物流路径应注意其流动不应对产品造成交叉污染等的不利影响。

3. 产品内外包装区

（1）产品的内包装应在相应级别的洁净区内完成。外包装一般在清洁区域完成，且邻近洁净车间，便于产品传递。

（2）内外包装区域面积应与生产产能匹配，包括半成品暂放区、联动包装区、包材暂放区、废弃包材和不合格品暂存区、成品暂存区等。

（3）同一包装区域不同包装线之间应采取物理隔离措施。

4. 生产车间平面布局

一般体外诊断试剂生产车间平面布局参考示例如图 4-7 所示。

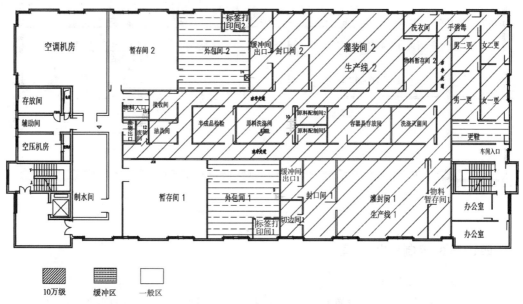

图 4-7　一般体外诊断试剂生产车间布置参考示意图

三、仓储区的管理

1. 平面布局

（1）仓储区域通常分为一般储存区、不合格品区、退货区、特殊储存区。仓储辅助区域通常分为收货区、发货区、取样区、办公/休息区。仓储区域的面积应与产能规模相适应，保证满足容纳物料、产品存储、发放空间等要求。对于不合格品及退货物料应采取隔离措施。

（2）从节约能源的角度出发，仓库可采用灯光照明加自然采光相结合的方式。为防止虫鼠进入，一般采用不可开启的固定窗。为保证库房物料安全，可安装金属防盗窗。

（3）仓库地面应采用易清洁且不易起尘的材料并进行硬化处理。表面应平整，具有一定的承载能力，防止堆放重物或叉车运行后发生地面下陷，引发安全事故。

2. 设施要求

（1）仓储区设置高层货架时，货架底部与地面连接应安全牢固，货架承载重量应大于摆放物料的重量。产品用托盘应加以区分，避免混用，防止交叉污染。

（2）对于有特殊储存要求的物料或产品（如温度、湿度或毒品、麻醉品、化学品），应设置特殊的储存区域，并配置专用的储存设施以满足存放要求，如安装空调、除湿机、排风扇、防爆器材等。

3. 仓储区平面布局

仓储区平面布局参考示例如图 4-8 所示。

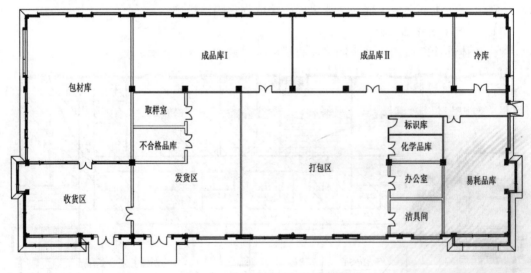

图 4-8　仓储区平面布局示意图

四、质量控制区的管理

（一）总体平面布局

质量控制区可与生产区设置在同一建筑体内，且邻近生产区，但应有明显的分区设置措施和控制要求。

(二) 质量控制区布局

根据体外诊断试剂产品特性及检验项目，质量控制区的设置空间应满足各项检验、检测的实际需要，一般可分为分析检验区、微生物检验区、产品检验区。

1. 分析检验区

(1) 理化实验室设施要求

理化实验室可分为原辅材料区、工艺用水区、试剂配制区、滴定分析区等区域。操作实验台应采用耐酸碱腐蚀的工作台面，清洗水池应选用不锈钢或陶瓷性材料。地面应选用耐化学性、防火、防滑、防静电地板或PVC地板。考虑理化实验室操作人员的健康安全，应配备操作通风柜，通风柜的风速应大于 0.5 m/s。

理化实验室主要配置的仪器包括 pH 计、电导率仪、恒温干燥箱、恒温水箱，各种规格的移液管、滴定管、玻璃仪器等。另外，根据产品特性要求配置用于化学试剂暂存的通风柜、冰箱以及用于配制暂存毒性物品的安全柜。

(2) 仪器分析室设施要求

仪器分析室可分为天平室、普通仪器室、精密仪器室。天平室应设置在独立的房间内，且邻近理化实验室以方便称量。各类称量天平应放置在专用的天平工作台上，且防震性应良好，天平室空调系统的送回风口应远离操作面，避免气流影响称量操作的精确度。精密仪器室应安装空调系统、遮光窗帘，以控制室内的温湿度。

普通仪器室主要配置旋光仪、全波长酶标仪和常用的玻璃仪器；精密仪器室主要配置紫外可见分光光度计和用于环境监测用的尘埃粒子计数器、浮游菌采样器、风速仪、风量罩、微压差计、温湿度仪、照度计；天平室主要配置万分之一天平、千分之一天平等。

2. 微生物检验区

微生物检验区可分为微生物限度检验室、无菌检验室、阳性对照检验室。微生物检验区的洁净级别应设计为万级条件下的局部百级，具有独立的人员进出通道和物料进出通道以及相互独立的净化空调系统。

微生物限度检验室主要配置超净工作台、微生物限度滤器；无菌检验室主要配置超净工作台；阳性对照检验室主要配置生物安全柜。

3. 产品检验区

产品检验区可分为送检样品的接受/贮存区，试剂、标准品的接受/贮存区，清洁洗涤区、加速实验、留样观察区。

产品检验区可分别独立设置产品检验室、清洁洗涤室、留样观察室。

产品检验室应设有送检样品的接受区，用于试剂、标准品、对照品的贮存。在检验操作区应配置离心机、孵育器、恒温水箱、移液枪、观察灯、秒表和用于环境检测的温湿度计等。

清洁洗涤室应安装多个大容量水池和清洗用大容量超声波清洗机。

加速检验区（高温室）配置的高温设备为恒温鼓风干燥箱、生化培养箱、马弗炉等。设备摆放应离墙 15 cm，并安装温感、烟感、排风等安全通风装置。

留样观察室主要用于产品的留样观察，应根据产品特性要求配置相应的控制系统和温湿度计，做好日常环境控制记录。

（三）质量控制区平面布局

质量控制区平面布局参考示例如图 4-9 所示。

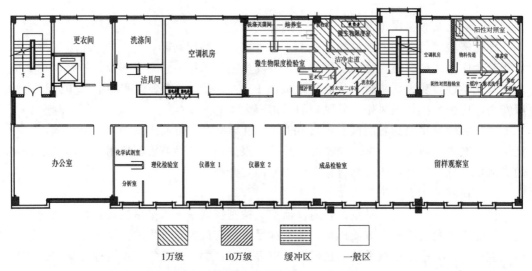

图 4-9 质量控制区平面布局参考示意图

五、洁净区的微生物控制

在体外诊断试剂生产过程中，环境因素对产品质量有着很大影响。维持一个洁净区的洁净级别，除了需要一套有效运行的净化空调系统，日常的环境监测也是一项非常重要的控制措施。

在体外诊断试剂生产过程中，控制环境中的微粒和微生物，对最终产品质量至关重要。为了对微粒和微生物的污染进行有效控制，应控制洁净区建筑结构、设备以及使用的工位器具等处污染源的介入、产生和滞留。在设计洁净室时，必须对可能产生微粒、微生物的环节，如室内装修、环境空气、设备、设施、容器、工具等提出控制要求。鉴于体外诊断试剂产品的特殊性，生产过程对环境的控制，除了对尘埃加以限制外，还应对活性微生物作出必要的控制规定。由于微生物在温度、湿度等条件适宜的情况下会不断地生长和繁殖，不同环境中微生物数量也各不相同。从洁净技术的角度对微粒、微生物污染的控制，应遵循以下原则：

（1）对进入洁净室的空气必须进行充分地除菌或灭菌；
（2）室内微生物、微粒迅速而有效被吸收并排出洁净室外；
（3）控制洁净室内的微粒、微生物积聚和增殖；
（4）控制进入洁净室人员或物品携带的微生物、微粒扩散。

对于洁净室微粒和微生物污染的控制，与严格的科学管理和有效的除尘、除菌技术密切关联。良好的除尘、除菌措施，控制人流、物流，以及生产过程中产生的各种交叉污染是洁净技术中十分重要的内容。

六、洁净区的压差控制

为了防止外界污染物随空气从围护结构的门窗或其他缝隙渗入洁净区域，防止空气从低洁净区反向倒流至高洁净区，必须保持洁净区内的气压高于邻区的静压差值，这是空气净化处理中的一项重要措施。

洁净区正压是通过净化系统的送风量大于回风量和排风量的平衡来实现的。维持洁净室正压所需的风量，应根据洁净室的密封性确定。当洁净室正压为 5 Pa 时，基本满足洁净度对正压的要求，但这是最低限度的正压值。

表 4-1 洁净室正压装置及特点

名称	特点	备注
回风口装空气阻尼过滤层	1. 结构简单，经济适用。 2. 室内正压随着阻尼层阻力逐渐增加而上升。	1. 适用于走廊或套间回风方式。 2. 阻尼层一般采用 5~8 mm 厚度泡沫塑料或无纺布制作。建议 1~2 个月清洗一次。
余压阀	1. 灵敏度较高。 2. 安装简单。 3. 长期使用后关闭不严。	1. 当余压阀关闭时，室内正压仍低于预定值，则无法控制。 2. 一般设在洁净室（区）下风侧的墙上。
压差式电动风量调节器	1. 灵敏度高，可靠性强。 2. 设备较复杂。 3. 用于控制回风阀和排风阀。	当正压低于或高于预定值时，可自动调节回风阀或排风阀，保持室内正压稳定。
可开式单层百叶回风（配调节阀）或竖向百叶风口	1. 结构简单、安装简单。 2. 调节方便可靠。	一般设在洁净室（区）下风侧的墙上，保持室内正压稳定。

体外诊断试剂生产洁净车间可参照 YY/T 0033—2000《无菌医疗器具生产管理规范》，对洁净室内不同洁净级别的房间，规定静压差≥5 Pa（0.5 mmH$_2$O）；洁净室对非洁净级别的房间、洁净室与室外之间的静压差≥10 Pa（1.0 mmH$_2$O）。《医疗器械生产质量管理规范附录：体外诊断试剂》规定：阴性、阳性血清、质粒或血液制品处理操作区域应与相邻区域（房间）保持相对负压。

七、洁净区的气流组织形式

为了特定目的而在室内形成一定的空气流动与分布状态，通常称为气流组织。一般来说，空气自送风口进入房间后是射入气流，流向房间回风口的是回流气流，在房间内部空间回旋的是涡流气流。为了使洁净区内获得较低而均匀的含尘浓度，洁净室内的气流组织形式的基本原则是：最大限度地减少涡流，使射入气流经过最短流程尽快覆盖工作区，气流方向与尘埃的沉降方向一致，使回流气流有效地将室内微粒、尘埃排出室外。洁净室的气流组织形式和换气次数的确定应根据热平衡、风量平衡以及净化要求计算获得。

一般气流组织形式分为单向流方式和非单向流方式两种。用高洁净度的空气把生产区产生的粉尘稀释，称为非单向流方式。用高洁净度的气流作为载体，把生产区产生的粉尘排出，称为单向流方式。单向流方式分为垂直单向流和水平单向流两种。从顶棚方向送入清洁空气通过地面排出，称为垂直单向流；从侧壁方向送入清洁空气由对面侧壁排出，称为水平单向流。非单向流方式由于换气次数的变化可能导致洁净度也随之发生变化。

洁净室的气流组织形式应满足洁净级别要求，并保持洁净室气流流向单一。在工艺布局时，应考虑将关键工序操作点置于洁净空气流的上风侧，散发有害物质的工序操作点应置于空气流的下风侧。非单向流洁净室内设置工序操作台时，其位置应远离回风口。回风口应均匀布置在洁净室的下侧面，高度应低于工序操作台面。由于回风口处的洁净度相对较差，生产过程的物料、半成品、成品不应摆放在回风口附近。洁净室内若设置局部排风装置，其位置应设在室内气流的下风侧，以避免气流短路。

洁净室不同气流组织形式的优缺点如下。

1. 非单向流方式的优缺点

优点：

(1) 过滤器以及空气处理简便；

(2) 设备投资费用较低；

(3) 扩大生产规模相对容易；

(4) 与洁净工作台配合使用时，可以保持较高的洁净度。

缺点：

(1) 室内洁净度易受作业人员的影响；

(2) 易产生涡流，存在污染微粒在室内循环的可能；

(3) 换气次数较低，进入正常运转的时间长导致动力费用增加。

2. 垂直单向流方式的优缺点

优点：

(1) 不受室内作业人数、作业状态的影响，能保持较高的洁净度；

(2) 换气次数较高，在启动运转的同时就能达到稳定状态；

(3) 尘埃产生即随气流迅速排出，尘埃堆积或再飘浮的机会较少。

缺点：

(1) 终滤器及交换板安装较烦琐，易导致过滤器密封胶垫破损；

(2) 设备投资费用较高；

(3) 扩大生产规模较为困难。

3. 水平单向流方式的优缺点

优点：

(1) 产生尘埃堆积或再飘浮的机会相对减少；

(2) 换气次数较高，自净时间较短；

(3) 洁净室内的洁净度受作业人数和作业状态干扰较小。

缺点：

(1) 受风面能保持高洁净度，吸风面洁净度较低，对人员环境易造成污染；

(2) 扩大生产规模较为困难;

(3) 设备投资费用相对较高;

(4) 需要完善的衣帽间、更衣室、工作服清洗间、风淋室等缓冲系统。

从上述分析看出,若把操作室全部净化系统设计成单向流方式,则设备和附加工程投入费用较高。因此,可以考虑采用局部单向流方式,这样对大面积洁净车间环境洁净级别的设计施工投入费用相对可以降低。

4. 控制微粒污染的主要途径

(1) 通过压差梯度阻止室外的污染侵入室内或防止室内污染逸出室外。在门窗关闭的情况下,防止洁净室外的污染由缝隙侵入洁净室内;当门开启时,保证有足够的气流向外流动,减少开门和人员进出瞬时的气流量,并在开启状态下保持气流向外,把外部带入的污染降至最低程度。

(2) 通过控制合理的气流组织形式,迅速有效地排除室内已经产生的污染。

(3) 控制易产生污染的设施和装置及进入洁净室的人与物的管理,减少污染的发生量。

在较好的气流组织下,足够的送风量不仅能保证洁净室的正压,同时对洁净系统的自净时间影响较大。而自净时间将直接影响洁净室的动态性能——恢复能力。洁净区气流组织形式分析见表4-2。

表4-2 洁净区气流组织形式分析表

洁净等级		100级	10 000级	100 000级	300 000级
	气流形式	垂直单向流	水平单向流	非单向流	非单向流	非单向流
气流组织形式	主要送风方式	1. 顶送(高效过滤器占顶棚的面积>60%) 2. 侧布高效过滤器,顶棚设阻尼层送风	1. 侧送(送风墙满布高效过滤器) 2. 侧送(高效过滤器占送风墙的面积>40%)	1. 顶送 2. 上侧墙面送风	1. 顶送 2. 上侧墙面送风	1. 顶送 2. 上侧墙面送风
	主要回风方式	1. 格栅式地面回风 2. 相对两侧墙面下部均布回风口	1. 回风墙面满布回风口 2. 回风墙面局部布置回风口	1. 单侧墙下部布置回风口 2. 走廊回风(走廊内均布回风口或端部集中回风)	1. 单侧墙面下部布置回风口 2. 走廊回风(走廊内均布回风口或端部集中回风) 3. 顶部布置回风口(室内粉尘量较大或有有害物质时除外)	1. 单侧墙面下部布置回风口 2. 走廊回风(走廊内均布回风口或端部集中回风) 3. 顶部布置回风口(室内粉尘量较大或有有害物质时除外)

洁净室一般采用顶送底回的送回风方式。顶送顶回的方式虽然在某些空态测定中可

能达到设计要求,但是在动态时不利于排除污染,主要存在以下几个不利因素。

一是顶送顶回容易形成在某一高度上某一区域气流趋向停滞,当微粒的上升力和重力相抵时,大微粒(主要是 5 μm 微粒)易停留在某一空间区域,对于局部洁净等级为 100 级的情况不利于排除尘粒和保证工作区的工作风速。

二是容易造成气流短路,使部分洁净气流和新风不能参与室内的全部循环,因而降低了洁净效果和卫生效果。

三是容易造成微粒在上升排出过程中污染其他经过的操作点,给产品带来交叉污染。

通常情况下,由于洁净室缓冲走廊区域没有操作点,若采用顶送顶回的方式,则不存在上述风险。另外,如果洁净室两相邻区域之间没有特别的交叉污染的管控要求,或洁净室的洁净等级为 30 万级,则可以考虑采用顶送顶回的方式。

八、洁净区的空气净化处理

洁净室的重要目标就是控制室内空气中浮游微粒及微生物产生的污染。为了保证生产环境中空气洁净度符合工艺要求,通常采取的空气净化处理措施主要有三个方面:首先,利用初效、中效、高效三级过滤器控制从室外引入室内空气的洁净度,因微生物依附在悬浮颗粒上,所以可在滤除微粒的同时滤除微生物;其次,组织特定形式和强度的气流,利用洁净空气把环境中产生的尘埃污染物不断稀释并排除;再次,形成室内空气静压差,防止外界污染空气从各种缝隙部位侵入室内。

进入洁净室的空气不仅有洁净度的要求,还有温湿度的要求,洁净室温度一般控制在 18~28 ℃(无特殊要求时),相对湿度为 45%~65%。为了保证洁净室工作人员的生理体感需求,洁净室的新风比应不小于 15%,针对不同地区独特气候条件或排风要求较高的空调系统可适当提高新风比。

(一)空气净化系统的过滤等级

空气净化系统中从吸入新风开始,一般经过三级过滤:第一级为初效过滤器,第二级为中效或亚高效过滤器,第三级为高效过滤器。特殊情况下也可以分为四级,即在第三级之后再增加一级高效过滤器,通常情况下采用不同效率的过滤器配合使用。洁净度为 10 万级或高于 10 万级的空气处理应采取初效、中效、高效三级过滤。低于 10 万级/30 万级的空气净化处理,可以采用亚高效过滤器代替高效过滤器。初效、中效两级过滤器置于空调机组中,高效过滤器位于洁净室内,通过送风口把过滤后的洁净空气送入室内。

初效过滤器:主要滤除直径大于 10 μm 的尘埃颗粒,用于新风过滤,滤材为 WY-CP-200 涤纶无纺布,初效过滤器的滤材可以水洗后重复使用。

中效过滤器:主要滤除直径为 1~10 μm 的尘埃颗粒,置于高效过滤器前、风机后,用于保护高效过滤器。滤材为 WZ-CP-2 涤纶无纺布。

亚高效过滤器:主要滤除直径小于 5 μm 的尘埃颗粒,滤材为玻璃纤维制品(一般不选用)。

高效过滤器:主要滤除直径小于 1 μm 的尘埃颗粒,安装于洁净室内的空调系统末端，滤材为超细玻璃纤维纸，滤尘效率达 99.97% 以上。

各种过滤器性能见表 4-3。

表 4-3 各种过滤器性能

类别	粒径范围/μm	滤材	滤除率	阻力/mmH_2O	滤速/(m/s)	安装位置
初效过滤器	>10	涤纶无纺布	<20%	<3	0.4～1.2	新风过滤
中效过滤器	1～10	涤纶无纺布	20%～50%	<10	0.2～0.4	风机后
亚高效过滤器	<5	玻璃纤维、滤纸	90%～99.9%	<15	0.01～0.03	洁净室送风口
高效过滤器	<1	玻璃纤维、滤纸	>99.97%	<25	0.01—0.03	洁净室送风口

(二) 空气过滤器的主要性能评价指标

空气过滤器是空调净化系统中最重要的保障手段，正确选用初效、中效、高效过滤器是保持洁净级别达标的重要因素。相关研究参考资料显示，高效过滤器对细菌（1 μm 以上的生物体）的穿透率为 0.000 1%，对病毒（0.3 μm 以上的生物体）的穿透率为 0.003 6%。由此可见，对微生物的滤除率基本达到 100%，即通过高效过滤器的空气可以视为无菌空气。空气过滤器的性能评价指标主要有风量、过滤效率、空气阻力和容尘量四项。

(1) 风量：通过过滤器的风量＝过滤器截面风速（m/s）×过滤器截面积（m^2）× 3 600 m^3/h。

(2) 过滤效率：在额定风量下，过滤器前后空气含尘浓度 N_1、N_2 之差与过滤器前空气含尘浓度的百分比称为过滤功率 A。

用公式表示为：

$$\alpha = \frac{N_1 - N_2}{N_1} \times 100\% = \left(1 - \frac{N_2}{N_1}\right) \times 100\%$$

用穿透率评价过滤器的最终效果更为直观。穿透率 K 是指过滤器后与过滤器前空气含尘浓度的百分比。

用公式表示为：

$$K = 1 - \alpha = \frac{N_2}{N_1} \times 100\%$$

K 值反映了过滤后的空气含尘量，同时代表了过滤效果。如两台高效过滤器（HEPA）的过滤效率分别是 99.99% 和 99.98%，看起来性能很接近，实则其穿透率前者比后者高近 1 倍。

(3) 阻力：空气流经过滤器所遇的阻力是 HVAC 系统总阻力的组成部分。阻力随滤速的增高而增大。评价过滤器的阻力须以额定风量为前提，过滤器的阻力又随容尘的增加而升高；新过滤器使用时的阻力为初阻力，容尘量达到规定最大值时的阻力为终阻力。一般中效过滤器与高效过滤器的终阻力大约为初阻力的 2 倍。

(4) 容尘量：在额定风量下达到终阻力时过滤器内部的积尘量。

由于尘埃颗粒是微生物的载体，空气中尘埃颗粒愈多，附着于其上的细菌的概率也愈高，所以洁净室中除菌的主要措施是空气过滤。减少洁净室的微生物、提高洁净度应尽量减少涡流，避免将工作区以外的污染带入，防止尘埃的二次飞扬，以降低对工作环境的污染概率。为了稀释空气中的含尘浓度，应有足够的通风换气量；洁净工作区的气流风速应均匀，当气流向回风口流动时，能有效地排出空气中的灰尘，以满足工艺卫生要求。

总的来说，洁净室的尘埃颗粒主要来源于人员，占 80%～90%，来源于建筑物的占 10%～15%，来源于送风系统的则较少。

（三）空气过滤器的其他影响因素

影响空气过滤器的因素除了上述内容外，还涉及送风量、风机过滤机组（FFU）数量与过滤器的寿命周期。

1. 送风量及风机过滤机组（FFU）数量

（1）洁净室的送风量应取以下两项中的最大值：

① 补偿室内排风量和保证室内正压值所需空气量之和 Q_1；

② 保证洁净室工作人员所需的足够的新鲜空气量 Q_2，《洁净厂房设计规范》规定每人每小时新风量不小于 40 m³。

用公式表示为：

$$Q = \text{Max}(Q_1 \& Q_2) \text{ 或 } Q = \text{Max}(Q_1 \& Q_2) + Q_{泄漏量} \quad (4-1)$$

$$Q_{泄漏量} = 0.5 \mu A (\Delta P) \quad (4-2)$$

μ——泄漏系数；

A——泄漏面积；

ΔP——压差。

（2）FFU 数量：

用公式表示为：

$$\text{FFU 数量} = Q_S / Q_{\text{FFU额定风量}} \quad (4-3)$$

$$Q_S = V \cdot ACH \quad (4-4)$$

V——房间体积；

ACH——换气次数。

2. 过滤器的寿命周期

当过滤器达到额定容尘量的时候即需要更换。

用公式表示为：

$$T = 10P/N_1 - 3Qt\eta \quad (4-5)$$

T——过滤器的寿命周期（d）；

P——过滤器的容尘量（g）；

N_1——过滤器前空气含尘浓度（mg/m³）；

Q——过滤器的风量（m³/h）；

t——过滤器一天的工作时间（h）；

η——过滤器的计重效率。

除了上述因素之外，如果发生下列任何一种情况，应及时更换高效过滤器：① 气流速度降到最低限度,即使更换初效、中效过滤器后,气流速度仍然不能增大。② 高效过滤器的阻力达到初阻力的 1.5～2 倍。③ 高效过滤器出现无法修补的渗漏。

九、洁净区的消毒控制

体外诊断试剂生产过程中,因洁净室的地面、墙面、顶棚、设备、人体、衣物表面等都可能存在活性微生物,当温湿度适宜时,微生物即在这些表面进行繁殖,并被气流吹散到空气中。另外,由于设备运行、人员进出,建筑物表面等均会产生微粒,从而滋生细菌并极易被再度吹落,因此要定期对洁净室进行消毒、灭菌。

常用的表面消毒灭菌方法有紫外灯照射、臭氧接触、气体熏蒸和消毒剂喷洒等。消毒灭菌是去除微生物污染的主要措施,但必须保证消毒灭菌的彻底性。为此,企业应制定消毒灭菌的控制文件,并定期对其效果进行验证。

1. 紫外灯消毒

紫外线灭菌灯主要用于洁净工作台、层流罩、物料传递窗、风淋室以及洁净房间的消毒,当紫外线波长为 136～390 nm 时,以 253 nm 的波长杀菌力最强。因紫外线穿透力极弱且存在照射死角,只适用于表面杀菌。

2. 臭氧消毒

臭氧广泛存在于自然界中,由于臭氧在常温、常压下分子结构较不稳定,很快自行分解成氧(O_2)和单个氧原子(O),后者具有很强的活性,对细菌具有极强的氧化作用,臭氧氧化分解了细菌内部氧化葡萄糖所必需的酶,从而破坏其细胞膜将其杀死。臭氧对多种微生物(包括肝炎病毒、大肠杆菌、霉菌、绿脓杆菌及杂菌等)具有极强的杀灭能力,空气中使用臭氧消毒的浓度很低,应根据房间体积及臭氧发生器的臭氧产量来计算确定。消毒时直接将臭氧发生器置于房间中即可。

应对臭氧消毒效果进行验证,确认和校正臭氧发生器的技术指标,如臭氧产量、臭氧浓度和时间定时器,并通过检查细菌数来确定消毒时间。

3. 气体灭菌

对环境空气灭菌的传统方法是采用某种消毒剂在一定的温度条件下让其蒸发产生气体熏蒸以达到灭菌目的。常用的消毒液有甲醛、环氧乙烷、过氧乙酸、石碳酸和乳酸混合液等。在所有的消毒剂中,甲醛是较为常用的,当相对湿度在 65% 以上,温度在 24～40 ℃时,甲醛气体的消毒效果最好。甲醛消毒灭菌的气体发生量、熏蒸时间、换气时间等应根据验证结果确定。采用甲醛消毒时,因甲醛聚合会析出白色粉末附着在建筑物或设备表面上,容易对产品造成污染,消毒前应做好清场或防护工作。另外,要特别关注甲醛对人体的危害性,熏蒸后应及时通风换气,严格控制其残留量。

4. 消毒剂灭菌

在日常生产时应定期对洁净室的墙面、天花板、门窗、设备、仪器、操作台、周转箱、桌椅表面以及人体双手等进行清洁并用消毒剂喷洒擦拭。常见的消毒剂有乙醇(75%)、戊二醛、苯扎溴铵(新洁尔灭)等。采用的喷洒方法是将消毒剂放在带有时间控制的自动喷雾器中,在下班或周末室内无人时进行喷洒,喷洒量和喷洒时间通过验证设定,喷洒时空调系统应停止工作。无菌工作室用的消毒剂必须用 0.22 μm 的滤膜过滤后方可使用。消毒剂品种应定期进行更换。

十、洁净室区的排水控制

洁净室内排水系统的作用是把生产过程产生的污水迅速排到室外。应防止室外排水管道中可能存在的有害气体、昆虫、老鼠等进入室内，导致产生新的危害或污染。体外诊断试剂生产过程所产生的污水一般分为两大类：一是生活污水，包括卫生洁具、人员洗手、工作服清洗等排出的污水；二是生产废水，包括生产过程中工装设备、工位器具和容器清洗等产生的污水或废水。

体外诊断试剂生产洁净室内排水应遵守相关法规要求，参考 YY/T 0033—2000《无菌医疗器具生产管理规范》，采取有效的控制措施。

（1）100 级洁净室内不宜设置水池和地漏，1 万级的洁净室应避免安装水池和地漏，其他级别洁净室应把水池及地漏的数量减少到最低数量。

（2）洁净室内与下水管道连接的设备、清洁器具排水出口部位必须安装水弯或水封装置。

（3）洁净室的地漏内表面应光洁，不易被腐蚀、结垢，且带有密封盖，开启方便，防止废水、废气倒灌。必要时应根据产品工艺要求，灌以消毒剂进行消毒灭菌，以较好地防止污染。

（4）生产过程产生的清洗废水排放应采用耐腐蚀的不锈钢管、PVC 管或工程塑料（ABS）管，并通过设置专用管道引入外部处理装置。

洁净室排水设施在设计时应充分考虑安装位置，便于维护、清洗，以降低微生物的污染。

十一、洁净室区的环境监测

YY/T 0033—2000《无菌医疗器具生产管理规范》给出了洁净室环境检测的基本要求。主要涉及以下几个方面。

（一）温湿度和静压差

温湿度和静压差是洁净室日常监测项目，在生产过程中应按照确定的频次检查温湿度、静压差是否在规定范围内。

《医疗器械生产质量管理规范附录：体外诊断试剂》没有明确规定洁净室的温湿度要求，主要因素是体外诊断试剂种类繁多，针对不同产品可能存在不同的温度或湿度要求，如胶体金试剂、酶联免疫试剂工序应在干燥环境中生产。对空气有干燥要求的操作间内应当配置空气干燥设备，保证物料不会受潮变质，并定期监测室内空气湿度。为此，如何确定洁净室的温湿度，应根据产品特性并充分考虑生产工艺需求。

YY/T 0033—2000《无菌医疗器具生产管理规范》规定：空气洁净级别不同的相邻房间之间的静压差应大于 5 Pa，洁净室与室外大气的静压差应大于 10 Pa。在实际操作过程中应关注同等级别洁净室不同生产工序之间可能存在的差异性要求，应采取措施区别处理。

(二) 风速和换气次数

《医疗器械生产质量管理规范附录：体外诊断试剂》对风速的要求没有明确规定，主要原因是不同试剂的生产环境以及不同级别的洁净环境需要的风速可能有所不同。例如，阴性、阳性血清试剂生产需要在 1 万级条件下进行，而金标试剂的生产则需要在 10 万级条件下进行。从 1 万级和 10 万级洁净区的尘埃颗粒和沉降菌控制要求可以看出，二者之间存在明显区别，要达到这些控制要求，与换气次数即送风量有着密切关系，即 1 万级与 10 万级的换气次数会有区别；而换气次数与风速间存在转换关系，则 1 万级与 10 万级的风速就有区别。所以，确定洁净室的风速（换气次数），满足洁净级别的需求是首要因素。

换气次数与风速的转换关系为：

$$换气次数（次/h）= \frac{风速（m/s）\times 送风口面积（m^2）\times 3\,600}{房间容积（m^3）} \quad (4-6)$$

(三) 尘埃颗粒数、沉降菌和浮游菌

《洁净厂房设计规范》对洁净室尘埃颗粒数及微生物菌落数的检测提出了相关要求。正常情况下洁净室状态分为空态、静态和动态三种。

1. 空态（as-bulit）

洁净室（区）在净化空气调节系统安装完毕且功能完备的情况下，但是没有生产设备、原材料或人员的状态。

2. 静态（at-rest）

静态 a）：洁净室（区）净化空气调节系统已安装完毕且功能完备，生产工艺设备也已安装，洁净室（区）内没有生产人员的状态。

静态 b）：洁净室（区）生产操作全部结束，生产操作人员撤离现场并经过 20 min 自净后。

3. 动态（operational）

洁净室（区）已处于正常生产状态，设备在指定的方式下运行，并且有指定的人员按照规范操作。

(四) 洁净室的洁净度

洁净室建设完工后应对整体工程项目进行验证，以确认是否达到规定的设计要求。体外诊断试剂生产洁净室的验证通常由安装确认、运行确认、性能确认三部分组成。性能确认是对净化系统是否达到规定的洁净级别作出的最终判断。体外诊断试剂生产洁净室的洁净度主要包括悬浮粒子和微生物菌落数两项指标。

1. 悬浮粒子的测定

悬浮粒子的测定可参见 GB/T 16292—2010《医药工业洁净室（区）悬浮粒子的测试方法》，测定的基本内容如下。

（1）悬浮粒子的测定方法：主要是自动粒子计数法。自动粒子计数法是把洁净室中粒径大于 0.5 μm 的粒子，按悬浮状态连续计数的方法测定。

（2）悬浮粒子洁净度监测采样点数目及布置应根据产品及关键工序设置，一般在高效过滤器末端层流罩下的工作区离地 0.8 m 处设置测点即可。

（3）悬浮粒子洁净度测定的最小采样量和最少采样点数目及洁净度级别的结果评定参见 GB/T 16292—2010 的规定。

2. 微生物菌落数的测定

对微生物菌落数测定的目的是确定浮游的生物微粒浓度和生物微粒沉降密度，以此判断洁净室是否达到规定的洁净度。微生物菌落数的测定分为浮游菌测定和沉降菌测定两种。

（1）浮游菌的测定

a. 浮游菌的测定是通过收集悬浮在空气中的生物性微粒，在适宜的生长条件下培养，让其繁殖到可见的菌落进行计数，来判定洁净环境中单位体积空气中菌落数的多少。

b. 浮游菌的测定应采用专用的采样器、真空抽气泵等设备，浮游菌采样器常用撞击法中的狭缝式采样器。

c. 浮游菌采样器应有流量计和定时器，并严格按照仪器使用说明书的要求定期进行校验和操作。

d. 浮游菌测定采样点及数目与悬浮粒子测定相同，即在与悬浮粒子相同的测定点采样。

e. 浮游菌测定的最小采样量和最少采样点数目及浮游菌结果评定参见 GB/T 16293—2010《医药工业洁净室（区）浮游菌的测试方法》的相关规定。

（2）沉降菌的测定

a. 沉降菌的测定工具主要是规格为 90 mm ×15 mm 的玻璃培养皿和各种培养基，常用普通肉汤琼脂培养基。

b. 沉降菌测定培养皿应布置在具有代表性的测点和气流扰动最小的测点，其最少采样点数量如表 4-4 所示。

表 4-4　最少采样点数量

面积/m²	洁净度级别			
	100	10 000	100 000	300 000
<10	2	2	2	2
≥10～<20	4	2	2	2
≥20～<40	8	2	2	2
≥40～<100	16	4	2	2
≥100～<200	40	10	3	3
≥200～<400	80	20	6	6
≥400～<1 000	160	40	13	13
≥1 000～<2000	400	100	32	32
≥2 000	800	200	63	63

注：表中的面积，对于单向流洁净室是指送风面积，对于乱流洁净室是指房间面积。

c. 采样方法及培养：将培养皿按要求放置后，打开平皿盖，使培养基表面暴露

30 min后，将平皿盖盖上，然后在30～35 ℃的条件下用恒温培养箱培养48 h后计数。

在满足最少测点数的同时，还应满足最少培养皿数。不论面积大小，作为一个被测对象，都应该满足这个要求。最少培养皿数量如表4-5所示。

表4-5 最少培养皿数

洁净度级别	最少培养皿数（直径90 mm）
100	14
10 000	2
100 000	2
300 000	2

沉降菌合格界限如表4-6所示。

表4-6 沉降菌合格界限

洁净度级别	沉降菌菌落数/（CFU/皿）
100	平均≤1
10 000	平均≤3
100 000	平均≤10
300 000	平均≤15

洁净区环境要求及监测项目如表4-7所示。

表4-7 洁净区环境要求及监测项目表

序号	监控项目	监控指标（10万级）	监控频次
1	温度	18～28 ℃（无特殊要求时）	1次/班
2	相对湿度	45%～65%	1次/班
3	换气次数	≥15次	1次/月
4	静压差/Pa	1. 不同级别洁净室及洁净室与非洁净室之间：≥5 2. 洁净室与室外大气：≥10	1次/月
5	尘埃数/（个/m³）	1. ≥0.5 μm：≤3 500 000 2. ≥5 μm：≤20 000	1次/季
6	浮游菌数/（个/m³）	≤500	1次/季
7	沉降菌数/（个/皿）	≤10	1次/周

5. 洁净区检测设施

体外诊断试剂生产企业应具备日常环境监测能力，配置相应的检测设备。常用的检测设备包括尘埃粒子计数器、风速仪、温湿度计、压差表等。

6. 环境检测周期

应按照规定的检测频次进行日常静态和动态环境监测，必要时定期委托第三方机构检测。当工艺过程、工装设施、生产设备、控制方法、原辅材料发生改变或洁净室改建扩建，且可能影响产品质量时，则应重新进行验证或确认。

7．检测方法

洁净室环境检测可参考 YY/T 0033—2000《无菌医疗器具生产管理规范》、GB 50073—2013《洁净厂房设计规范》进行。

体外诊断试剂生产企业应建立环境监测控制程序。在进行检测之前，应确定待测区域、测试状态、仪器设备、测试规程、采样点位置、评价标准以及相关注意事项，确定潜在的污染物是否控制在适当水平，并确定生产设备以及与产品接触的环境处于受控状态。所有检测仪器设备应得到检定合格，以保证检测结果的精确度、正确性和有效性。测试人员在环境检测时必须穿戴符合被测环境级别要求的洁净工作服或无菌工作服，测试时应避免肤屑、微生物或其他脱落物造成潜在的污染。

十二、洁净室的验证确认

洁净室的验证确认通常包括净化空调系统、工艺用水系统、工艺用气系统以及其他基础设施的安装确认、运行确认和性能确认。安装确认包括各部分工程的外观检查和单机调试运行。运行确认应在安装确认合格后进行，包括制冷（热）源系统联合运行，运行确认的时间应不少于 8 h。性能确认要求参照表 4-8 所示。

表 4-8　洁净区综合性能检测评定项目

序号	检测项目	单向流	非单向流
1	系统送风、新风、排风量	检测	检测
	室内送风、回风、排风量	检测	检测
2	静压值	检测	检测
3	截面平均风速	检测	不测
4	空气洁净度等级	检测	检测
5	浮游菌、沉降菌	检测	检测
6	室内温度、相对湿度	检测	检测
7	室内噪声级	检测	检测
8	室内照度和均匀度	检测	检测
9	流线平行性	必要时检测	必要时检测
10	自净时间	必要时检测	必要时检测

十三、洁净室的日常管理与维护

空气净化系统是洁净室的主要控制设施，通过输送洁净空气，达到控制和调节洁净室的温度、湿度、新鲜空气量、静压差、尘埃数、菌落数等环境参数的目的。送风、回风和排风的开启与闭合应联锁，以防倒灌。空调系统的开启流程为先开送风机，再开回风机和排风机；关闭时联锁程序执行应相反。回风口应安装初效过滤器，防止关闭风机时外界空气中的尘埃倒灌进入洁净室。空气调节系统新风口处应无障碍物、粉尘及有害气体，保证空气清新、流通。初效、中效过滤器的滤材应定期清洗或更换，一般情况下初效过滤器使用周期为 6 个月；规格相同的中效过滤器清洗后可改作初效过滤器使用；高效过滤器使用周期一般为 2 年，若发现风速明显降低，经清洗或更换初效、中效过滤器后风速仍不能提高，或出现渗漏，则应予以及时更换。生产过程中产生大量有害物质或气体的工序应安装排风装置。

1. 洁净室的运行管理

（1）空调系统的使用：正常情况下应规定每天工作前的开机自净时间，或中断一定时间后再使用的自净时间。必要时应进行验证确认。

（2）环境检测项目、指标、频次、方法：参照 YY/T 0033—2000《无菌医疗器具生产管理规范》执行。

（3）洁净室的清洗消毒：应明确清洗消毒的方法和频次，包括车间内的墙面、地面、洁具、工位器具、操作台面的清洗消毒等。

（4）洁净室的物流管理：应制定生产物料进出洁净室的净化处理规定。

（5）洁净室的人员卫生管理：应制定洁净室工作人员进出的卫生管理规定，以及洁净室工作服清洗消毒管理规定。

2. 洁净室的日常维护

（1）定期进行空调机组的维护保养，包括空调系统的检修、相关部件的维护等。

（2）定期对空调机组的功能进行检测。

（3）通过送风量的大小或换气次数进行监测确认，评估空调机组的功效。

（4）与空调机组配套使用的其他设施、设备的日常管理。

第四节　工艺用水系统管理

工艺用水是体外诊断试剂产品实现过程中用水的总称。工艺用水是以生活饮用水为原水，采取一定工艺制得的纯化水、注射用水和灭菌注射用水（包括分析实验室用水等）。

工艺用水的制备、检测、储存、输送等过程如果控制不好，不仅影响工艺用水的质量，还直接或间接影响产品质量。体外诊断试剂生产过程中使用的工艺用水由于产品本身特性及生产工艺不同而具有一些自身的特点。

纯化水是以生活饮用水为原水，通过蒸馏、离子交换、反渗透或其他适宜方法制得的工艺用水，不含任何添加剂，其质量应符合《中华人民共和国药典》（以下简称《药典》）中有关纯化水的规定。

注射用水是以纯化水为原水，通过蒸馏、超滤或其他适宜方法制得的工艺用水，其质量应符合《药典》中有关注射用水的规定。

灭菌注射用水是指按照注射剂生产工艺制备所得的工艺用水，其质量应符合《药典》中有关灭菌注射用水的规定。

一、体外诊断试剂用水

在体外诊断试剂生产过程中，工艺用水主要分为纯化水和分析实验室用水两种。纯化水应符合 YY/T 1244—2014《体外诊断试剂用纯化水》的规定。分析实验室用水应符合 GB/T 6682—2008《分析实验室用水规格和试验方法》的规定。《药典》（2020 年版）中的纯化水与 YY/T 1244—2014 规定的纯化水检测项目存在一定的差异，主要区别如表 4-9 所示。

表 4-9　纯化水的检测项目对比

项　目	纯化水［《药典》（2020 年版）］	纯化水（YY/T 1244—2014）
性状	无色的澄明液体、无臭	澄清、无色的液体
酸碱度	符合规定（定性检测）	—
硝酸盐	0.06 mg/L	—
亚硝酸盐	0.02 mg/L	—
氨	0.3 mg/L	—
电导率	应符合规定（《药典》附录ⅧS）	0.1 mS/m（25 ℃）
总有机碳	≤0.50 mg/L（《药典》附录ⅧR）	≤0.500 mg/L
易氧化物	符合规定（定性检测） 与总有机碳选做一项	符合规定（定性检测） 与总有机碳选做一项
不挥发物	10 mg/L	—
重金属	0.1 mg/L	—
微生物限度	≤100 cfu/mL	≤50 cfu/mL

分析实验室用水分为三级：一级水用于有严格要求的分析实验，包括对微粒有要求的试验，如高效液相色谱分析用水；二级水用于无机痕量分析等试验，如原子吸收光谱分析用水；三级水用于一般化学分析试验。各级分析实验室用水的检测项目如表 4-10 所示。

表 4-10　分析实验室用水检测项目

指标名称	一级	二级	三级
pH 范围（25 ℃）	—	—	5.0～7.5
电导率（25 ℃）/（mS/m）	≤0.01	≤0.10	≤0.50
可氧化物质含量（以 O 计）/（mg/L）	—	≤0.08	≤0.40
吸光度（254 nm，1 cm 光程）	≤0.001	≤0.01	—
蒸发残渣（105 ℃±2 ℃）含量/（mg/L）	—	≤1.0	≤2.0
可溶性硅（以二氧化硅计）含量/（mg/L）	≤0.01	≤0.02	—

体外诊断试剂生产工艺用水主要用于产品配制、手部清洗、洁净服清洗、工位器具

清洗、环境清洁及检测溶液配制等。

（1）纯化水：主要用于洁净区工位器具清洗、工作台面清洗、操作人员洗手、洁净工作服清洗、消毒液配制、部分容器清洗以及实验室一般试剂配制、仪器清洗、工艺配料制备等。纯化水作为体外诊断试剂产品的组成部分，与产品的其他组分一样重要，既是参与反应物质的溶剂，也可用于制备样本稀释液、缓冲液等。纯化水中的杂质可能干扰产品质量，影响检验结果的准确性，甚至影响配套检验分析仪器的管道系统和机械部件。

（2）分析实验室用水：主要用于实验室一般试剂配制、实验分析等。

二、纯化水的制备及贮存

1. 纯化水的制备

纯化水以生活饮用水为原水，通过单元操作如过滤、离子交换、电渗析、反渗透、电去离子等或组合操作的方法制备。生活饮用水的水质应符合GB 5749—2022《生活饮用水卫生标准》的要求，并定期向供水方索取水质检测报告。如果采用二次供水系统应保持原水箱周围环境清洁，注意水箱和管道材质不得对水质造成影响，并定期检查生活饮用水的质量。

纯化水制备工艺过程：去除悬浮的固体（包括降低浊度、微生物控制）、去除微生物抑制剂、去除溶解的和悬浮的有机/无机杂质、去除溶解的气体、去除微生物（包括细菌、热原和内毒素等）。常用的制水工艺方法如下。

（1）过滤法

利用不同直径的介质过滤饮用水中的大颗粒、悬浮物、胶体和泥沙等；利用活性炭去除水中的游离氯、色度、微生物、有机物和重金属等；利用不同孔径的膜去除水中的微生物等。

（2）离子交换法

离子交换法是指依次通过装有氢型阳离子交换树脂的阳床系统和装有氢氧型阴离子交换树脂的阴床系统，去除水中的阴、阳离子。

离子交换法所需附属装置较多，如中间储罐、再生、消毒装置；再生程序复杂、操作费用较高，对环境有污染；非连续再生，水质没有保证；缺乏对微生物的控制，目前在医药行业中较少使用。

（3）电渗析法

电渗析法是利用电流，使溶液中的带电溶质粒子（如离子）通过滤膜而迁移脱盐。

电渗析法在制水过程中因原水排放量较大，对水资源消耗浪费较多，一般用于淡水制备。制备纯化水时应与其他制水设备单元结合使用。

（4）反渗透法

反渗透法是压力驱动工艺，是从水中去除溶解的有机物和无机物的半渗透加压方法，利用半渗透膜去除水中溶解盐类，同时去除一些有机大分子和之前阶段没有去除的小颗粒等。半渗透膜可以透过水，但不可以透过其他物质，如盐、酸、沉淀、胶体、细菌和内毒素。

通常情况下，反渗透膜脱盐率可大于99.5%，一般经过2级反渗透的纯化水，电导率可小于5 μS/cm。但反渗透膜不能完全去除水中的污染物，也不能去除极小分子量的溶解的有机物。

（5）电去离子法

电去离子法是将电渗析和离子交换相结合的除盐工艺，利用电子迁移脱盐和离子交换的深度处理，可以连续生产电导率小于1 μS/cm的高质量纯水。

综上所述，纯化水常见的制备流程为：饮用水→预处理→反渗透→电去离子→储存和分配。其中，预处理可使用物理方法，如澄清、沙滤、活性炭吸附（去除氯离子）；化学方法，如加药杀菌、混凝、络合、离子交换；电化学方法，如电凝聚去除原水中的悬浮物、胶体、微生物并降低原水中过高的浊度和硬度。后处理过程的典型方法为紫外线杀菌和过滤除菌等。

2. 纯化水的贮存

工艺用水的贮存和分配系统不具备对水质的处理能力，为防止微生物滋生和避免二次污染，对供水管道和储罐的材质、焊接和清洁处理等应明确相关要求，应定期对储罐和管道进行清洗和消毒。

三、分析实验室用水的制备及贮存

1. 分析实验室用水的制备

（1）一次蒸馏：水质可以达到三级水的指标，但含有少量金属离子、二氧化碳等杂质。

（2）二次蒸馏：水质可以达到二级水的指标。

（3）离子交换：通过多次离子交换，可以达到二级或一级水的指标。但对非电解质及胶体物质无效，必要时应再次蒸馏。

（4）特殊用水：按照相关规定制备，如无氨水可取纯化水1 000 mL，加稀硫酸1 mL与高锰酸钾试液1 mL蒸馏即得。其水质应符合"取本品50 mL，加碱性碘化汞钾试液1 mL，要求不得显色"的试验规定。

2. 分析实验室用水的贮存

各级分析实验室用水在贮存期间的主要污染来自容器可溶性成分的溶解、空气中的二氧化碳和其他杂质。一级水不可贮存，应在使用前制备。二级水、三级水可以贮存在采用同级水清洗过的容器中。

四、制水设备管理

（一）制水设备的材质要求

体外诊断试剂工艺用水的储罐、管件、管道应选择符合医用要求的无毒、耐腐蚀性材料制造。一般选择304、316 L不锈钢或聚丙烯（PP）、PVC和ABS等。在设备的整个贮存、分配和处理系统中，材料的选择应相对一致。

（二）制水设备的结构组成

纯化水制水设备主要包括原水预处理部分、脱盐部分、后处理部分和贮存分配部分。原水一般采用生活饮用水，预处理部分包括原水储罐、多介质过滤器、活性炭过滤器、树脂软化器或加药阻垢装置、精密过滤器（直径 5 μm）等；脱盐部分主要为反渗透或离子交换器等；后处理部分包括紫外线灭菌器或臭氧发生器等消毒杀菌装置；贮存分配部分包括纯化水储罐、输送管道、增压泵等。

纯化水分配系统一般采用紫外线加配过滤器的消毒方式。紫外线能够很好地杀灭水中的微生物，过滤器对水中的微生物及颗粒物具有良好的截留功能。但是过滤器经过长时间使用后，可能导致滤芯上的微生物集聚增加并繁殖，成为微生物滋生的温床。

在纯化水系统中加配臭氧或巴氏消毒发生器，也是一种较好的消毒方法。一般制水设备的结构组成和纯化水制水工艺流程如图 4-10、图 4-11 所示（仅供参考）。

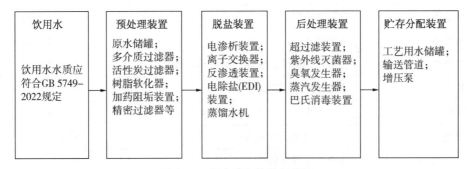

图 4-10　制水设备结构组成图

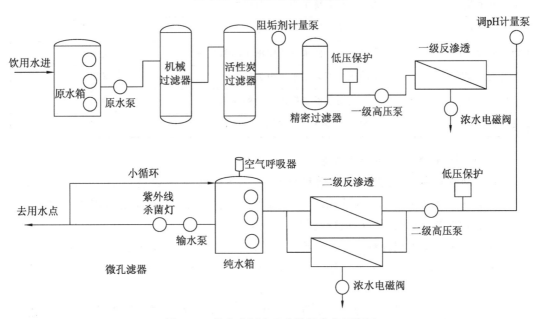

图 4-11　纯化水制水工艺流程参考示意图

（三）制水设备组件的主要作用

制水设备组件的主要作用如表 4-11 所示。

表 4-11 制水设备组件的主要作用

制水设备主要组件	主要作用	适用的制备方法
原水储罐	缓冲市政供水水量波动	通用
多介质过滤器	截留水中细小颗粒杂质，降低浊度	通用
活性炭过滤器	去除水中的有机物、色度、异味、余氯	通用
树脂软化器	去除钙、镁离子，降低水的硬度	通用
加药阻垢装置	防止钙、镁、铁、锰等离子在反渗透膜上结垢	反渗透法
精密过滤器（直径 5 μm）	保证反渗透膜不被大颗粒的固体物质划伤	反渗透法
电渗析装置	去除水中阴、阳离子	离子交换法
离子交换器	去除水中阴、阳离子	离子交换法
反渗透装置	去除水中离子、胶体、细菌和内毒素	反渗透法
EDI 装置	去除水中阴、阳离子	反渗透法
蒸馏水机	去除水中阴、阳离子和内毒素等	离子交换法
超过滤装置	去除水细菌、内毒素等	通用
紫外线灭菌器	杀灭水中微生物	通用
臭氧发生器	杀灭供水系统中滋生的微生物	通用
蒸汽发生器	杀灭制备、供水系统中滋生的微生物	通用
巴氏消毒装置	杀灭制备、供水系统中滋生的微生物	通用
工艺用水储罐	缓冲用户工艺用水水量波动	通用
增压泵	为工艺用水设备提供必要的压力	通用
换热装置	工艺用水的升温或降温	通用

（四）制水设备管道的清洗消毒

不锈钢管道的初次清洗可用质量分数为 10% 的硫酸钠溶液在 70 ℃ 条件下循环 30 min 去污、体积分数为 2% 的硝酸在常温条件下循环 30 min 除锈后用饮用水冲洗，再用纯化水冲洗至中性，然后进行钝化处理。

钝化处理采用体积分数为 8% 化学纯级的硝酸在 49~52 ℃ 条件下循环 60 min，在不锈钢管道内表面形成一个氧化铬工艺保护层，再用纯化水冲洗后检查出口水，pH 为中性即为合格。

另外，国内还出现了一种不锈钢管道专用钝化液，可在生产厂家指导下对管道进行钝化，去除管道内壁的油污、毛刺等并形成保护层。该方法与传统方法相比更加安全、环保。

日常清洗也可以采用质量分数为 1% 的氢氧化钠溶液在 70 ℃ 条件下循环 30 min，再用纯化水冲洗干净。注射用水管道清洗后还需用 121 ℃ 纯蒸汽消毒 30 min。

工艺用水制备系统常用的消毒灭菌方法有以下几种。

1. 热力消毒法

(1) 巴氏消毒：在温度为 80 ℃的条件下保温循环 1 h 以上。适用于纯化水系统中的活性炭过滤器、树脂软化器和贮存循环管路。

(2) 高温灭菌：在温度为 121 ℃的条件下灭菌 30 min 以上。适用于耐压容器和管道、注射用水贮存分配系统。采用高温灭菌的储罐/管道必须有灭菌消毒接口，若采用蒸汽灭菌，应设置足够的疏水器。

2. 化学消毒法

一般采用氧化剂，如次氯酸钠、过氧化氢、高锰酸钾、过氧乙酸等。常用化学消毒剂如表 4-12 所示。

表 4-12　常用化学消毒剂

过滤器	消毒剂	有效浓度/（mg/L）	作用时间/min
非膜系统	次氯酸钠	100～200	30～60
膜系统	过氧化氢	3～5	30
	过氧乙酸	1 000	30

注：如果采用化学消毒方法，应规定消毒后残留化学消毒剂的冲洗方法。

3. 臭氧消毒法

臭氧消毒法适用于纯化水管道消毒，是纯化水系统中连续去除细菌和病毒较为常用的一种方法，但须在使用前安装紫外线灯。

4. 紫外线消毒法

波长 200～300 nm 的紫外线具有较强的杀菌能力，在 253.7 nm 的波长下效果最好。当纯化水以控制的流速暴露在紫外线下时，紫外线可以杀灭细菌、病毒、真菌等微生物。

紫外线不能完全灭菌，因紫外线灯的光强度会随着使用时间衰减，日常使用过程应进行光强度检测，保存使用时间记录，定期更换紫外线灯管。紫外线灯安装位置应距离使用点越近越好，且应在其后端安装除菌过滤器。紫外线消毒法可与热消毒法或化学消毒法配合使用，有利于过氧化氢和臭氧的降解。采用紫外线消毒法应关注对水流速度的控制。

（五）制水设备的日常维护

工艺用水储罐和管路日常清洗消毒可采用热力消毒、巴氏消毒等方法。水质指标不合格时，应及时进行清洗消毒。当制水设备停用后，在再次启用前应对管路进行全面的清洗消毒。

日常运行时，应定期监测制水设备的运行情况，做好维护及监测记录，根据检测结果确定是否需要进行清洗消毒处理或更换各种配件、组件。

(1) 制水设备维护和保养包括石英砂、活性炭过滤器冲洗更换，树脂再生，精密过滤器滤芯/反渗透滤膜更换，在线灭菌部件更换等。

(2) 维护保养频次应以设备制造商的规定为依据，也可以依据制水设备使用频次和制水量大小等因素确定，必要时应形成验证文件。

（3）制水设备的清洗消毒范围应包括储水桶、输送管道等。清洗消毒后应对水质进行检测。必要时形成验证报告。

应建立制水设备的监控与维护管理计划，包括运行、维修，确保制水设备的运行始终处于受控状态。维护管理计划一般包括：

① 建立设备操作维护规程；
② 关键水质参数和运行参数日常检测，包括仪表校准；
③ 定期清洗，消毒灭菌；
④ 设备预防性维修；
⑤ 主要零部件、管路分配系统及运行条件变更的管理规程；
⑥ 保存水质检测记录和结果趋势分析；
⑦ 检测结果超出接受标准时的原因调查和纠正措施。

纯化水制备系统的日常检查和维护如表 4-13、表 4-14 所示。

表 4-13　纯化水制备系统的日常检查

检查部位	检查项目	检查周期
饮用水	全检（委外）	至少 1 次/年
机械过滤器	静压盖（△P），污染指数（SDI）	1 次/2 h
活性炭过滤器	△P	1 次/2 h
活性炭过滤器	余氯	1 次/2 h
RO 膜	静压差（△P），电导率流量	1 次/2 h
紫外线灯管	时间计时器	2 次/d

表 4-14　纯化水制备系统的日常维护

检查部位	维护项目	维护周期
原水箱	罐内清洗	1 次/季度
机械过滤器	正洗、反洗	△P＞0.08 MPa 或 SDI＞4
活性炭过滤器	清洗	△P＞0.08 MPa 或 1 次/3 d
活性炭过滤器	余氯去除	＜0.05 mg/L
活性炭	消毒、更换	消毒 1 次/季度，更换 1 次/年，定期补充
反渗透（RO）膜	体积分数为 2% 的柠檬酸清洗	△P＞0.4 MPa 或 1 次/半年
反渗透（RO）膜	消毒剂浸泡	停产期
纯化水储罐、管道	清洗、消毒	1 次/月
紫外线灯管	定时更换	进口约 7 000 h，国产约 2 000 h

（六）制水设备的安装、调试和运行

制水设备的安装一般由制造商负责，应结合使用单位的具体情况确定安装方案。

（1）工艺管路的安装宜采用由顶棚穿越进入用水点（不宜从地面穿出），避免工艺用水在管道中滞留；循环回路不宜安装过低，进水管路安装也不宜过低，避免可能造成双向污染的风险；管道设计和安装应避免死角、盲管；水平安装的管路应设置倾斜坡度，倾斜坡度一般规定为管长的1%，保持一定的倾斜坡度可便于排放存水；使用点安装阀门处的死角长度不应大于支管内径的3倍；终端出水口一般采用循环管路。

（2）选用质量可靠的隔膜阀和内表面抛光的管路，并钝化处理。保证储水管道的管内流动速度大于2 m/s。

（3）管路采用热熔或氩弧焊接连接，安装时必须保证管内的水全部排净。

（4）制水设备运行按照使用说明书进行操作。

四、纯化水的监测

工艺用水的水质监测分为日常监测和周期监测。日常监测为每次制水的监测项目，包括酸碱度、电导率，监测频率为1次/班。周期监测为全性能监测，包括全部水质监测项目。纯化水周期监测如表4-15所示。

表4-15　纯化水周期监测取样位置及检测计划

取样位置	取样频率	检测项目	检测标准
制备系统/原水罐	1次/年	饮用水[①]	饮用水标准
制备系统/机械过滤器	1次/季度	污泥污染指数	<4[②]
制备系统/软化器	1次/季度	硬度	<1[②]
制备系统/出水口	1次/周	全检	《药典》或内控标准
储罐、分配系统总出水口与总回水口	1次/周	全检	《药典》或内控标准
分配系统各使用点	1次/月	全检	《药典》或内控标准

注：① 可以引用第三方检测机构的报告。
　　② 具体标准参照设备制造商提供的使用说明。

五、纯化水系统的确认

体外诊断试剂生产企业应对工艺用水系统进行确认。制水系统的确认通常包括设计确认、安装确认、运行确认、性能确认。对制水系统的要求一般由用户提出，包括基础设计、功能要求、技术指标等。设备制造商应按照用户特定需求进行系统设计。制水系统的设计是基于最终平均和瞬时用水量以及水质要求来进行的。

1. 设计确认（DQ）

设计确认是对制水系统设计文件进行完整性和准确性检查，确保系统设计满足要求。重点关注以下几个方面：

（1）《医疗器械生产质量管理规范》要求；

（2）安全管理要求；

（3）控制系统要求；

（4）检测系统要求；

(5) 清洗消毒要求；

(6) 管线材质要求；

(7) 施工焊接要求；

(8) 文件系统要求。

2. 安装确认（IQ）

安装确认是对照设计施工技术要求，检查制水设备及配套组件、部件的设计制造是否符合相应的标准和法规。安装确认由设备制造商和使用者共同实施，正常情况下设备制造商应关注以下几个方面：

(1) 设计竣工图纸应与设计方案一致，并满足工艺要求；

(2) 关键设备和管道组件安装应符合安装图纸和技术要求；

(3) 系统中的仪器仪表及组件应有检定校准合格证明；

(4) 管线材质证明文件应有供应商和工程监理人员的签字；

(5) 提供焊工资质和焊接成型质量评价报告；

(6) 清洗钝化过程按批准的文件进行，并保存清洗钝化检查记录；

(7) 盲管死角检查符合相应的推荐要求［美国食品药品监督管理局（FDA）推荐6D、国防制药工程协会（ISPE）推荐3D、美国机械工程师协会（ASME）推荐2D、WHO推荐1.5 D］；

(8) 管道安装应有适当的倾斜坡度，有助于系统关闭时低点排放或去除钝化溶液；

(9) 静压力检漏试验合格；

(10) 系统控制软件正常，关键过程运行参数报警和联锁功能正常；

(11) 其他相关文件的确认。

3. 运行确认（OQ）

运行确认是证明已安装的制水系统符合操作规范要求。在进行运行确认前，应确保用于检测、控制、显示和记录的仪器仪表校正合格。运行确认应关注以下几个方面：

(1) 功能测试；

(2) 报警测试；

(3) 软化器运行确认；

(4) 活性炭过滤器运行确认；

(5) 清洗、消毒确认；

(6) 安全级别确认；

(7) 过程生产能力确认；

(8) 测试在峰值需要和较小用水条件下，系统产水质量（电导率）仍能满足技术要求；

(9) 试运行的水质取样检测是为判断系统能否按照设计要求正常运行，取样应在清洗和钝化完成之后进行，对预处理、终处理、储存和分配环节的取样应在单体设备的入口和出口分别取样，同时还须在最高流量和最低流量情况下取样；

(10) 在系统稳定连续运行阶段取样，以证实系统能够进行性能确认；

(11) 对运行确认后的系统控制软件进行备份。

4. 性能确认（PQ）

性能确认是通过对制水系统的运行程序、人员、材料进行确认，来证实系统能够连续、稳定提供满足要求的工艺用水。性能确认通常分为三个阶段。

（1）第一阶段：2～4周，考察系统各功能段情况，确定适宜的运行范围，制定操作、清洗和维护程序，证明生产和输送的水质符合要求；整个系统应无故障、无性能偏差且连续运行。应关注以下测试项目：

① 按预定计划进行化学和生物测试；
② 每日在总出水口、总回水口取样检测；
③ 每日在每个用水点和其他取样点取样检测；
④ 通过水质数据分析，形成正确的操作规范文件；
⑤ 确定系统运行、清洁消毒验证方案和维护程序；
⑥ 证明系统运行正常，制备和分配的水质、水量符合要求；
⑦ 确定置信区间，设立警戒限和行动限。

（2）第二阶段：2～4周，取样安排与第一阶段一致，此阶段的水可以用于生产。

① 证明已在确定范围内运行的一致性；
② 证明系统按照操作程序运行时，制备和分配的水质、水量符合要求。

（3）第三阶段：从第一阶段开始后1年，此阶段的水可以用于生产。取样位置、取样频率和样品测试应基于第一阶段和第二阶段的程序，简化到正常模式。

① 证明系统性能长期稳定可靠；
② 确保季节变化因素得到评估和处理。

性能确认的各阶段活动应根据取样计划，按照检验规范进行抽样检测。纯化水性能确认取样位置及检测计划如表4-16所示。

表4-16 纯化水性能确认取样位置及检测计划

阶段	取样位置	取样频率	检测项目	检测标准
第一阶段	制备系统/原水罐	1次/月	饮用水①	饮用水标准
	制备系统/机械过滤器	1次/周	污泥污染指数	<4②
	制备系统/软化器	1次/周	硬度	<1②
	制备系统/产水	1次/天	全检	《药典》或内控标准
	储罐、分配系统总出水口与总回水口	1次/天	全检	《药典》或内控标准
	分配系统各使用点	1次/天	全检	《药典》或内控标准
第二阶段	制备系统/原水罐	1次/月	饮用水	饮用水标准
	制备系统/机械过滤器	1次/周	污泥污染指数	<4②
	制备系统/软化器	1次/周	硬度	<1②
	制备系统/产水	1次/天	全检	《药典》或内控标准
	储罐、分配系统总出水口与总回水口	1次/天	全检	《药典》或内控标准
	分配系统各使用点	2次/周	全检	《药典》或内控标准

注：① 可以引用第三方检测机构的报告。
② 具体标准参照设备制造商提供的使用说明。

5. 最终确认报告

纯化水系统的确认可以由独立的几个工艺步骤、子系统或单个设备的 DQ、IQ、OQ、PQ 等组合。最终确认报告应得到批准，确认报告内容包括：

（1）确认方案中定义的活动已经完成且被证实，结果符合验收标准；

（2）使用了规范的文件；

（3）所有测试结果符合验收标准；

（4）系统的操作程序、维护程序、培训材料和备件要求已编制并得到批准；

（5）确认结论中包括确认过程发现的偏差及解决措施、确认组件和系统的状态评价。

6. 再确认

体外诊断试剂工艺用水系统的再确认应每年进行一次，可以是部分项目测试的局部确认，主要包括：

（1）系统关键设备、部件、使用点的变换、变更等；

（2）系统长时间停机后重新启动；

（3）系统运行过程中出现重大性能偏差，维护后重新启用；

（4）采取对历史数据的回顾和总结的方式进行。

7. 定期性能评估

应结合生产过程对工艺用水质量进行定期分析报告，以及时进行改进。报告内容包括控制程序、设备配置、监测计划、再确认情况、警戒限等。定期性能评估方法包括：

（1）应用分析结果评估趋势；

（2）与历史数据进行对比，确定变化；

（3）评估制水系统的控制状态；

（4）评估变更对系统的影响；

（5）评定采用频率。

第五节 工艺用气系统管理

工艺用气指在产品实现过程中，为满足不同工序质量要求，通过一定设备和装置产出的供过程使用或与产品接触的各种用气的总称。常用的工艺用气为压缩空气。

压缩空气一般通过对来自室外或室内的空气进行净化处理，并通过管路传输到洁净室内使用。主要用途涉及以下环节：

（1）与医疗器械直接接触，如除水、吹扫、气密性检验等；

（2）与医疗器械间接接触，如对接触医疗器械的工位器具吹扫、除水等；

（3）不与医疗器械接触，仅为洁净室内的设备提供驱动动力，如包装成型等。

上述情形下使用的压缩空气最终均会释放到洁净室内，因此要加强对压缩空气的控制，使之降低可能对洁净环境造成的不良影响。

一、压缩空气的制备

1. 压缩空气的制备流程

一般情况下,洁净室内使用的压缩空气制备流程为:压缩机—储气罐—冷干机—前置过滤器—吸附式过滤器—粉尘过滤器—高效过滤器—活性炭过滤器—除菌过滤器—使用点。

2. 压缩空气的制备方法

用于生产、处理和储存压缩空气的设备所组成的系统称为气源系统。典型的气源系统包括空气压缩系统、干燥系统、净化系统和分配系统4个部分。主要设备包括空气压缩机、后部冷却器、缓冲罐、过滤器(主要用于油水分离、除油、除尘、除菌等)、干燥机(冷冻式、吸附式)、稳压储气罐、自动排水排污器及输气管道、管路阀件、仪表等。上述部件可以根据工艺流程不同,选择需要的部分组成完整的气源系统。

二、压缩空气系统的安装与维护

1. 压缩空气系统的安装调试

压缩空气系统安装由设备制造商负责,应根据使用单位的具体情况确定安装方案。具体要求可参见 GB 50029—2014《压缩空气站设计规范》、GBZ 1—2010《工业企业设计卫生标准》、GB 50591—2010《洁净室施工及验收规范》等。

(1) 干燥净化设备之间应保持一定距离,设备与内墙应保持一定间距,能够满足设备零部件抽出、检修所需的操作距离要求。

(2) 设备布置应便于操作管理,当双排布置时,两排设备之间应保持一定间距。

(3) 集中或处理量较大的净化设备原则上按上述要求布置,但对分散或小型净化单体则根据现场条件进行设置,以满足操作维修要求为宜。

(4) 向多个场所供应干燥空气且耗气量较大时,为方便运行管理,可采用空压站内集中设置。

(5) 对于生产过程中使用的压缩空气质量,若既有常规要求,又有干燥净化要求,而干燥净化的压缩空气仅为部分或个别设备使用,宜采用在车间管道入口处集中布置的方式,以减少室外输配管道的投资。

(6) 对于干燥空气使用点少或设备用气干燥度有特殊要求的场合,为确保设备的运行和产品质量,宜采用分散设置,将干燥设备布置于用气设备附近。

(7) 干燥净化设备的二级设置为集中及分散设置的综合形式,主要用于对压缩空气干燥度参数有2种或2种以上的场所。

(8) 当仪表、测量、控制系统使用有净化要求的压缩空气时,应设置过滤器,过滤精度一般不大于 $1\ \mu m$。

(9) 应在吸附型干燥器之后设置过滤器。

(10) 对系统有分级过滤要求的场合,应设置多级过滤器。

(11) 净化过滤设备布置分为集中、场所、分散、多级串联等形式。

2. 压缩空气系统的日常维护

压缩空气系统的日常维护和保养包括：油位、显示屏读数、冷却水水量核对，冷却器清洁、冷却水排放、储气罐手动排水、空气过滤器吹洗、冷却器吹洗、皮带更换，油过滤器芯、空气过滤器、油气分离器芯的更换，专用润滑油更换，皮带轮的平面度或联轴器的同轴度的调整，回油管路滤网的清洗，进气控制阀、最小压力控制阀、温控阀、安全装置的检查等。

维护保养的项目、频次以设备制造商提供的技术规范为依据，通常以制气系统的使用频次和制气量大小等因素确定维护保养频次，必要时应形成验证文件。

（1）干燥系统的维护保养：定期对冷干系统的压缩机、蒸发器、冷凝器、排水器进行检查；定期对吸干机介质性能进行确认，对吸附、再生之间切换功能进行检查，对排水器进行检查；定期更换干燥机吸附剂。

（2）净化系统的维护保养：根据日常监测结果、制造商提供的技术规范等确定过滤器更换频次或管路清洁频次。

（3）分配系统的维护保养：对直接接触产品的使用点，应在使用位置前加装直径为 0.22 μm 的除菌过滤器，安装后应对压缩空气质量进行测试，确认过滤器是否起到相应的净化作用；应根据使用频率定期更换过滤器，拆卸后应进行完整性测试，确认使用效果；压缩空气使用点应采用隔膜阀，防止其他外源性污染物。

（4）储气罐属于压力容器，应按照国家相应的法规使用维护。

（5）压缩空气系统的日常维护通常由设备制造商提供，使用单位应与制造商签订质量协议，明确维护保养项目、职责分工等，必要时对制造商开展定期评价。

三、压缩空气系统的监测

压缩空气质量应符合 GB/T 13277.1—2023《压缩空气 第 1 部分：污染物净化等级》、ISO 8573-1：2010《压缩空气 第 1 部分 污染物和纯度等级》（*Compressed air—Part 1：Contaminants and purity classes*）。

（1）与产品、内包装直接接触的压缩空气，应检验水分、油分、尘埃颗粒数和微生物数。

（2）不与产品直接接触，但排放到洁净室内从而对洁净环境造成影响的，包括直接进入洁净室内的压缩空气，应检验尘埃颗粒数和微生物数。

表 4-17、表 4-18、表 4-19、表 4-20 和表 4-21 规定了压缩空气的相关参数。

表 4-17 压缩空气的标准状态

空气温度	20 ℃
空气压力	0.1 MPa 绝对压力
湿度	0

表 4-18 压缩空气固体颗粒等级

等级	每立方米最多颗粒数				颗粒尺寸/μm	浓度/(mg/m^3)
	颗粒尺寸/$(d/\mu m)$					
	≤0.10	0.10＜d≤0.5	0.5＜d≤1.0	1.0＜d≤5.0		
0	由设备使用者或制造商制定的比等级1更高的要求				不适用	不适用
1	不规定	100	1	0		
2	不规定	100 000	1 000	10		
3	不规定	不规定	10 000	500		
4	不规定	不规定	不规定	1 000		
5	不规定	不规定	不规定	20 000		
6	不适用				≤5	≤5
7	不适用				≤40	≤10

注：涉及颗粒尺寸等级的过滤比（β）是过滤器逆流颗粒数和顺流颗粒数之间的比率。过滤比用 $\beta=1/P$ 表示，其中 P 代表颗粒的渗透比，用顺流颗粒浓度和逆流颗粒浓度的比率表示。颗粒尺寸等级作为一个指数使用，如 $\beta_{10}=75$，表示在过滤器中尺寸等于和大于 10 μm 的颗粒数，其逆流颗粒比顺流颗粒多 75 倍。

表 4-19 压缩空气湿度等级

等级	压力露点/℃
0	由设备使用者或制造商制定的比等级1更高的要求
1	≤−70
2	≤−40
3	≤−20
4	≤+3
5	≤+7
6	≤+10

表 4-20 压缩空气液态水等级

等级	液态水浓度 $Cw/(g/m^3)$
1	Cw≤0.5
2	0.5＜Cw≤5
3	5＜Cw≤10

表 4-21 压缩空气油等级

等级	油（气溶胶、液态油、油气）的总浓度/(mg/m^3)
0	由设备使用者或制造商制定的比等级1更高的要求
1	≤0.01
2	≤0.1
3	≤1
4	≤5

四、压缩空气的检测方法

(一) 水分检测

水分检测分为定性法和定量法,体外诊断试剂生产企业可以根据对产品和环境的影响程度自行确定检测方法。

1. 定性法

一般采用滤纸目测的方法。具体操作方法为:取一张干燥洁净的滤纸,放在压缩空气采样口处,打开开关,持续几分钟,目测或与另一张干燥洁净的滤纸进行对照,滤纸干燥、无可见水渍即为合格。

2. 定量法

因医疗器械使用的压缩空气水分检测尚无明确的质量标准,可参考 GB/T 13277.1—2023《压缩空气 第1部分:污染物净化等级》执行。通常选择压力露点不大于 $-20\ ℃$,检验仪器为露点仪,量程宜在 $-60\ ℃\sim+20\ ℃$ 范围。

(二) 油分检测

油分检测分为定性法和定量法,体外诊断试剂生产企业可根据对产品和环境的影响程度自行确定检测方法。

1. 定性法

一般采用滤纸目测的方法。具体操作方法为:取一张干燥洁净的滤纸,放在压缩空气采样口处,打开开关,持续几分钟,目测或与另一张干燥洁净的滤纸进行对照,滤纸干燥、无明显的浸渍和变色即为合格。

2. 定量法

因医疗器械使用的压缩空气油分检测尚无明确的质量标准,可参考 GB/T 13277.1—2023《压缩空气 第1部分:污染物净化等级》执行。标准规定了5个含油量等级。体外诊断试剂生产企业应根据产品质量和工艺要求确定合理的等级,通常选择的油(气溶胶、液态油、油气)的总浓度不大于 $0.1\ mg/m^3$,检测仪器为压缩空气质量检验仪。

(三) 尘埃颗粒数检测

尘埃颗粒数的检测方法为定量法,可参照 YY/T 0033—2000《无菌医疗器具生产管理规范》执行。尘埃颗粒数应符合标准中相对应的产品生产洁净级别要求。检测仪器为尘埃颗粒计数器,采样量至少为 $2.83\ L/min$,粒径范围至少应包含 $\geq 0.5\ \mu m$ 及 $\geq 5.0\ \mu m$ 两级。具体检验要求如表4-22、表4-23所示。

表4-22 尘埃颗粒数与洁净度等级对比表

洁净度等级	尘埃颗粒最大允许数/(个/m³)	
	$\geq 0.5\ \mu m$	$\geq 5\ \mu m$
100 级	3500	0
10 000 级	350 000	2000
100 000 级	3 500 000	20 000
300 000 级	10 500 000	60 000

表 4-23　尘埃颗粒采样量与洁净度等级对比表

洁净度等级	最小采样量/（L/次）	
	$\geqslant 0.5\mu m$	$\geqslant 5.0\mu m$
100 级	5.66	8.5
10 000 级	2.83	8.5
100 000 级	2.83	8.5
300 000 级	2.83	8.5

（四）微生物数检测

微生物数检测可参照 YYT 0033—2000《无菌医疗器具生产管理规范》执行。微生物数应符合标准中相对应的产品生产洁净级别要求。检验仪器为浮游菌采样器，分辨率至少为 1 L/min，精度优于±2.5%，流量至少为 100 L/min。具体检验要求如表 4-24 所示。

表 4-24　浮游菌与洁净度等级对比表

洁净度等级	微生物最大允许数	最小采样量/（L/次）
	浮游菌/（个/m³）	
100 级	5	1 000
10 000 级	100	500
100 000 级	500	100
300 000 级	—	100

（五）检测周期

体外诊断试剂生产企业应确认洁净室内所有压缩空气的使用点，结合对产品质量和对生产环境的影响程度，定期对使用点进行抽样检测，一般每季度抽取具有代表性的使用点进行 1 次压缩空气全项目检测。若新增压缩空气使用点，则应予以验证。由于压缩空气为非循环输送，为此，验证范围应包含洁净室内所有的使用点。

五、压缩空气系统的确认

压缩空气系统确认可参照《药品生产验证指南》执行。确认前应组建一个工作小组以确保能够顺利、有效、科学地完成确认。成员应包括工艺设计人员、系统管理人员、操作维护人员、检验人员、使用人员、验证确认管控人员等，并明确工作小组成员的职责。

工作小组应识别压缩空气系统需求和相关技术要求，制定确认方案，按照方案完成确认工作，并形成确认记录和确认报告。

1. 确认计划

应基于评估，建立包含确认需求、确认活动和交付要求的确认计划。确认计划通常包括以下内容。

(1) 压缩空气流程图：描述压缩空气系统的制备、储存和输送流程。

(2) 确认需求和确认活动。

压缩空气系统用于产品的生产过程，其质量是不能通过后续的检查和测试加以证实的，因此必须进行安装确认、运行确认和性能确认三个环节。

2. 安装确认（IQ）

安装确认旨在通过客观证据，证明设备依据系统要求、制造商建议和工艺要求正确安装。安装确认通常包括以下内容。

(1) 设备或系统制造商、品牌、型号、序列号或设备识别号、安装位置、压缩空气系统组成及配置。

(2) 控制系统硬件信息，如计算机、可编程控制器（PLC）等硬件的制造商、型号和序列号。

(3) 控制系统软件信息，包括软件名称及版本号、供应商、被安装的设备；控制系统软件和软件备份恢复，现行版本软件操作参数备份、软件备份储存地点。

(4) 压缩空气系统相关图纸及附件资料，包括压缩空气系统使用维护手册、工艺流程图、平面布置图、取样点和使用点分布图、电控系统原理图、电气接线图等。

(5) 按照工艺流程图和部件清单，核对各个部件、仪表和管路安装与图纸的一致性。重点关注部件和仪表的位置、标识、流向、取样点等。

(6) 确认设备按照制造商提供的技术规范正确安装，且有正确的标识及合理的维护操作空间。

(7) 确认压缩空气系统电源连接正确，安全防护如报警和急停功能正常；检查储气罐安全阀安装正确；对照压力容器证书，检查设定压力与证书要求的一致性。

(8) 核对检验仪表清单，包括压力表、露点仪等。对于关键的在线检测仪表应进行校准或鉴定；对于无须校准的非关键性仪表，应记录并说明理由。

(9) 核对与压缩空气接触的设备、部件和管道的材质证明，应符合相关标准的要求。

(10) 收集所有与设备相关的过滤器信息，包括产品描述、制造商、产品型号、编号、数量、合格证或合格报告书。检查过滤器压降指示器是否正确安装；确认过滤器的压降是否在可接受范围。

(11) 保存用于压缩空气系统所有设备的润滑剂和物料记录，并确认该物料在设备上的用途。

(12) 确认进入洁净室的相关设备和管道材料可以耐受必要的清洁和消毒。

(13) 确认设备安装所需的公用设施，如供电、排水系统等是否满足安装要求。

(14) 确认管道焊接是否符合相关标准，保存焊接操作程序、焊接人员资质、焊接记录、检查记录等。

(15) 确认压缩空气管路打压试验合格，核对试验记录。

(16) 确定压缩空气管路已吹扫、不锈钢组件已钝化，核对吹扫和钝化记录。

(17) 确认设备维护保养程序，保存维护保养记录，包括维护保养计划、频次是否符合制造商的建议。

（18）确认设备运行、维护、校准和软件设置等所有操作或管理程序；确认操作人员已得到相应的培训并合格。

3. 运行确认（OQ）

运行确认旨在通过客观证据，确定压缩空气系统能够按照设定的参数运行，并在最差条件下产生符合标准要求的压缩空气。运行确认通常包括以下内容。

（1）确定压缩空气系统关键参数和接受标准，如露点（水分）、油分、颗粒数、微生物数等。颗粒数与微生物数可接受标准应不低于使用环境的洁净级别。

（2）确认压缩空气系统中设备功能与说明书一致，自动控制系统运转、控制面板功能测试正常，报警系统灵敏等。

（3）定时检查并记录检验仪表数据，确认运行参数正确。

（4）模拟实际运行过程中可能发生的各种情况，尤其是电源中断时系统的安全性。例如，设备重启、电源中断等情况下，仪器仪表、阀门应处于安全位置；恢复正常时，系统应自动恢复到原有的工作状态。

（5）工艺限度挑战性试验，分别对系统中最远端及邻近末端过滤器后的取样点，在设定压力参数的上、下限范围取样测试，测试项目包括露点（水分）、油分、非活性颗粒数和活性微生物数，每个测试点重复测试3次，每次间隔至少8h，测试点应在工艺流程图上标注，测试结果应符合标准要求。

（6）确认过程中如果出现任何偏差，应予以记录、分析评估及采取纠正或预防措施。

（7）确认完成后应形成书面报告，明确最终结论。

4. 性能确认（PQ）

性能确认旨在通过客观证据，证实在正常运行条件下，能够持续稳定生产出符合要求的压缩空气。

（1）应在正常使用和运行条件下，对所有使用点进行测试。每个测试点重复测试3次，每次至少间隔8h，以确认系统的稳定性和可靠性。测试项目包括露点（水分）、油分、非活性颗粒数和微生物数，测试结果应符合标准要求。测试点应在工艺流程图上标注。

（2）依据测试结果，形成日常监测的指导文件，包括监测点、监测项目、监测频次、警戒限和纠偏限，对监测结果应定期进行趋势分析。

5. 再确认

再确认是指一项生产过程、一个系统（设备）或一种原材料经过验证并在使用一个阶段后，确认其验证状态是否发生漂移。针对以下情况应进行再确认。

（1）日常检测结果出现不良趋势时。

（2）生产一定周期后。

（3）压缩空气系统搬迁或重新安装时。

（4）压缩空气系统的关键部件更换后。

（5）停产一定周期后。

6. 交付文件

体外诊断试剂生产企业应建立并保存所有确认项目完成后的文件与记录，至少包括。

（1）确认计划、确认方案（IQ、OQ、PQ）、接受标准、检测方法、作业文件、再确认周期等。

（2）确认实施记录、确认检测记录。

（3）确认检测结果、最终确认报告。

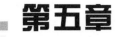

第五章 体外诊断试剂生产过程控制

体外诊断试剂的生产过程是把设计输出的结果变成可重复性的批量制造,质量检验则是依据一定的判定标准验证生产的产品与设计开发的结果保持一致性的程度。设计决定了产品的最终形态和质量水平,是确保安全性和有效性的重要基础。制造过程要充分按照设计的意图,不引入不安全的因素。两者之间的关系体现了设计开发、生产制造和质量检验在产品形成过程中的不同作用。

体外诊断试剂设计开发阶段输出的产品技术要求,如原材料采购标准、生产工艺流程、作业指导书、检验操作规程等为产品实现过程提供了指导;设施配备、型号规格、参数设定、维护保养是生产合格产品的基础;测量分析仪器、称量天平、地秤等各种计量器具是评价产品质量的重要工具;人员素质、质量意识、培训考核、岗位评价是生产合格产品的保证。本章重点描述产品实现过程中各个环节的控制要求。

第一节 物料采购与供应商管理

体外诊断试剂生产的一个重要环节是物料采购管理。有效地实施与控制物料采购过程,科学、合理地选择供应商,是经济发展过程中对生产活动所需物料的采购管理原则,不仅可以确保最终产品质量满足法律法规和顾客要求,还可以有效控制成本,提升利润价值,提升运营能力、提升企业品牌、加快生产周期,实现健康稳定和可持续发展。

一、采购理念和流程

(一)定义

采购是指为了达成生产或销售计划,在确保质量的前提下,在适当的时间,以适当的价格,从供应商那里购入适当数量的商品所采取的一系列活动。

(二)采购的理念

1. 五项"适当"的要求

(1)适当的物料:符合要求,质量良好。

(2)适当的数量:基于对物料的管控、经济订购量和对资金的调配。

(3)适当的地点:须考虑与供应商的距离,原则上应就近优选。

(4) 适当的时间：按照生产计划适时采购。

(5) 适当的价格：多渠道询价比价、自行评估议价。

2．六项基本任务

(1) 保证企业所需物品与服务的正常供应。

(2) 保证采购的原辅材料质量合格。

(3) 控制并减少采购成本。

(4) 建立可靠、最优的供应商配套体系。

(5) 利用供应商参与产品开发。

(6) 合理管控与采购相关的文件及信息。

(三) 采购流程

(1) 搜集信息：物料名称、规格型号、市场行情、厂商资料、可替代品。

(2) 市场询价：初选供方、市场询价、分析整理、汇总资料、资金预算。

(3) 比价议价：供方比较、分析评估、测算费用、确定价格、付款条件。

(4) 索样请购：索取样品、检测试验、风险评估、检验结论、申请采购。

(5) 订购协调：内外协调、明确品质、签订合同、下达订单、交货期限。

(6) 交付验收：异常控制、督促交货、到货验收、品质检验、合格入库。

(7) 支付货款：核对信息、付款方式、结算货款、确认开票、完成支付。

二、供应商的选择

(一) 供应商的选择流程

1．审核准备

采购人员应熟悉物料信息，包括技术要求、质量标准、价格预算、相关说明等。在选择供应商之前，应明确企业的自身需求，并在此基础上寻找供应商。

2．初步评估

采购部门应根据采购物料要求选择供应商，通过供应商调查表的形式收集供应商概况、信誉资质、质量体系、生产能力、交货期限、产品价格等信息进行评估。

3．资料整理

对初步筛选基本符合条件的供应商，采购部门负责将已收集的相关材料进行整理汇总，包括供应商调查表、营业执照、医疗器械生产许可证、产品注册证、质量体系认证证书等。

4．样品试用

对需要提供样品进行检验、试用的物料，由采购部门与供应商沟通。若样品检验、试用符合产品标准并满足使用要求，则对供应商进行综合考核评估；若不符合，由采购部门告知供应商整改；若整改不到位，则对该供应商不再进行考核评估。

5．审核方式

采购部负责组织相关部门进行供应商评价审核，对供应商的审核有两种形式：现场审核和非现场审核。对产品质量有重大影响的主要物料应进行现场审核，一般物料可以采取非现场审核。

(1) 现场审核一般流程。

① 成立审核评价小组，编制现场审核计划，明确现场审核目的、审核时间、审核重点、人员分工等信息；

② 采购部门负责与供应商沟通现场审核内容，商定具体的审核时间安排；

③ 形成正式审核计划，上报管理者代表批准；

④ 根据审核计划逐项检查并形成记录，审核过程中供应商应安排陪同人员；

⑤ 必要时，现场随机抽取样品，由质量部门负责检验。

(2) 非现场审核一般流程。

① 组织审核评价小组，采取会议沟通、文件传阅等方式对供应商进行综合评估；

② 采购部门负责对供应商概况、信誉资质、供货期限、质量保证等进行评估；

③ 质量部门核查供应商提供的资质文件是否属实齐全、符合要求，若供应商为经销商，则应对经销产品的制造商提供的各项资质文件进行核查；

④ 质量部门对供应商提供的样品进行检验，确定是否符合技术要求；

⑤ 研发部门负责对样品试用情况作出评价，并形成评价报告。

6. 审核评价结论

供应商审核评价小组根据相关要求和内容进行分项评估，保存评审记录。在评估过程中对存在的异议应充分讨论，统一意见，达成共识。

7. 审核报告

供应商审核评价小组应根据考核评估结果编写《供应商考核评估报告》，提出最终结论，考核小组成员签字后上报管理者代表审批。

8. 结果通知

采购部门将现场审核结果并及时通知供应商，如需整改，则由考核评估小组负责跟踪验证。

针对供应商的审核应参照《医疗器械 质量管理体系 用于法规的要求》《医疗器械生产质量管理规范》《医疗器械生产企业供应商审核指南》等文件要求进行。若被审核的供应商为非制造商，且无法进行现场审核，可采取对销售代理商进行审核的方式替代，审核内容包括代理商各项资质证书、质量保证、现场管理和服务能力等。对有特殊要求的物料，应重点关注代理商的防护与管理措施。

(二) 合格供应商管理

(1) 采购部门应负责跟踪核查合格供应商资质文件的有效期。在有效期满前，及时通知供应商收集有效的资质文件提交给供应商审核评价小组，经核查无误后，归入供应商档案。

(2) 定期对合格供应商的供货业绩进行评定。采购部门负责收集、统计各供应商供货期间内的供货情况，评价供应商的供货及时率、采购成本、服务质量；质量部门负责收集、统计产品供货批次的进厂检验情况；生产部门负责收集、统计使用质量的反馈信息。

(3) 每年应对供应商的产品质量和服务质量进行综合评价，填写《供方业绩评定表》；依据供应商的业绩评定结果对其进行分级，一般分为 A、B、C 三级。

（4）供应商首次评审合格通常按 C 级管理，若年度业绩评定结果仍为 C 级，则应增加考核评估频次。

（5）对于 B 级供应商，应提出改进建议，督促提高供货产品质量与综合供货能力。

（6）在实施采购过程中，应优先选择 A 级供应商，并适当增加 A 级供应商的采购比例。

（7）若供应商产品出现质量问题，采购部门应减少该供应商的采购订单；连续两次出现质量问题时，应对供应商增加考核频次并协助整改，若整改后仍未到达要求，则应停止从该供应商处采购。

（8）供应商审核评价小组应根据年度业绩评定结果确定是否需要新增供应商或对其他合格供应商进行变更，并及时更新《合格供应商目录》。

三、采购实施

1. 建立采购过程控制程序文件

体外诊断试剂生产企业应建立采购过程控制程序文件。内容应包括采购信息、采购流程、合格供应商的选择、评价和再评价、采购物品检验或验证、采购记录等管理要求。

（1）建立采购控制程序的目的；

（2）涉及的范围：物料、仪器设备；对供应商的选择、评价和控制；

（3）职能部门责任：牵涉的部门以及在实施过程中应承担的责任；

（4）采购实施过程通常涉及以下几个方面：

① 采购物料的分类；

② 供应商的选择、评价和控制；

③ 采购信息要求；

④ 采购过程的执行；

⑤ 采购产品的验证；

⑥ 其他相关文件及记录。

2. 实施采购过程控制

采购产品的标准不得低于相关法规或国家强制性标准的要求。

（1）一般物料应符合技术要求或质量标准，供应商应资质齐全并通过考核评估。

（2）有特殊要求的物料采购，应按照《体外诊断试剂注册与备案管理办法》执行。对质控品、标准品、菌种、血清的控制，以及硫酸、盐酸等危险品的控制必须符合相关的管理规定。

（3）对于国家管控物料及危害风险较高的物料在采购前应查询相关法规，必要时向行政监管部门咨询。

3. 确定对采购物品的控制方式和控制程度

应根据采购物品对最终产品的影响及风险，确定对采购物品的控制方式和控制程度。

（1）根据产品具体情况制定原材料采购清单，并明确采购物料的各项技术质量要求。

(2) 采购物料通常分为以下三类。

① 非生产性物料：产品实现过程中的辅助物资，如操作用一次性手套等易耗品。

② 生产性关键物料：构成最终产品的主要部分或关键部分，对产品性能影响程度重大的原辅材料、内包装材料等。

③ 生产性非关键物料：构成最终产品的非关键部分，对产品性能无影响或略有影响，但可以采取措施予以纠正的物料，如标签、说明书、外包装材料等。

④ 特殊物料。

血清：体外诊断试剂生产企业所用血清应通过合法途径获得，并与对方签订相应协议，明确用于科研或作为对照品。协议中应包括数量、交付要求，确保物料的质量控制。

危险化学品：应符合《危险化学品安全管理条例》。

易制毒化学品和精神麻醉类药物：应符合《麻醉药品和精神药品管理条例》。

菌毒株：应符合国家卫生健康委员会的相关规定。

⑤ 根据不同物料的分类，应对采购实施和入库验收环节采取不同的控制方式，确保满足规定要求。

4. 签订质量保证协议

体外诊断试剂生产企业应与主要原材料供应商签订质量保证协议，明确双方所承担的质量责任。质量保证协议的内容主要包括：

(1) 供需双方单位名称。

(2) 采购物料的种类、质量要求、验收准则、规格型号及包装、存储、运输要求。

(3) 供需双方应承担的质量责任。

(4) 协议的有效期限和其他约定事项。

5. 建立采购记录

采购记录一般包括采购合同、原材料清单、采购申请单、入库验收单、检验或验证报告、货位卡、发票、台账等。采购记录应满足可追溯性的要求。

第二节　产品实现过程的管理

体外诊断试剂属于流程性材料类别，如果生产过程失控，溶液配制后发现不合格且造成不合格的原因很难分析清楚，就会导致不合格的中间品、半成品和成品无法返工。某些情况下即使产品合格，但产品批次间差异较大，直接影响产品质量的稳定性。本节以部分体外诊断试剂产品为例，概述生产过程中的控制方法和控制要点。

一、丙型肝炎病毒（HCV）抗体检测试剂盒

（一）产品名称

丙型肝炎病毒（HCV）抗体检测试剂盒（胶体金法）。

（二）预期用途

主要用于定性检测人血清、血浆样本中的 HCV 抗体。

（三）检验原理

丙型肝炎病毒（HCV）抗体检测试剂盒（胶体金法）的检测方法是基于免疫层析原理。胶体金垫上标记有 HCV 重组抗原。样本或样本稀释液加样后，如为阳性样本，胶体金垫上标记的 HCV 重组抗原和血清或血浆样本中的 HCV 抗体结合后形成复合物，复合物沿膜条移动，并与检测线处包被的 HCV 重组抗原结合，从而显色；如为阴性样本，则由于不形成复合物，无法在检测线处显色。此外，胶体金垫喷涂了兔免疫球蛋白 G（IgG），NC 膜的对照线（C 线）处包被羊抗兔 IgG，因此无论检测线是否显色对照线处都会出现一条紫红色条带，对照线处所显现的紫红色条带用于判定该试剂条是否有效，同时也作为试剂的内控标准。

（四）主要组成部分

试剂卡、滴管、稀释液。

（五）生产环境及设备要求

丙型肝炎病毒（HCV）抗体检测试剂盒（胶体金法）产品生产环境及设备控制要求参见表 5-1 所示。

表 5-1　生产环境及设备控制要求

工序	生产环境（10 万级）	主要设备
胶体金溶液的制备	18～28 ℃	电炉
胶体金溶液标记	18～28 ℃	磁力搅拌器、高速冷冻离心机
胶体金垫制备	18～28 ℃	—
胶体金垫干燥	18～28 ℃、湿度≤30%（设备所处环境的温湿度）	冻干机/恒温干燥箱
质控线、检测线溶液的配制	18～28 ℃	磁力搅拌器
膜包被	18～28 ℃	划膜仪
膜干燥	18～28 ℃、湿度≤30%	—
稀释液配制	18～28 ℃	磁力搅拌器
稀释液分装	18～28 ℃	灌装机
样品垫干燥	37 ℃±5 ℃、湿度≤30%	干燥房/恒温干燥箱
贴板	18～28 ℃、湿度≤30%	—
切条	18～28 ℃、湿度≤30%	切条机
半成品组装	18～28 ℃、湿度≤30%	压卡机、带式封口机
成品组装	15～30 ℃	—

（六）原辅材料要求

1. 原料要求

（1）工艺用水：应符合《中华人民共和国药典》（2020年版）中关于纯化水的要求或 YY/T 1244—2014《体外诊断试剂用纯化水》标准。

（2）主要原料/溶液控制要求及保存条件如表 5-2 所示。

表 5-2　主要原料/溶液控制要求及保存条件（仅供参考）

主要原料/溶液	控制要求	保存条件
HCV-Ag	无沉淀、无异味	2～8 ℃
HCV-Ag	无沉淀、无异味	−20 ℃
HCV-A_2	无沉淀、无异味	2～8 ℃
HCV-B_1	无沉淀、无异味	2～8 ℃
抗人 IgG	无沉淀、无异味	2～8 ℃
羊抗鼠 IgG	无沉淀、无异味	−20 ℃
胶体金复溶液	澄清、无沉淀，pH：9.3±0.3	2～8 ℃
干燥基础液	澄清、无沉淀，pH：8.0±0.3	2～8 ℃
体积分数为 0.04% 的氯金酸溶液	均匀、无分层	18～28 ℃
0.2 mol/L K_2CO_3 溶液	无色、无沉淀、无杂质、清澈、透明 pH：11.5±0.3	室温
质量分数为 20% 的牛血清白蛋白（BSA）溶液	清亮、无浑浊，pH：7.1±0.3	2～8 ℃
样本稀释液	澄清、无沉淀，pH：7.0±0.3	2～8 ℃
NC 膜包被缓冲液	澄清、无沉淀，pH：8.2±0.3	2～8 ℃

2. 辅料要求

NC 膜、玻璃纤维、聚酯板、吸水纸、手把标签、胶带、塑料卡等应符合相关工艺标准要求。

（七）生产流程及主要质量控制点

丙型肝炎病毒（HCV）抗体检测试剂盒（胶体金法）生产工艺流程如图 5-1 所示。

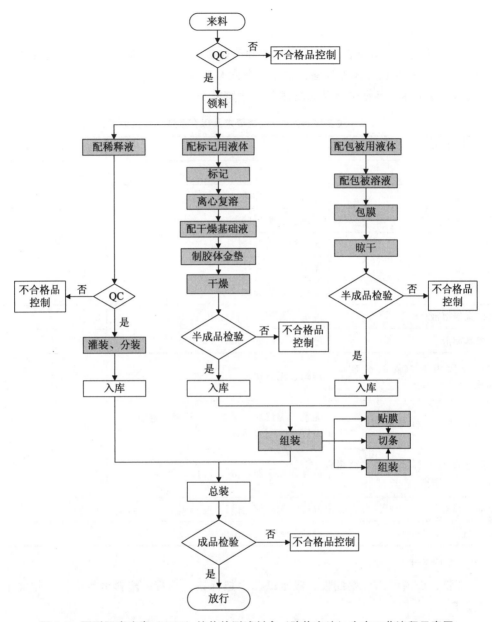

图 5-1 丙型肝炎病毒（HCV）抗体检测试剂盒（胶体金法）生产工艺流程示意图

2. 主要工艺质量控制点

主要工艺质量控制点如表 5-3 所示。

表 5-3　丙型肝炎病毒（HCV）抗体检测试剂盒（胶体金法）主要工艺质量控制点（仅供参考）

工序	质量控制点	技术要求
基础液配制	pH、物料数量及加样次序	各种溶液 pH 应符合标准要求；按配方次序溶解原材料、称量准确，搅拌均匀，溶液无沉淀或絮状物等杂质。
包膜	检测线、对照线的宽度与位置	对照线与检测线之间距离为 5.0 mm±0.5 mm；线的宽度为 1.0 mm±0.2 mm；包被速度为 80 mm/s；包被液量为 10～13 mL/100 m（根据线宽适当调整）。
晾干	在干燥室内	温度为 18～28 ℃；湿度≤30%；干燥 24 h 以上，应干燥均一。
交联标记	离心转速、离心时间	6 000～10 000 r/min，15～30 min。
胶体金垫干燥	胶体金垫均一干燥	冻干机工作环境：18～28 ℃，干燥 3.5～4 h。
全血间接 SP 干燥	干燥温湿度、时间	湿度≤30%，37 ℃±5 ℃，干燥 15 h 以上。
制备检测线、对照线包被液	物料数量及加样次序	按配方次序溶解原材料、称量准确，搅拌均匀，溶液无沉淀或絮状物等杂质。
贴膜	贴膜环境的温湿度、搭接尺寸、正确顺序	温度为 18～28 ℃；湿度≤30%；符合相应的贴膜技术要求。
切条	切条宽度、切条环境的温湿度、性能检验	膜条宽 4.0 mm，偏差范围为 4 mm±0.05 mm，温度为 18～28 ℃；湿度≤30%；性能检验应符合质量标准要求。
组装	环境的温湿度控制	温度为 18～28 ℃；湿度≤30%。
封口	封口温度、速度及宽度	封口温度为 180～250 ℃；速度为 6—8 挡，封边宽度≥5 mm。

二、微柱凝胶卡类产品

（一）产品名称

ABO、Rh 血型检测卡（微柱凝胶法）。

（二）预期用途

主要用于进行 ABO 血型正定型、反定型及 Rh 血型抗原检测，仅用于临床检测，不用于血源筛查。

（三）检验原理

ABO、Rh 血型检测卡（微柱凝胶法）是将血型血清学的抗原抗体特异性反应、生物化学的葡聚糖凝胶分子筛作用、离心技术结合在一起。当抗原抗体反应时，凝集的或抗体致敏的红细胞在离心力的作用下不能通过凝胶间隙留在凝胶上层或分散在凝胶中，呈阳性反应；而抗原、抗体没有反应时，未凝集或未致敏的红细胞在离心力的作用下通过凝胶间隙而沉积在微柱凝胶管的底部，呈阴性反应。

(四) 主要组成部分

葡聚糖凝胶、抗体、质量分数为 0.9% 的氯化钠溶液等。

(五) 生产环境及设备要求

ABO、Rh 血型检测卡（微柱凝胶法）产品属于三类体外诊断试剂。按照相关法规要求，酶联免疫吸附试验试剂、免疫荧光试剂、免疫发光试剂、聚合酶链反应试剂、金标试剂、干化学法试剂、细胞培养基、校准品与质控品、酶类、抗原、抗体和其他活性类组分的配制及分装，产品的配液、包被、分装、点膜、干燥、切割、贴膜及内包装等生产区域洁净度级别应不低于 10 万级。温度、湿度、换气次数、尘埃颗粒数、沉降菌、浮游菌等环境条件应满足相应要求。

生产所需的功能间包括：称量间、配制间、分装间、包装间以及其他辅助间。

生产设备包括：纯化水系统、离心机、全自动灌装生产线、封口机、标签打印机，以及其他通用设备。

(六) 生产工艺流程及主要工艺质量控制点

1. 生产工艺流程

ABO、Rh 血型检测卡（微柱凝胶法）生产工艺流程参见图 5-2 所示。

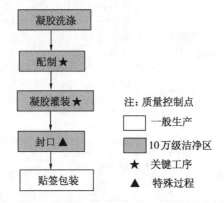

图 5-2 微柱凝胶卡类产品生产工艺流程示意图

2. 主要工艺质量控制点

(1) 凝胶洗涤

在凝胶内加入适量质量分数为 0.9% 的氯化钠溶液，混匀，离心。离心完毕后取出弃去上清液，待用。

关键控制点：
① 确认凝胶与洗涤溶液的比例在规定范围；
② 确认凝胶洗涤次数在规定范围；
③ 确认凝胶洗涤完毕处理条件在规定范围。

(2) 配制

将所需抗体依据规定体积比加至已洗涤凝胶内，混合至颜色均一。

关键控制点：
① 确认洗涤后凝胶与抗体的比例在规定范围；

② 确认凝胶与抗体混合均匀。

(3) 凝胶灌装

依据产品规格设置灌装量，将配制好的抗体凝胶灌入空卡。

关键控制点：

① 灌装前确认待灌装凝胶是否与产品要求一致；

② 确认灌装量是否在规定范围；

③ 确认灌装过程中凝胶始终处于混匀状态。

(4) 封口

将灌装好的卡置于封口机卡槽中，将铝箔片放置在卡上，设置符合要求的封口条件，使铝箔片与卡粘合。

关键控制点：

确认封口机的封口参数是否符合要求。

(5) 贴签包装

① 打印标签时，应确认标签信息（品名、批号、有效期等）是否符合要求；

② 贴标签时，应依据批包装指令，按规定将标签贴在指定位置；

③ 将卡装入吸塑盒指定卡槽，依据包装规格操作。

关键控制点：

a. 确认标签信息是否符合要求；

b. 贴标签过程应注意检出标签正反不符、液面不一致等不合格产品。

三、人类 Ki-67 基因扩增检测试剂盒

(一) 产品名称

人类 Ki-67 基因扩增检测试剂盒（实时荧光 RT-PCR 法）。

(二) 预期用途

主要用于体外定性检测肿瘤患者组织中基因的突变情况。用于指导肿瘤的药物治疗和预后评估。

(三) 检验原理

人类 Ki-67 基因扩增检测诊断试剂盒（实时荧光 RT-PCR 法）采用基因特异性引物及荧光探针，应用聚合酶链反应（PCR）技术结合 TaqMan 探针技术，对基因相对保守区域的特异性 DNA 片段的基因表达情况进行定性检测。试剂盒最终的结果通过 Ct 值反映，Ct 值与模板浓度呈负相关，即起始模板浓度越高的样本其 Ct 值越低。通过将样本的 Ct 值和参考值对照品的 Ct 值进行比较，以获知样本的基因扩增状态。

(四) 主要组成部分

该试剂盒包含 A、B 两个包装，其中 A 包装在试剂准备区开封使用，B 包装在 PCR 样本制备区开封使用。A 包装包括 1～6 号组分，B 包装包括 7～12 号组分，试剂盒组分举例参见表 5-4 所示。

表 5-4 基因扩增检测试剂盒组分表

序号	组分名称	规格		备注
		24 测试/盒	48 测试/盒	
1	Ki-67 反应液	600 μL×1 管	1 200 μL×1 管	A 包装
2	ACTB 反应液	400 μL×1 管	800 μL×1 管	
3	RT 酶	90 μL×1 管	170 μL×1 管	
4	PCR 酶	100 μL×1 管	200 μL×1 管	
5	ROX	250 μL×1 管	500 μL×1 管	
6	无 RNase 水	1 000 μL×1 管	1 000 μL×1 管	
7	阳性对照品	1 支（复溶体积 100 μL）	1 支（复溶体积 200 μL）	B 包装
8	阴性对照品	1 支（复溶体积 100 μL）	1 支（复溶体积 200 μL）	
9	内参对照品	1 支（复溶体积 100 μL）	1 支（复溶体积 200 μL）	
10	空白对照品	100 μL×1 管	200 μL×1 管	
11	总 RNA 稀释液	100 μL×1 管	250 μL×1 管	
12	无 RNase 水	1 000 μL×1 管	1 000 μL×1 管	

（五）生产工艺流程及主要工艺质量控制点

生产工艺流程及主要工艺质量控制点如表 5-5 所示。

表 5-5 基因扩增检测试剂盒工艺质量控制点

工序	控制步骤	监控项目	监控标准	监控方法	检查频次	检查人
灭菌	高温干烤	灭菌温度、时间	250 ℃、2 h	复核	2 次/批	在线
	体积分数为 0.1%DEPC 浸泡灭菌	核料	取量准确	复核	1 次/批	在线
		灭菌温度、时间	121 ℃、30 min	复核	2 次/批	在线
称量	原辅材料	核料	称量准确	复核	1 次/批	在线
校准定量	对照品母液	核料	取量准确	复核	1 次/批	在线
		定量	复核	分光度计	1 次/批	QA
阴性配制	中间品缓冲液	pH	复核	pH 计	1 次/批	QA
	DEPC-H$_2$O	核料	取量准确	复核	1 次/批	在线
		灭菌温度、时间	121 ℃、30 min	复核	2 次/批	在线
	反应液	核料	取量准确	复核	1 次/批	在线
		Ct 值	>35	PCR	1 次/批	QC
	阴性对照品	核料	取量准确	复核	1 次/批	在线
	空白对照品	核料	取量准确	复核	1 次/批	在线

续表

工序	控制步骤	监控项目	监控标准	监控方法	检查频次	检查人
阳性配制	阳性对照品	核料	取量准确	复核	1次/批	在线
		Ct值	24.6～25.3	PCR	1次/批	QC
	内参对照品	核料	取量准确	复核	1次/批	在线
		Ct值	21.2～21.8	PCR	1次/批	QC
分装	反应液	外观	澄明液体	目测	1次/批	在线
		装量体积比	95%～105%	复核	5次/批	QA
	RT酶	装量体积比	90%～110%	复核	5次/批	QA
	PCR酶	装量体积比	90%～110%	复核	5次/批	QA
	DEPC-H_2O	装量体积比	95%～105%	复核	5次/批	QA
	空白对照品	装量体积比	95%～105%	复核	5次/批	QA
	阴性对照品	装量体积比	95%～105%	复核	5次/批	QA
	阳性对照品	装量体积比	95%～105%	复核	5次/批	QA
	内参对照品	装量体积比	95%～105%	复核	5次/批	QA
贴标	喷印效果		清晰无误，批号正确，位置适中	目测	5次/批	QA
	粘贴位置		正确、适中	目测	随时	QA
外包装	喷印效果		清晰无误，批号正确，位置适中	目测	5次/批	QA
	外观		清洁	目测	随时	QA
	组件数量		准确无误，无漏件	目测	随时	QA
	封盒		严密、牢固	目测	随时	QA

注：免疫组织化学（IHC）和原位杂交（ISH）的金标准目前都是以定性为主。因此，虽然RT-PCR试剂盒以定量见长，但是仍然需要考虑目前行业的法规标准背景，暂时只能推出定性的试剂盒，待未来建立行业RNA金标准后将会逐步增加定量试剂盒的推出。

四、甲胎蛋白（AFP）测定试剂盒

（一）产品名称

甲胎蛋白（AFP）测定试剂盒（磁微粒化学发光法）。

（二）预期用途

主要用于体外定量检测人血清或血浆中AFP的含量，对恶性肿瘤患者进行动态监测以辅助判断疾病进程或治疗效果，不能作为恶性肿瘤早期诊断或确诊的依据，不能用于普通人群的肿瘤筛查。

(三) 检验原理

甲胎蛋白（AFP）测定试剂盒（磁微粒化学发光法）采用双抗体夹心法原理，应用磁微粒分离技术与化学发光分析系统相结合的方法进行定量检测。选用两种高亲合力单克隆抗体，分别标记碱性磷酸酶（ALP）和异硫氰酸荧光素（FITC）。两种单克隆抗体与样本中 AFP 分子的不同表位结合，形成"夹心三明治"抗原-抗体复合物。随后加入包被着抗荧光素抗体的磁性微粒，与抗原-抗体复合物发生特异性结合，在外加磁场作用下直接沉淀，清洗沉淀的复合物后，加入酶促化学发光底物。发光底物在酶的作用下被催化裂解，形成不稳定的激发态中间体，当激发态中间体回到基态时便发出光子，形成发光反应，测定相对发光强度。在检测范围内，发光强度与样本中 AFP 的浓度成正比，通过内插法就可以从拟合曲线上读取待测样本的 AFP 浓度。

(四) 主要组成部分

AFP 校准品、AFP 酶结合物［含标记碱性磷酸酶（ALP）的抗体］、AFP 抗体-FITC 结合物［含标记异硫氰酸荧光素（FITC）的抗体］、发光底物（含吖啶酯衍生物）、分离试剂（含包被着抗荧光素抗体的磁性微粒）、AFP 样本稀释液、清洗液等。

(五) 生产工艺流程及主要工艺质量控制点

1. AFP 校准品生产工艺流程及主要工艺质量控制点

(1) 生产工艺流程

AFP 校准品生产工艺流程如图 5-3 所示。

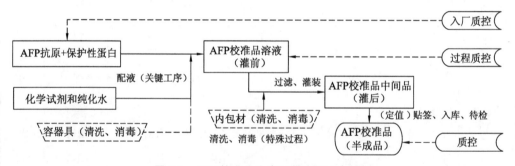

图 5-3 AFP 校准品生产工艺流程示意图

(2) 主要工艺质量控制点

① 原料控制：应制定物料防护管理规定，对各种主要原料和辅料的领用、传递过程及生物活性原料的保存进行规定。按照 AFP 校准品生产指令领取主要原料、辅料及所需的各种化学试剂，物料进入洁净区按照清洁规程处理后，放入传递窗，与车间配液人员交接，并填写相关记录。

对于抗原、抗体等生物活性物质，应按照供应商规定的保存条件进行转运，如要求在 −20 ℃ 以下冻存的原料必须用冰桶加冰盐水进行转运，确保原料使用前从库房到生产车间保存条件得到有效控制。当大包装的生物活性原料不能一次性全部用完时，应在首次开瓶时按照每批生产计划用量进行多支分装，每次领用 1 支，避免原料反复冻融。另外，应对尾料进行控制，特别是主要高值生物活性原料，对在什么情况下复验、如何复验、达到什么标准尾料才可以用于生产等环节都应制定明确的管理规定和准则。

② 称量控制：配液过程应识别为关键工序，这是一个非常重要的质量控制环节。负责称量人员应根据称量精度要求选择合适的天平、地称或其他称量器具，称量过程必须双人复核，严格控制。有条件的企业可以对所使用的称量器具配置自动打印系统，对称量过程进行实时监控并打印结果，作为生产记录的组成部分，以便追溯。

③ 工位器具、内包装材料控制：应制定工位器具清洗消毒、内包装材料清洁消毒作业指导书，保证使用的各种工位器具、过滤器、分装设备、管路和内包装材料的清洁，并对清洁消毒效果、有效期进行验证。应控制微生物对产品的影响和不同产品的种类之间的交叉污染，必要时应对一些容器或管路设置专用标识。针对一些不易清洗和易老化、易磨损的容器具、管路等应明确更换周期。

④ 溶解与混匀控制：溶液配制过程中混匀的充分性是重要的工艺控制点。应对试剂和原料的溶解和搅拌混匀操作方法进行规定，特别是对于一些难溶物质的溶解和混匀方法，如BSA、酪蛋白材料应静置溶解或缓慢搅拌，搅拌器的运转速度应不会引起溶液大量起泡，直至完全溶解的搅拌时间等应在操作规程中给出明确要求。

⑤ 收率与物料平衡控制：应根据产品工艺要求和实际情况对生产过程中一些重要工序的收率进行控制，制定收率限定范围，收率的计算参照以下公式：

$$收率 = 实际值/理论值 \times 100\%$$

例如，过滤工序收率可以限定范围为90%～100%，灌装工序收率可以限定范围为90%～110%，半成品收率可以限定范围为95%～102%。如果实际计算结果收率超出限定范围，必须阐述原因并进行分析。

物料平衡是避免或及时发现差错的有效措施，半成品和成品每批次生产结束后必须进行物料平衡计算，只有经物料平衡后的半成品和成品方可允许放行。

⑥ 标签控制：应制定标签和使用说明书的管理规定，避免打印错误、贴错标签和控制标签数量是本工序的关键要点。标签申请、标签打印、标签使用等各个环节的操作人员应仔细核查产品名称、批号、有效期、数量等信息，确认无误后方可进行。

$$标签打印数量 = 使用数量 + 剩余数量（包括废弃数量）+ 生产记录使用数量$$

⑦ 校准品的定值控制：应制定AFP检验、校准品定值等作业指导书。AFP校准品一般为后赋值校准品，也有企业生产的是定值校准品。企业可以建立AFP内控参考品，按照要求进行校准品工作液灌装前检验，按照企业内控参考品检测配制的校准品工作液，各浓度点的实测浓度与目标浓度值的偏差应在检验规程规定的允许范围之内。如果超出范围，检验人员应及时回复调配指令，操作人员应根据指令再次进行调配、送检，直至合格。灌装后，检验人员应根据相关作业指导书要求，采用企业内控参考品对待检的校准品进行定值，填写校准品定值记录。企业内控参考品应每年进行溯源。

注：以上生产工艺过程控制要点，可供其他半成品生产过程中相同的工艺环节参考。

2. AFP酶结合物生产工艺流程及主要工艺质量控制点

（1）生产工艺流程

AFP酶结合物生产工艺流程如图5-4所示。

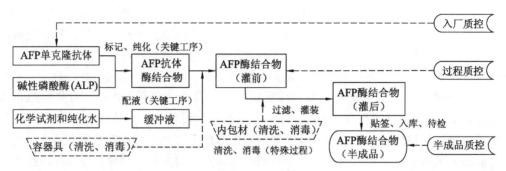

图 5-4 AFP 酶结合物生产工艺流程示意图

(2) 主要工艺质量控制点

标记抗体使用浓度的控制：选择合适的使用浓度，使产品满足技术要求。酶结合物的浓度与 AFP 抗体-FITC 结合物的浓度相关。

3. AFP 抗体-FITC 结合物生产工艺流程及主要工艺质量控制点

(1) 生产工艺流程

AFP 抗体-FITC 结合物生产工艺流程如图 5-5 所示。

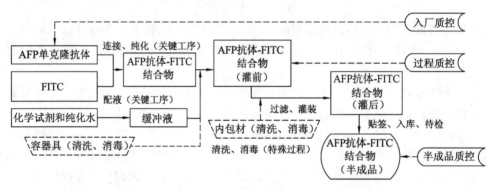

图 5-5 AFP 抗体-FITC 结合物生产工艺流程示意图

(2) 主要工艺质量控制点

标记抗体使用浓度的控制：选择合适的 AFP 抗体-FITC 结合物的使用浓度，使产品满足技术要求。AFP 抗体-FITC 结合物的浓度与 AFP 酶结合物的浓度相关。

4. 发光底物生产工艺流程及主要工艺质量控制点

(1) 生产工艺流程

发光底物生产工艺流程如图 5-6 所示。

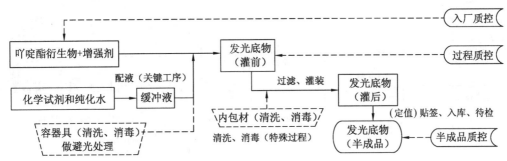

图 5-6 发光底物生产工艺流程示意图

(2) 主要工艺质量控制点

避光控制：配制发光底物过程中避光是关键。制备过程中应暂时关闭配制车间的强灯，配制用容器具和管路应进行避光处理，如玻璃瓶应用不透明的黑纸或塑料袋包裹严密，或选用不透光的深色容器等。

每批发光底物的发光强度应控制在一定范围之内，不同批次不能波动过大。

5. 分离试剂生产工艺流程及主要工艺质量控制点

(1) 生产工艺流程

分离试剂生产工艺流程如图 5-7 所示。

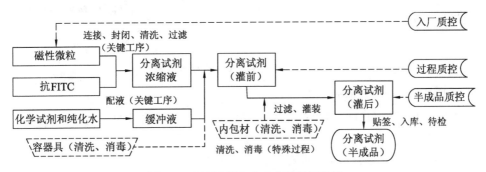

图 5-7 分离试剂生产工艺流程示意图

(2) 主要工艺质量控制点

应对每批分离试剂的本底进行控制。每批分离试剂的磁性微粒浓度应控制在一定范围之内，不同批次的浓度波动范围不宜过大。

6. AFP 样本稀释液和清洗液生产工艺流程及主要工艺质量控制点

(1) AFP 样本稀释液生产工艺流程

AFP 样本稀释液生产工艺流程如图 5-8 所示。

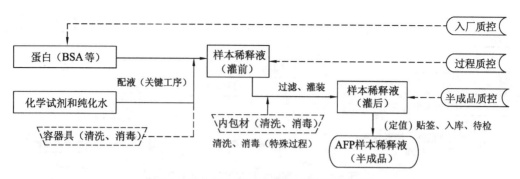

图 5-8　AFP 样本稀释液生产工艺流程示意图

(2) 清洗液生产工艺流程

清洗液生产工艺流程如图 5-9 所示。

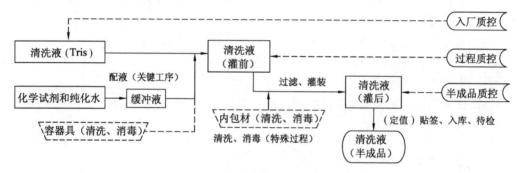

图 5-9　清洗液生产工艺流程示意图

(3) 主要工艺质量控制点

AFP 样本稀释液和清洗液生产工艺相对简单，对产品质量的影响较小。应对试剂的 pH 进行控制。

6. 试剂盒成品组装生产工艺流程及主要工艺质量控制点

(1) 试剂盒成品组装生产工艺流程

试剂盒成品组装生产工艺流程如图 5-10 所示。

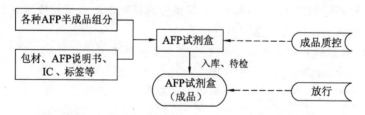

图 5-10　试剂盒成品组装生产工艺流程示意图

(2) 主要工艺质量控制点

成品组装过程控制：应避免混淆和错误发生，如包装材料、说明书、标签数量是控制要点，应确保成品组装包装指令、各组分产品和待包装产品三者之间的完全一致。组装区域不得同时包装不同名称、批号、规格的其他产品。每次组装完毕并进行清场后方可开始组装下批产品。包装材料、说明书、标签使用后必须进行物料平衡计算，只有经过物料平衡确认后的成品方可放行，物料平衡计算公式为：

包装材料领用数量＝使用数量＋剩余数量（包括废弃数量）；

说明书领用数量＝使用数量＋剩余数量（包括废弃数量）；

外包装标签打印数量＝使用数量＋剩余数量（包括废弃数量）＋生产记录使用数量。

五、糖类抗原 125 检测试剂盒

（一）产品名称

糖类抗原 125 检测试剂盒（时间分辨免疫荧光法）。

（二）预期用途

主要用于体外定量测定人体血清中的糖类抗原 125（CA125）的浓度。CA125 是从非黏液型卵巢癌细胞表面分泌到血液中的一种分子量大于 200 kD 的糖蛋白，存在于上皮性卵巢癌组织、胎儿消化道上皮细胞、羊膜、成人胸膜、腹腔间皮细胞、输卵管内皮、子宫及宫颈内膜和血清中。CA125 是上皮性卵巢癌和子宫内膜癌的标志物，对于卵巢癌患者，CA125 阳性率很高，约为 83.6%，良性卵巢瘤患者也可能有较高的阳性率。CA125 常被用于卵巢癌的辅助诊断，以及用于判断术后有否复发；在卵巢癌复发早期可呈现 CA125 增高，尤其是对于卵巢癌转移患者，其血清 CA125 可能明显高于正常参考值。动态观察血清 CA125 浓度有助于卵巢癌的预后评价和治疗控制。

（三）检验原理

糖类抗原 125 检测试剂盒（时间分辨免疫荧光法）采用基于双抗体夹心法原理的免疫荧光分析方法。纯化的 CA125 特异性单克隆抗体预先包被在微孔板的表面，加入待测样本后，样本中的相应抗原与微孔板表面的特异性抗体相结合，洗涤后加入铕离子（Eu^{3+}）标记的特异性单克隆抗体，在微孔板表面形成了特异性抗体-抗原-铕标记抗体的免疫复合物，洗涤后加入荧光增强液，测定其发光强度，与同时测定的校准曲线相比较，计算样本中抗原浓度。

（四）主要组成部分

产品的主要组成部分包括 CA125 校准品、铕标记物、包被板、增强液、样本稀释液和浓缩洗液等。

(1) CA125 校准品（6 瓶）：浓度按照企业标准品标定。校准品 A—F 为 1 mL。

(2) 铕标记物 1 mL（瓶）：保存于 Tris 缓冲液中的 Eu^{3+} 标记鼠抗人 CA125 单克隆抗体。

(3) 包被板 12 孔（8 条）：包被有鼠抗人 CA125 单克隆抗体。

(4) 增强液 20 mL（1 瓶）：直接使用。添加增强液时，吸头应保持悬空，避免形成对增强液的污染。

(5) 样本稀释液 40 mL（1 瓶）：Tris 缓冲液，含一定量的 BSA、鼠 IgG、染料、防腐剂等。

(6) 浓缩洗液（25×）40 mL（1 瓶）：Tris 缓冲液，含一定量的吐温-20、防腐剂

等。使用前用去离子水按 1:25 稀释后使用。

（五）生产环境及控制要求

1. 总体要求

（1）为降低产品污染或交叉污染的风险，厂房设施、生产设备等应根据产品特性、工艺流程及相应的洁净级别规范设计、合理布局，同时应综合考虑产品特性、工艺流程和预期用途等因素，确定厂房、设施设备等多类产品共用的可行性。

（2）研发、生产、检验等区域应严格分开，不得混用。生产区应有足够的空间存放设备、物料、半成品和成品。应避免不同产品或物料混淆、造成交叉污染。

（3）生产区内可分列设置制剂作业区、中间品控制区、试剂分装区等。制剂原辅材料的称量配制应在独立的称量室、配制室进行。中间品的质量检测过程应严格控制，不得导致产生质量风险。试剂分装区的布局应合理，避免混淆或造成交叉污染。若同一区域有数条分装线，应采取隔离措施，避免发生操作差错。

（4）当日生产操作完成后，应对地面、桌面、设备等进行清场，并用消毒液擦拭，消毒剂品种应定期更换，防止产生耐药菌株。消毒剂不得对设备、物料和成品造成污染。

（5）应保存洁净室温湿度、压差、风速、沉降菌和尘粒数的监测记录。

2. 各区域基本功能

（1）洁净区主要生产工序：配制、喷码、包被、封闭、热封、标记、分装。

（2）普通生产区主要工序：说明书附页印制、组装、外包装。

（六）原辅材料控制要求

1. 原料要求

（1）用于包被的抗人 CA125 单克隆抗体（鼠源）

外观：无色、澄清透明、液体状、无沉淀。

蛋白含量：用紫外分光光度计法，波长为 280 nm（1 mg/mL IgG 吸光值为 1.34）时，蛋白含量≥1 mg/mL。

纯度测定：用 SDS-PAGE 电泳（凝胶浓度 12%）鉴定，上样蛋白量在 10 μg 时，要求呈现 2 条条带，且分子量应在 160 kD 左右。

效价及功能性验证：按照测定浓度，在目标浓度为 66.7%～150% 时进行检测，应符合 CA125 定量检测试剂盒（免疫荧光法）标准最低检出限和质控品测定值的要求。

（2）用于标记的抗人 CA125 单克隆抗体（鼠源）

外观：无色、澄清透明、液体状、无沉淀。

蛋白含量：用紫外分光光度计法，波长为 280 nm（1 mg/mL IgG 吸光值为 1.34）时，蛋白含量≥1 mg/mL。

纯度测定：用 SDS-PAGE 电泳（凝胶浓度为 12%）鉴定，上样蛋白量在 10 μg 时，要求仅显示 1 条条带，且分子量应在 160 kD 左右。

效价及功能性验证：按照测定浓度，在目标浓度 66.7%～150% 之间进行检测，应符合 CA125 定量检测试剂盒（免疫荧光法）标准中最低检出限和质控品测定值的要求。

(3) 用于校准品的 CA125 抗原

外观：无色、澄清透明、液体状、无沉淀。

效价及功能性验证：按照测定浓度，在目标浓度 66.7%～150% 之间进行检测，应符合 CA125 定量检测试剂盒（免疫荧光法）标准中最低检出限和质控品测定值的要求。

2. 辅料要求

应符合《中华人民共和国药典》（2020 年版）或《中国生物制品主要原辅材料质控标准》。尚未纳入标准的化学试剂，应不低于化学纯级别要求。

（七）生产工艺流程及主要工艺质量控制点

1. CA125 校准品生产工艺流程和控制要点

（1）生产工艺流程

CA125 校准品生产工艺流程如图 5-11 所示。

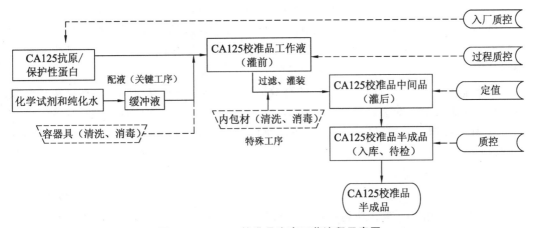

图 5-11　CA125 校准品生产工艺流程示意图

（2）主要工艺质量控制点

① 原料控制：应制定物料防护标识管理规范，对各种原辅材料的领用、传递、生物活性原料的保存进行规定，特别是对于抗原、抗体等生物活性物质，应按照规定的保存条件进行转运。如在 -20℃ 以下冻存的原料必须使用冰袋进行转运，确保原料使用前从库房到生产车间的保存条件得到有效控制。领料人员应按照生产指令单领取原辅材料及各种化学试剂，按照物料清洁程序进行处理后放入传递窗，与生产配制人员进行交接，并填写相关记录。

当大包装的生物活性原料不能一次性全部用完时，应在首次开瓶时按照每批生产计划用量进行多支分装，每次领用 1 支，避免原料反复冻融。另外，应对尾料进行控制，特别是一些高值生物活性原料，对在什么情况下复验、如何复验、达到什么标准方可用于生产等环节应制定明确的管理规范。

② 称量控制：配制过程应识别为关键工序，这是一个非常重要的质量控制环节。负责称量人员应根据称量精度要求选择合适的天平、地称或其他称量器具。称量过程必须双人复核，严格控制。有条件的企业可以对所使用的称量器具配置自动打印系统，对称量过程进行实时监控并打印结果，作为生产记录的组成部分，以便于追溯。

③ 工位器具、内包装材料控制：应制定工位器具清洗消毒、内包装材料清洁消毒作业指导书，保证使用的各种工位器具、过滤器、分装设备、管路和内包装材料的清洁，并对清洁消毒效果、有效期进行验证。应控制微生物对产品的影响和不同产品种类之间的交叉污染，必要时应对一些容器或管路设置专用标识。针对一些不易清洗和易老化、易磨损的容器具、管路等应明确更换周期。

④ 溶解与混匀控制：溶液配制过程中充分混匀是重要的工艺控制点。应对试剂和原料的溶解和搅拌混匀操作方法进行规定，特别是对于一些难溶物质的溶解和混匀方法，如 BSA、酪蛋白材料应静置溶解或缓慢搅拌，搅拌器的运转速度应不会引起溶液大量起泡，直至完全溶解的搅拌时间等应在操作规程中给出明确要求。

⑤ 收率与物料平衡控制：应根据产品工艺要求和实际情况对生产过程中一些重要工序的收率进行控制，制定收率限定范围，收率的计算参照以下公式：

$$收率 = 实际值/理论值 \times 100\%$$

例如，过滤工序收率可以限定范围为 90%～100%，灌装工序收率可以限定范围为 90%～110%，半成品收率可以限定范围为 95%～102%。如果实际计算结果收率超出限定范围，必须阐述原因并进行分析。

物料平衡是避免或及时发现差错的有效措施，半成品和成品每批次生产结束后必须进行物料平衡计算，只有经物料平衡后的半成品和成品方可允许放行。

⑥ 标签控制：应制定标签和使用说明书的管理规定，避免打印错误、贴错标签和控制标签数量是本工序的关键要点。标签申请、标签打印、标签使用等各个环节的操作人员应仔细核查产品名称、批号、有效期、数量等信息，确认无误后方可进行。

$$标签打印数量 = 使用数量 + 剩余数量（包括废弃数量）+ 生产记录使用数量$$

⑦ 校准品的定值控制：应制定 CA125 检验、校准品定值等作业指导书。CA125 校准品一般为后赋值校准品，也有企业生产的是定值校准品。企业应建立 CA125 内控标准品，检验人员应按照 CA125 操作规程进行校准品工作液灌装前检验，参照内控标准品检测配制的校准品工作液，各浓度点的实测浓度与目标浓度值的偏差应在允许范围之内。如果超出范围，检验人员应及时回复调配指令，操作人员应根据指令重新调配并对待检校准品进行定值，填写校准品定值溯源报告。内控标准品应每年进行溯源复验，以确保稳定有效。

2. CA125 铕标记物生产工艺流程及主要工艺质量控制点

（1）生产工艺流程

CA125 铕标记物生产工艺流程如图 5-12 所示。

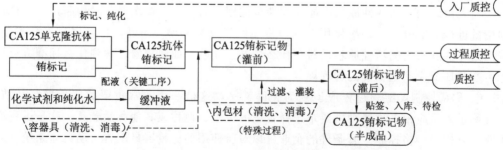

图 5-12　CA125 铕标记物生产工艺流程示意图

（2）主要工艺质量控制点

标记抗体使用浓度控制：选择合适的抗体使用浓度，铕标记物的浓度与微孔板的包被浓度相关。

3. CA125 包被板生产工艺流程及主要工艺质量控制点

（1）生产工艺流程

CA125 包被板生产工艺流程如图 5-13 所示。

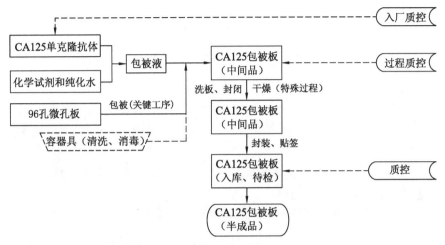

图 5-13　CA125 包被板生产工艺流程示意图

（2）主要工艺质量控制点

① 包被工艺控制：微孔板包被应确定为关键工序。目前大部分企业均使用全自动包被机进行包被，应定期对设备进行验证和确认，做好设备清洁、维护、保养。在包被过程中应控制包被液的均匀性、每个微孔包被液的均一性，减少孔间差异是控制产品精密度、批间差的关键。

② CA125 包被板干燥控制：包被板干燥过程应识别为特殊过程。包被板干燥间的湿度在干燥结束时，应平衡 RH40％ 以内。

③ 包被板封装控制：包被板封装间的湿度应控制在 RH40％ 以内，避免包被板封装前吸潮。

4. 增强液生产工艺流程及主要工艺质量控制点

（1）生产工艺流程

增强液生产工艺流程如图 5-14 所示。

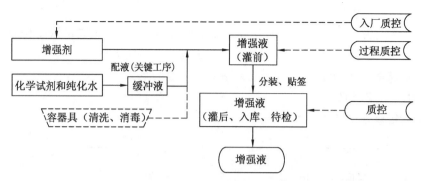

图 5-14　增强液生产工艺流程示意图

（2）主要工艺质量控制点

配制过程中 pH 的控制：增强液配制过程中控制 pH 是关键，正常范围为 3.5 ± 0.2，若 pH 大于 3.7，则用冰醋酸调至 3.5 ± 0.2；若 pH 小于 3.3，则用邻苯二甲酸氢钾调至 3.5 ± 0.2。

5. CA125 样本稀释液和浓缩洗液生产工艺流程及主要工艺质量控制点

（1）生产工艺流程

CA125 样本稀释液和浓缩洗液生产工艺流程如图 5-15、图 5-16 所示。

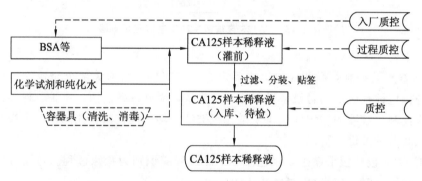

图 5-15　CA125 样本稀释液生产工艺流程示意图

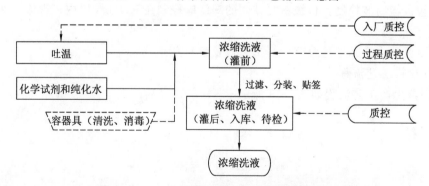

图 5-16　CA125 浓缩洗液生产工艺流程示意图

（2）主要工艺质量控制点

样本稀释液和浓缩洗液生产工艺相对简单，对产品质量影响较小，应做好校准品、铕标记物和包被板等过程控制。

6. 试剂盒成品组装生产工艺流程及主要工艺质量控制点

（1）生产工艺流程

试剂盒成品组装工艺流程如图5-17所示。

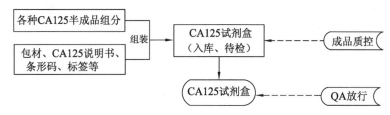

图 5-17　试剂盒成品组装生产工艺流程示意图

（2）主要工艺质量控制点

成品组装过程控制：应避免混淆和错误发生，包装材料、说明书、标签数量是控制要点。应确保成品组装、各组分产品和待包装产品三者之间的完全一致。组装区域不得同时包装不同名称、批号、规格的其他产品。每次组装完毕，必须进行清场后方可开始下批产品的组装。包装材料、说明书、标签使用必须进行物料平衡计算，物料平衡计算公式为：

包装材料领用数量＝使用数量＋剩余数量（包括废弃数量）

说明书领用数量＝使用数量＋剩余数量（包括废弃数量）

标签打印数量＝使用数量＋剩余数量（包括废弃数量）＋生产记录使用数量

六、N-端脑利钠肽前体检测试剂盒

（一）产品名称

N-端脑利钠肽前体检测试剂盒（免疫荧光法）。

（二）预期用途

主要用于临床体外定量检测人体血清、血浆或全血中 N-端脑利钠肽前体（NT-proBNP）的含量。

NT-proBNP 主要来源于心室肌细胞。心室肌细胞受到容量负荷和压力负荷增高时分泌 proBNP 入血，proBNP 裂解为无生物活性的 NT-proBNP 及有生物活性的 BNP。NT-proBNP 可以用于鉴别呼吸困难的原因，早期发现心衰患者并进行危险分层，评估心衰治疗效果以及判断预后等。此外，NT-proBNP 与心室功能密切相关，其血中浓度与心功能不全程度呈正相关，可以用于评价心脏收缩功能不全以及舒张功能不全和心室壁节端运动协调性。因此，NT-proBNP 的检测对心衰或心功能不全患者鉴别诊断、疗效评估、治疗方案、预后判断等方面具有很大帮助。

（三）检验原理

N-端脑利钠肽前体检测试剂盒（免疫荧光法）含有 NT-proBNP 单克隆抗体和 NT-proBNP 多克隆抗体，其中 NT-proBNP 单克隆抗体为荧光标记抗体，当样本加入试剂条后，待测物通过层析作用移动，与荧光标记的 NT-proBNP 单克隆抗体发生特异性结合,形成荧光标记抗体-抗原复合物,该复合物随层析作用沿着 NC 膜前移,被包被在 NC 膜上检测区的 NT-proBNP 多克隆抗体捕获,形成荧光标记的双抗体夹心复合物,用高度特异性的抗原-抗体反应及荧光免疫层析技术,定量检测人血中 NT-proBNP 的含量。

(四)主要组成部分

内含各包装规格对应数量的单人份检测卡;检测卡由试纸条外壳与试纸条构成,试纸条由样品垫、荧光垫(喷有荧光标记的 NT-proBNP 单克隆抗体)、层析膜(检测区分别包被两个不同浓度的 NT-proBNP 多克隆抗体,质控区包被兔抗鼠 IgG 抗体)、吸水纸、衬垫构成。

(五)生产环境及控制要求

NT-proBNP 属于二类体外诊断试剂,需要在 10 万级洁净条件下生产,其温度、湿度、换气次数、尘埃颗粒数、沉降菌、浮游菌等应满足相关要求。生产过程所需要的功能间包括称量间、包被间、标记间、配液间、检验室、包装间及其他辅助间。由于生产过程中包被工艺、样品垫干燥工艺、内包装工艺等对环境的温湿度均有严格要求,特别是干燥和内包装流程需要控制相对湿度为 30%。根据产品种类不同,包被工艺有干燥包被和非干燥包被,操作时应以设计开发输出的工艺为准。

常用的生产设备、控制仪器包括纯化水系统、划膜喷金仪、粒径分析仪、水浴锅、恒温磁力搅拌器,高速冷冻离心机、切条机、封口机、分装系统,以及包装、标签打印设备和其他通用设备。

(六)原辅材料控制要求

N-端脑利钠肽前体检测试剂盒(免疫荧光法)涉及的原辅材料较多,主要原辅材料及相关的控制要求如下。

1. 原料要求

(1) NT-proBNP 抗体:控制要求参见表 5-6。

表 5-6 NT-proBNP 抗体原料控制要求

控制方法	控制要求
属源	鼠单抗或多抗
免疫原	重组蛋白
浓度范围	≥0.5 mg/mL
纯度	≥90%
外观	澄清透明液体
标识	产品实物、出厂检验报告中应体现名称、批号、保存条件、生产日期和有效期
保存条件及有效期	≤−15 ℃保存,有效期应大于 3 年

续表

控制方法	控制要求
功能性	与合格批次原料相比,同样原料条件下应满足: (1) 批间差:响应值偏差应在$-15\%\sim+15\%$; (2) 重复性:CV 值$\leqslant15\%$; (3) 相关性:线性相关系数(r)应不小于 0.990,每个浓度点偏差(R)不大于 15%
运输要求	应根据原料特性选择适当的运输方式

(2) NC 膜:控制要求参见表 5-7。

表 5-7　NC 膜控制要求

控制方法	控制要求
毛细管流时间	95 s,120 s,140 s
移行速度	>10 mm/min
外观	色白,光洁度好,膜表面平整,无污点、划痕
标识	产品实物、出厂检验报告中应体现名称、批号、保存条件、生产日期和有效期
尺寸及厚度	长度:100 m±2 m;宽度:2.5 cm±0.05 cm 厚度:应均匀(平均值:166~204 μm;大卷:174~196 μm)
保存条件及有效期	温度:10~25 ℃;湿度:30%~70%。通风良好,避免阳光直射条件下可以保存 3 年
运输要求	应根据原料特性选择适当的运输方式

(3) 荧光素:控制要求参见表 5-8。

表 5-8　荧光素控制要求

控制方法	控制要求
荧光素名称	Alexa Fluor 647
包装	包装完好、密封
技术参数	检查外包装上的各类参数是否符合要求
外观	蓝色粉末,未受潮,无结块
功能性控制	与合格批次原料相比,同样原料条件下应满足: (1) 批间差:响应值偏差应在±15%以内; (2) 重复性:CV 值$\leqslant15\%$; (3) 相关性:线性相关系数(r)应不小于 0.990;每个浓度点偏差(R)不大于 15%
保存条件及有效期	在-20 ℃保存条件下,有效期 5 年
运输要求	应根据原料特性选择适当的运输方式

2. 辅料要求

(1) 化学试剂：控制要求参见表5-9。

表 5-9　化学试剂控制要求

控制方法	控制要求
CAS 号	明确 CAS 号
纯度	不低于化学纯（CP 级，99.5%）
外观	根据化学性质
其他性能	根据化学性质
标识	产品实物、出厂检验报告中应体现名称、批号、保存条件、生产日期和有效期
运输要求	应根据材料特性选择适当的运输方式

(2) BSA：控制要求参见表5-10。

表 5-10　BSA 控制要求

控制方法	控制要求
CAS 号	9048－46－8
pH	1%水溶液 pH 为 6.5～7.5
纯度	≥98%
外观	白色至淡黄色冻干粉
水溶性	1% BSA 水溶液透彻清亮无杂质 5% BSA 水溶液透彻清亮无杂质
包装	外包装应完整，标识应清晰正确

(3) 包装材料：控制要求参见表5-11。

表 5-11　包装材料控制要求

控制方法	控制要求
材质	符合设计开发输出图纸/样稿相关要求
尺寸	包装尺寸符合图纸/样稿相关要求
印刷	印刷清晰，不得有重影，线条粗细应一致，字体笔画不得缺失，字体不易被刮花，不得有霉点、污渍
内容	内容应正确、无遗漏、无重字，无模糊不清，排版正确无误
粘合	粘合两边对齐紧密，不得轻易撕开，不得有胶水溢出痕迹

（4）玻璃纤维素膜：控制要求参见表 5-12。

表 5-12　玻璃纤维素膜控制要求

控制方法	控制要求
外观	表面光洁，无污渍，平整无褶皱，纤维分布均匀整齐
标识	产品实物、出厂检验报告中应体现名称、批号、保存条件、生产日期和有效期
尺寸	长度：30.0 cm±0.1 cm；宽度：20.0 cm±0.1 cm
吸水性（量）	取 1.7 cm×0.56 cm 玻璃纤维素膜，滴加 120 μL 纯水，立即浸润
保存条件及有效期	在常温密封保存条件下，有效期为 2 年
功能性	与合格批次原料相比，同等原料条件下应满足样本相对偏差不大于 20%
运输要求	应根据原料特性选择适当的运输方式

（七）N-端脑利钠肽前体生产工艺流程及主要工艺质量控制点

1. 生产工艺流程

N-端脑利钠肽前体生产工艺流程如图 5-18、图 5-19、图 5-20 所示。

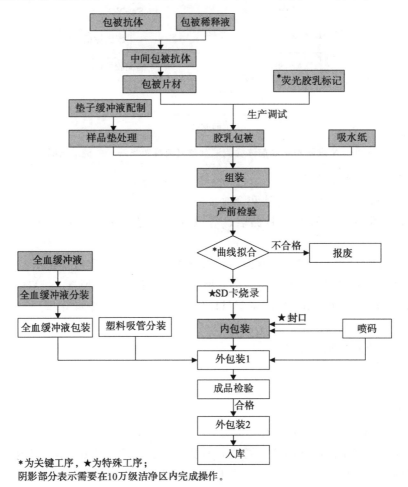

*为关键工序，★为特殊工序；
阴影部分表示需要在10万级洁净区内完成操作。

图 5-18　N-端脑利钠肽前体检测试剂盒（免疫荧光法）生产工艺流程示意图

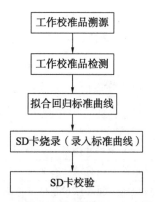

图 5-19　N-端脑利钠肽前体检测试剂盒（免疫荧光法）关键工艺标准曲线拟合示意图

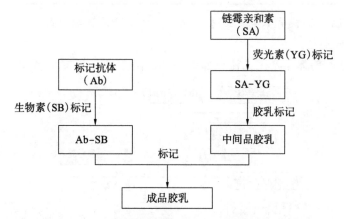

图 5-20　N-端脑利钠肽前体检测试剂盒（免疫荧光法）关键工艺标记图

2. 主要工艺质量控制点

（1）包被稀释液、垫子缓冲液和全血缓冲液配制

① 领取所用物料，检查物料品名、有效期、批号，做好记录，准备相关配制容器具；

② 根据试剂体积，选用适合容具，并用烧杯/量筒按配方称取纯化水；

③ 用电子天平按配方称取物料，倒入所量取的纯化水中，搅拌、溶解；

④ 测量 pH，如过高用稀盐酸调至目标值，如过低用稀氢氧化钠调至目标值；

⑤ 配制完毕后填写批生产记录，备用；

⑥ 全血缓冲液的配制。

重要质量控制点：

- 称量准确性；
- 的准确性。

（2）样品垫处理和吸水纸处理

① 将样品垫置于配制好的垫子缓冲液中浸泡一定时间，取出，置于干燥间干燥；

② 将干燥好的样品垫用斩切机按照工艺要求切割，备用；

③ 吸水纸处理：

① 将吸水纸置于干燥间干燥；
② 将干燥好的吸水纸用斩切机按照工艺要求切割，备用。
重要质量控制点：
- 样品垫浸泡的均一性；
- 样品垫干燥过程中均一性的控制。

(3) 包被抗体的配制及包被片材

① 根据包被抗体的体积及浓度，计算所需包被抗体体积，选择适当的移液枪，量取一定体积的包被抗体，加入提前准备好的包被稀释液中；
② 置于旋涡混合器上混匀后，按照存储条件保存、备用；
③ 确认包被环境达到工艺要求，调试划线仪器，如调节模式、选择管路、清洗仪器等；
④ 待仪器调试结束后，排空管路，吸入预选稀释后的包被抗体，按照工艺要求调整仪器参数，包被；
⑤ 包被后的片材放在干燥架上，按照工艺要求在适当的温湿度条件下干燥一定时间；
⑥ 干燥好的片材放入提前准备好的密封袋中，根据工艺要求放入干燥剂；
⑦ 片材封装后，注明名称、批号、数量等，填写批生产记录，备用。
重要质量控制点：
- 包被抗体稀释的准确性；
- 划线包被的均一性；
- 包被环境、干燥环境的控制。

(4) 荧光胶乳标记

① 荧光素（YG）标记链霉亲和素（SA）：将 YG 和 SA 按照工艺要求以适当比例混合，反应一定时间后的混合物置于梯度 PBS 透析液中透析，获得 SA-YG；
② 中间品胶乳：按照工艺要求，将 SA-YG 按照适当比例与胶乳混合、反应一定时间后离心去游离，最终用胶乳缓冲液恢复体积，获得中间品胶乳；
③ 生物素（SB）标记抗体（Ab）：将 SB 和 Ab 按照工艺要求以适当比例混合，反应一定时间后的混合物置于梯度 PBS 透析液中透析，获得 Ab-SB；
④ 成品胶乳：将中间品胶乳和 Ab-SB 按照一定比例混合，反应一定时间后离心去游离，最终用胶乳缓冲液恢复体积，获得成品胶乳；
⑤ 做好标识，填写批生产记录。
重要质量控制点：
- 取液的准确性；
- 反应时间；
- 离心速度和时间。

(5) 生产调试

① 初步调试：
a. 选择不同包被量或不同稀释倍数的成品胶乳小样，用此批生产用的中间品（包

被片材、样品垫、吸水纸)预包被几个量,组装成试剂条。

b. 用组装的试剂条检测高、中、低三个浓度质控品,确定测试结果是否在要求的范围内。

c. 如果预包被的情况符合检测要求,则确定包被量;如果不能满足要求,则根据检测结果调整成品胶乳的稀释倍数和包被量继续试验,直至符合要求。

② 确认调试:

a. 根据初步调试结果,将成品胶乳批量混合,选择合适的成品胶乳包被量重新包被、组装试剂条;

b. 用组装的试剂条检测准确度、线性等指标,根据检测结果,确认成品胶乳的包被量;

c. 填写批生产记录,将混合的成品胶乳及包被量传递给包被岗位,通知包被。

重要质量控制点:

——控制调试的准确性,此环节关系到包被的划量以及产品的最终性能。

(6) 胶乳包被

① 确认包被环境达到要求后,调试划线仪器,如调节模式、选择管路、清洗仪器等;

② 待仪器调试结束后,排空管路,吸入预选稀释好的包被胶乳,按照调试结果调整仪器参数并进行包被;

③ 包被好的片材放在干燥架上,按照工艺要求在适当的温湿度环境下干燥一定的时间;

④ 干燥后的片材放入提前准备好的密封袋中,根据工艺要求,放入一定数量的干燥剂;

⑤ 片材封装好后,注明名称、批号、数量等,填写批生产记录,备用。

重要质量控制点:

- 胶乳包被的均一性;
- 包被环境、干燥环境的控制。

(7) 标准曲线拟合及烧录 SD 卡

① 参考 ISO 17511:2020,按照溯源程序对工作校准品的量值溯源,保证其溯源可靠。

② 按照制造商给定的测量程序(选定的分析仪+本批次试剂)检测工作校准品,重复测定多次,记录其原始信号值,计算均值。

③ 以原始信号均值为 X 轴,工作校准品的浓度为 Y 轴,使用适宜的制图软件及直线、半对数、对数、五参数方程等绘制曲线,并从中选择一条最合适的标准曲线,得出一个合适的计算方法。

④ 根据配套分析仪的原理,使用专用的 SD 卡/射频卡烧录设备,将标准曲线的参数信息烧录到 SD 卡/射频卡中。也可以选择其他的信息存储方式,如二维码。

⑤ SD 卡校验,使用专用的读卡检验工装对烧录后的 SD 卡进行检验,剔除不合格 SD 卡。

重要质量控制点：
- 对工作校准品的量值溯源及其保存、运输等应严格控制；
- 关注测量程序/分析仪的日常维护，监测其稳定性；
- 烧录和检验的设备、工装、软件等应通过验证并要定期再验证。

(8) 组装和内包装

① 领取样品垫、吸水纸、包被胶乳片材中间品，并做好记录；

② 按照工艺要求，将样品垫、吸水纸黏贴在中间品上，做好标识记录，备用；

③ 在组装好的中间品中随机抽取适量中间品，切条、装壳、装铝箔袋、封口、标识后送质量部门检测（曲线拟合），检测合格后进行内包装。

④ 检测合格的中间品，经切条、装壳、装铝箔袋、放干燥剂、封口后转入外包装流程。

(9) 外包装

① 领取标签、说明书、外包装材料等，并做好记录；

② 在标签机上打印有效期、批号；

③ 将试剂、全血缓冲液、说明书放入外包装盒中；

④ 在外包装上贴盒签；

⑤ 填写批次生产记录；

⑥ 质量部门进行成品检验、曲线拟合；

⑦ 检验合格后，放入 SD 卡，贴合格标识；

⑧ 包装间清场，做好清场记录；

⑨ 填写批生产记录，合格产品办理入库手续。

重要质量控制点：
- 关注包装检验是否合格，如标签信息的合规性。

(10) 关键工序和特殊过程。

① 关键工序：

a. 荧光胶乳标记。由于抗体的活性无法精确定量，所以在配制时需要进行调试，应对过程中的反应参数严格控制，包括反应时间、离心转速、超声时间等。要根据不同项目进行验证确定。产品的实验结果应满足预期要求，该工序是控制准确度和批间差的关键。

b. 曲线制定。标准曲线决定定量检测结果的准确性，形成标准曲线的过程应当符合量值溯源要求，对过程中所使用到的标准品/校准品、测量程序、人员、环境、温湿度、数据处理应严格控制，以尽可能地降低过程的不确定度，保证量值的传递准确性，保证使用测量程序的符合性。该工序是控制准确度的关键。

② 特殊过程：

a. 封口应确定为特殊过程。由于封口以后产品已经定型，无法通过后续检测等方法确认封口是否严密，封口性能直接影响产品的稳定性。该工序应确定为特殊过程。

b. SD 卡烧录确定为特殊过程。由于 SD 卡/射频卡作为存储载体，需要在工序中通过软件和工装将曲线的信息录入到载体中，在信息录入过程中可能存在数据丢失或 SD

卡损坏未录入的风险；另外，SD 卡校验的目的是提供重复读取数据进行对比，此过程也可能存在丢失数据的风险。该工序应确定为特殊过程。

七、总甲状腺素检测试剂盒

（一）产品名称

总甲状腺素检测试剂盒（磁微粒化学发光法）。

（二）预期用途

主要用于体外定量检测人体血清中总甲状腺素（TT_4）含量，可用于甲状腺功能亢进症、原发性和继发性甲状腺功能减退的诊断以及促甲状腺激素（TSH）抑制治疗的监测。

（三）检验原理

总甲状腺素检测试剂盒（磁微粒化学发光法）采用竞争法原理，以磁微粒子作为免疫反应的固相，将化学发光酶联免疫分析方法与化学发光测定仪相配合，用于测定人体血清中的 TT_4 含量。

反应原理为待测样本、校准品或质控品中 T_4 与 FITC 标记的 T_4 衍生物竞争结合 ALP 标记的 T_4 单克隆抗体，随后加入抗荧光素抗体的磁微粒，通过抗荧光素抗体与荧光素的特异性结合使抗原-抗体复合物连接在磁微粒上，在外加磁场中直接沉淀，将免疫反应形成的复合物与未结合的其他物质分离。清洗沉淀的复合物，加入酶促化学发光底物，底物在酶的作用下被催化裂解，形成不稳定的激发态中间体，激发态中间体回到基态时发出光子，形成发光反应，利用化学发光测定仪测定反应的发光强度。在测定范围内，发光强度与样本中的 TT_4 浓度成反比。企业可自定拟合方法定量测算待测样本中的 TT_4 浓度。

（四）主要组成部分

总甲状腺素检测试剂盒（磁微粒化学发光法）主要组成部分包括 TT_4 校准品、TT_4 质控品、TT_4 抗试剂 A（FITC 标记物）、TT_4 抗试剂 B（AP 标记物）、磁微粒试剂等。

检测用配套试剂包括全自动免疫检测用化学发光底物溶液、清洗液。

（五）生产环境及设备要求

总甲状腺素检测试剂盒（磁微粒化学发光法）为激素类检测试剂盒，应在相应级别的洁净室生产，其温湿度、压差、尘埃颗粒数、沉降菌、换气次数等应满足标准要求。

常用的生产设备包括：纯化水系统、pH 计、电导率仪、磁力搅拌器、封膜机、标签打印机等。

（六）生产工艺流程及主要工艺质量控制点

1. 生产工艺流程

总甲状腺素检测试剂盒（磁微粒化学发光法）生产工艺流程，如图 5-21 所示。

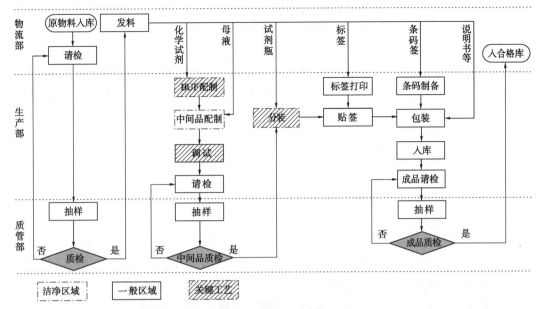

图 5-21　总甲状腺素检测试剂盒（磁微粒化学发光法）生产工艺流程示意图

2. 主要工艺质量控制点

（1）物料控制

应根据质量控制标准，对各种物料的性质、存储、运输、验收、保管、控制参数进行规定。

① 物料请验：外购物料经验收合格后做好标识转入待检库；检验人员应核对相关信息，符合要求后受理检验；质量部门取样检测结束后填写检验记录并出具检验报告。检验结果应及时反馈给相关部门，并做好状态标识。

② 物料周转：应按照生产指令领取相关物料。特别是抗原、抗体等生物活性物质在生产过程周转时，应确保转运条件与储存条件保持一致。例如，在－20 ℃以下冻存的原料必须用冰盒或冰桶转运，并确保从库房转送生产车间的环境条件得到有效控制。对于大包装的抗原、抗体等生物活性原料若不能一次性全部用完时，应进行分装，避免物料反复冻融。

（2）中间品控制

① 配制准备：

a. 获取生产过程控制文件、记录；

b. 领取所需物料，核对品名、批号、有效期、数量及合格标识，做好相关记录；

c. 准备相关容器工具，计量器具应确保在检定、校准效期内。

② 配制过程：

a. 配制缓冲液：选择清洁的玻璃容器，称量瓶重并记录，先加入少量纯化水，依次加入其他化学试剂，充分溶解，再用纯化水定容至配制体积，混匀；将上述溶液用 0.22 μm 滤膜过滤至清洁容器内，在 2～8 ℃条件下保存备用；保存配制记录。

b. 校准品、质控品配制：取若干清洁的玻璃容器（规格与配制体积相匹配），分别称量瓶重并记录，根据配制量加入相应体积的缓冲液；依据加入不同量的 TT_4 抗原母液（加抗原之前，取出相应体积的缓冲液，确保总体积不变）计算，制成校准品和质控品；混匀后在 2～8 ℃条件下静置 48 h 后测试；保存配制记录。

c. 抗试剂配制：取 2 个清洁的玻璃容器（配制 FITC 试剂的容器须避光），分别称量瓶重并记录，根据配制量加入相应体积的缓冲液；依据加入不同量的 TT_4 抗体偶联物（加入偶联物前，取出相应体积的缓冲液，确保总体积不变）计算，制成抗试剂；混匀后在 2～8 ℃条件下储存备用；保存配制记录。

d. 磁微粒试剂配制：取清洁的玻璃烧杯，称量重量并记录，根据配制量加入相应体积的缓冲液，开启搅拌器；依据加入相应体积的磁珠偶联物（加入偶联物前，取出相应体积的缓冲液，确保总体积不变）计算；搅拌混匀后在 2～8 ℃条件下保存备用；保存配制记录。

③ 中间品调试及测试：

a. 用企业内控参考品检测配制的校准品、质控品，应满足要求；如果超出范围，则应根据测试结果进行适当的稀释或加浓，调试后再次测试直至合格。

b. 校准品、质控品、抗试剂、磁微粒试剂经测试达标后配套送检。

④ 中间品送检：

质量部门应做好取样标记，按照操作规程进行检验，用校准品的荧光值和浓度值拟合标准曲线（图 5-22），再用标准曲线评估参考品的测量值，以评判试剂盒是否合格。检验完成后填写检验记录（记录须经复核）反馈至相关部门，并在送检试剂包装上贴合格标识。

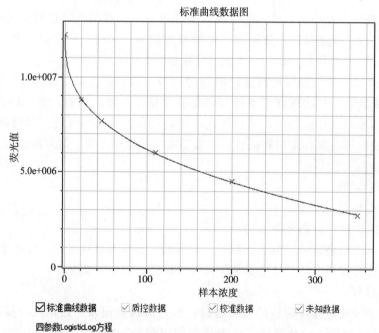

图 5-22　总甲状腺素检测试剂盒（磁微粒化学发光法）标准曲线

若检验结果超出范围，则应对试验样品、仪器、操作过程等展开调查分析，确定原因后安排复检，保存复检合格记录。

(3) 分装与包装控制

① 分装：

根据产品规格，将各试剂组分分装到相应试剂瓶内，并在分装的前、中、后阶段随机各抽取 3 瓶试剂，检测分装量是否满足要求；随后进行封膜并压紧瓶盖。

② 标签打印与贴签：

a. 按照标签模板，填入相应信息，打印标签；

b. 贴签原则：整齐、平整、无皱褶。

③ 包装：

a. 根据分装数量和入库计划，准备说明书、条码、包装材料等；

b. 依据工艺流程，将各组分按顺序放入相应位置，放入说明书后封口，成品转入冷藏库，在 2~8 ℃条件下保存、待检。

(4) 成品控制

① 将试剂盒转入待检库，检验人员对请验单及生产记录核对无误后取样，并做好取样标识；

② 按照操作规程进行成品检验，完成后填写检验记录（记录须经复核）并反馈至相关部门，送检的试剂包装上贴合格标识。

③ 将检验记录及生产记录转交 QA 进行产品放行审核，填写产品放行审核单，同时将产品转至合格区。

④ 抽取一定数量试剂盒，用于定期留样观察。

3. 质量控制

(1) 过程控制

严格执行工艺文件要求，做好生产记录。

① 中间品质量控制要点：

a. 称量过程：按照操作规程进行；

b. pH 测试过程：按照操作规程进行，关注环境温度；

c. 混匀过程：明确混匀方式和混匀速度，确保试剂完全溶解。

② 分装与包装质量控制要点：

a. 试剂分装量应在理论分装量的 100%±5%之间；

b. 磁微粒试剂分装前应充分搅拌混匀，且分装过程持续混匀；分装后的磁微粒试剂应竖直保存；

c. 做好分装过程清场，同时进行多个组分分装时应做好有效隔离；

d. 做好物料平衡计算；

e. 做好过程复核。

③ 成品质量控制要点：按照文件要求进行外观及性能测试，确保满足产品标准要求。

(2) 质量检验

做好各环节的检验，防止不合格品流入下道工序。

① 原物料检验：外观、回收率、性能测试等；
② 中间品检验：外观、偏差、质控品测定值等；
③ 成品检验：外观、准确度、重复性、线性等。

4. 关键工序

（1）缓冲液配制：产品配制是在缓冲液的基础上进行，应关注称量准确性，要有专人复核，保存配制过程记录。

（2）试剂调试：试剂配制完成后应对校准品和质控品进行调试，以满足目标值要求，该过程重点是控制准确度和批间差。

（3）分装封膜：控制不同材质试剂瓶的封膜参数，避免封膜引发的漏液等问题。

八、C反应蛋白检测试剂盒

（一）产品名称

C反应蛋白检测试剂盒（免疫比浊法）。

（二）预期用途

主要用于体外定量检测人血清或血浆中的C反应蛋白（CRP）的含量。

（三）检验原理

C反应蛋白检测试剂盒（免疫比浊法）的基本原理是利用抗原和抗体之间的特异性相互作用，形成免疫复合物，在波长340 nm处引起吸光度的改变，其变化程度与样本中的CRP含量成正比，通过检测其浊度变化而计算分析得到CRP的含量。

（四）主要组成部分

C反应蛋白检测试剂盒（免疫比浊法）主要由试剂R_1、试剂R_2、校准品组成。其中，试剂R_1主要包括磷酸盐缓冲液、氯化钠、聚乙二醇、防腐剂；试剂R_2主要包括CRP抗体、牛血清白蛋白、磷酸盐缓冲液、防腐剂；校准品主要包括CRP抗原、牛血清白蛋白、磷酸盐缓冲液、防腐剂。

（五）生产环境及设备要求

C反应蛋白检测试剂盒（免疫比浊法）应在10万级洁净条件下生产，包括称量间、配制间、分装间、包装间及其他辅助间。称量间、配制间、分装间应控制温湿度。

生产设备包括纯化水的制水系统、电子天平、pH计、电导率仪、混匀器、分装设备、标签喷印设备、干燥箱等。

（六）生产工艺流程及主要工艺质量控制点

1. 生产工艺流程

C反应蛋白检测试剂盒（免疫比浊法）生产工艺流程如图5-23所示。

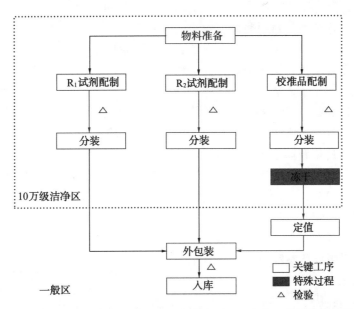

图 5-23　C 反应蛋白检测试剂盒（免疫比浊法）生产工艺流程示意图

2. 主要工艺质量控制点

应对生产人员、设备、容器具、物料、操作、环境等全过程进行控制。按照要求控制配制溶液所需玻璃器皿的清洁过程，新的玻璃器皿使用前应经过泡酸处理、自来水冲洗、纯化水冲洗，干燥备用，并做好标识且专区存放。

应按照配方进行溶液配制。增浊剂聚乙二醇可提高抗原-抗体复合物的形成速度，但过高浓度的聚乙二醇会引起样本中其他蛋白质的非特异性沉淀，可能导致检测结果假性升高；缓冲液离子强度偏高、反应体系 pH 过低或过高，都会对浊度产生影响。因此，应按照要求量取聚乙二醇、氯化钠等化学试剂，调节好缓冲液的 pH。溶液应置于 2~8 ℃环境条件下保存。

校准品中的水分含量可能会影响校准品的均匀性、稳定性，应按照冻干工艺参数进行校准品冻干。

（1）试剂配制、校准品配制

① 准备清洁的容器具，确认工艺用水水质符合要求、电子天平鉴定合格。

② 依据配方称取物料，定量工艺用水进行 R_1 溶液、R_2 溶液、校准品配制。

③ 取样检验合格后，保存在 2~8 ℃环境条件下备用。

④ 填写批生产记录，清场。

⑤ 工艺质量控制点：

a. 称量准确性；

b. 定容准确性；

c. 控制反应体系的 pH；

d. 溶液检验合格，以确保产品准确度、精密度。

（2）试剂分装

① 将配制好的溶液密闭于容器内，转移至分装间。

② 按分装规格领取塑料包装瓶、盖。
③ 设置蠕动泵参数，用缓冲液润洗管路后开始分装操作。
④ 按照装量要求进行试剂分装，旋上瓶盖。
⑤ 填写批生产记录，清场。

(3) 校准品分装

① 将配制好的溶液密闭于容器具内，转移至分装间。
② 按照分装规格领取棕色西林瓶、盖。
③ 设置注射泵参数，用磷酸盐缓冲液润洗管路排尽液体后开始分装操作。
④ 分装后，保存在 2~8 ℃环境条件下备用。
⑤ 填写批生产记录，清场。
⑥ 工艺质量控制点：
a. 关注注射泵设备参数控制；
b. 确保装量准确性。

(4) 校准品冻干

① 确定校准品冻干温度、冻干时间、冻干真空度，设置冻干机参数进行冻干。
② 将冻干后的校准品旋上瓶盖，保存在 2~8 ℃环境条件下备用。
③ 填写批生产记录，清场。
④ 工艺质量控制点：
a. 控制冻干设备参数（冻干温度、冻干时间、冻干真空度）；
b. 确保产品干燥程度。

(5) 校准品定值

① 用 CRP 国家标准品校准制造商选定测量程序；用 CRP 工作校准品校准制造商常规测量程序。
② 根据制造商常规测量程序，按照定值方案对 CRP 校准品进行定值。
③ 根据定值检测结果，计算 CRP 校准品的赋值结果及不确定度。
④ 填写批生产记录，清场。
⑤ 工艺质量控制点：
a. 控制选定测量程序的设备参数，确保工作校准品赋值结果准确度。
b. 控制常规测量程序的设备参数，确保 CRP 校准品赋值结果准确度。

(6) 包装

① 按照操作规程在空白标签上打印生产批号、生产日期、失效日期等信息。
② 将包装标签贴于包装盒表面规定位置，将试剂 R_1 标签、试剂 R_2 标签、校准品标签贴于各试剂塑料瓶表面，将校准品标签贴于校准品西林瓶表面。
③ 将内衬、试剂 R_1、试剂 R_2、校准品和说明书装入包装盒内。
④ 完成包装后取样，经检验合格入库。
⑤ 填写批生产记录，清场。
⑥ 工艺质量控制点：
a. 标签打印时应检查品名、生产日期、有效期和批号的准确性。

b. 检查试剂 R_1、试剂 R_2、校准品和说明书,确保无漏装。

（7）质量检验

① 原料检验：对主要原料如抗体进行蛋白纯度、效价和蛋白浓度检测。对化学试剂进行纯度检查。

② 中间品检验：对中间品溶液进行精密度检测，通过目视观察外观。

③ 成品检验：对物料性状、灵敏度、准确度、批内精密度、批间精密度、线性范围等进行检测。准确度检测采用标准品进行。

九、卡马西平测定试剂盒

（一）产品名称

卡马西平测定试剂盒（均相酶免疫法）。

（二）预期用途

主要用于体外定量测定人体血清或血浆中卡马西平的含量。

（三）检验原理

卡马西平测定试剂盒（均相酶免疫法）整个反应发生在一个液相均相体系中，样本中游离的卡马西平与葡萄糖六磷酸脱氢酶-卡马西平偶联物竞争结合抗卡马西平特异性抗体位点。样本中游离的卡马西平越多，竞争结合的抗体位点越多，抗体释放出的酶标偶联物就越多。游离出来的卡马西平酶标偶联物催化 β-烟酰胺腺嘌呤二核苷酸氧化型（NAD^+）转化为 β-烟酰胺腺嘌呤二核苷酸还原型（NADH），样本中的卡马西平浓度与 NADH 的生成量成正比，通过 340 nm 吸光值的变化即可计算出卡马西平的含量。检验原理如图 5-24 所示。

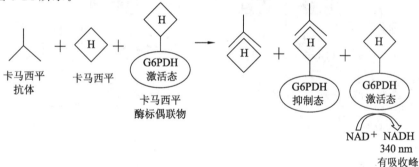

图 5-24　卡马西平测定试剂盒检验原理示意图

（四）主要组成部分

卡马西平测定试剂盒为双试剂测定试剂盒，由 R_1（检测试剂 1）和 R_2（检测试剂 2）两部分组成。主要组成成分为三羟甲基氨基甲烷、葡萄糖-6-磷酸（G6PD）、β-烟酰胺腺嘌呤二核苷酸氧化型、卡马西平多克隆抗体、葡萄糖-6-磷酸脱氢酶（G6PDH）-卡马西平偶联物、BSA 等。

（五）生产环境及设备要求

卡马西平测定试剂盒（均相酶免疫法）为治疗药物监测类试剂盒，生产过程应在 10 万级洁净条件下进行，温度、湿度、换气次数、尘埃颗粒数、沉降菌等应符合要求。

生产所需的功能间包括物料暂存间、称量室、试液配制间、分装间、包装间及其他辅助间。

生产设备包括纯化水制备系统、称量工具、pH 计、配制容器具、搅拌机、分装系统、包装设备、标签打印设备及其他通用设备。

（六）原辅材料要求

1. 原料要求

应根据原料的功能作用、生产工艺、关键性能等指标建立控制要求。主要原料为抗体、酶标偶联物等。常规检验项目包括以下几项。

（1）外观。

（2）含量（纯度）：参考国家标准或企业标准，一般为分析纯级以上。

（3）酶标偶联物滴度：应符合国家标准或企业标准（建议通过配制试样检测）。

（4）抗体效价：通过倍比稀释法与抗原反应进行检测（建议通过配制试样检测）。

2. 辅料要求

（1）说明书、外包装盒、瓶签标识：参照《医疗器械说明书和标签管理规定》和《体外诊断试剂说明书编写指导原则》。

（2）包装瓶要求：外观、容积、密封性、功能特性、生产环境（控制初始污染菌）、双层密封包装等应满足产品预期用途。

（七）生产工艺流程及主要工艺质量控制点

1. 生产工艺流程

卡马西平测定试剂盒（均相酶免疫法）生产工艺流程如图 5-25 所示。

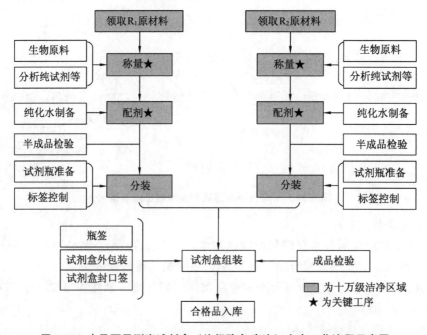

图 5-25　卡马西平测定试剂盒（均相酶免疫法）生产工艺流程示意图

2. 主要工艺质量控制点

(1) 基础液配制

① 领取所用物料，准备容器具，检查仪器设备是否校准且状态正常。

② 向容器中加入所需总体积 90% 的纯化水，依据工艺配方核对原辅材料信息，确认无误后按照规定的操作方法和工艺配方定额量取，量取时应按照工艺要求对量取的原辅材料及数量进行复核，确认无误后填写记录并签字确认。

③ 将原料按照工艺配方要求逐一加入容器中，置于磁力搅拌器或电动搅拌机上搅拌 30 min 至溶液澄清，测定并记录初始 pH 与调节后的 pH，继续搅拌 10 min 后进行半成品取样。配制完成的试剂放入暂存区。

④ 配置完成后应及时进行清场操作。

重要质量控制点：

- 称量准确性：称量仪器必须经过校准，称量过程应双人复核。因 BSA 不易溶解，须单独称量置于容器中用搅拌器缓慢搅拌直至溶解后再使用。
- pH 的准确性：校准液提前置于室温，确保温度为 25 ℃。
- 均相酶免疫试剂：R_1 试剂易受均相酶免疫 R_2 试剂或其他方法学试剂污染，故生产 R_1 试剂的容器须标识清晰并分开使用，不同组分应单独生产并严格清场。

(2) 半成品试剂检测

① 将取样待检 R_1（检测试剂 1）、待检 R_2（检测试剂 2）配套组成，按照半成品检测标准进行检测。

② 填写半成品检测记录，检验合格后由质量部门签批放行。

重要质量控制点：

- 半成品检测关系到产品的准确度和批间差，应严格控制均相酶免疫试剂的本底；
- 检验结果由质量部门签批后方可放行。

(3) 试剂分装

① 设置蠕动泵参数，使用专用管路，润洗管路；

② 使用蠕动泵进行试剂分装；

③ 对分装好的试剂瓶进行拧盖；

④ 对拧盖后的试剂瓶进行检漏试验，不同组分分别进行；

⑤ 用电子天平称量分装，每份装 100 瓶时进行称量验证，控制分装误差；

⑥ 填写批生产记录，质量部门抽样检验合格后转入下一工序；

⑦ 分装间清场，退回剩余包装瓶、盖，清洁蠕动泵和分装间，保存清场记录。

重要质量控制点：

- 控制分装准确性，根据分装瓶规格选取相应内径的蠕动泵管；设置蠕动泵参数，用电子天平确认蠕动泵分装量的准确性。
- 分装检验环节关系到准确度、批间差和瓶间精密度。
- 进行检漏试验，确保分装的试剂瓶不会产生漏液。
- 因均相酶免疫试剂易受交叉污染，不同组分应依次单独分装，容器具不得交叉使用，应严格清场并保存记录。

(4) 试剂盒组装

① 领取标签、说明书、外包装等，并做好记录；
② 在标签机上打印产品名称、生产批号、生产日期、有效期、规格等；
③ 将贴好标签的试剂瓶放入外包盒，放入说明书；
④ 在外包装上贴盒签；
⑤ 质量部门进行出厂检验；
⑥ 检验合格后贴合格标识；
⑦ 对包装间进行清场，保存清场记录；
⑧ 填写批生产记录，办理入库手续。

重要质量控制点：

- 标签、说明书控制：标签申请、打印和使用过程中应核对产品名称、生产批号、有效期、数量等信息，确认无误方可操作。
- 包装控制：质量部门应核对标签信息、包装完好性等。
- 关键工序。

关键工序 1：关键原材料称量。抗体和酶标偶联物为关键原材料，因活性和敏感指数基本固定，只能在很小范围内进行微调。如果该过程不合格，后续步骤将难以调试出合格产品。为此，原材料的取用量应精准控制。

关键工序 2：试剂配制和调试。由于抗体的活性无法精确定量，配制时按一定量加入关键原材料后须经过半成品检验，若不合格则应重新调试。该过程是控制准确度和批间差的关键，最终实验结果应满足预期要求。

——质控品设置：卡马西平测定试剂盒（均相酶免疫法）的参考范围为 $4.0 \sim 12.0\ \mu g/mL$。对质控品设置的方式是：正常质控品 1 个，应在参考范围内；异常质控品 2 个，可在参考范围外。例如：

异常质控品 1，（水平 1）$2.0 \sim 4.0\ \mu g/mL$；
正常质控品 1，（水平 2）$4.0 \sim 12.0\ \mu g/mL$；
异常质控品 2，（水平 3）$12.0 \sim 20.0\ \mu g/mL$。

3. 最终质量控制

(1) 过程控制：生产过程应严格执行工艺要求，保存生产记录。
(2) 质量检验：严格控制各工序的过程质量。
① 半成品检验：定标测试质控品，检验准确度、批间差；
② 成品检验：空白检验试剂、分析灵敏度、线性范围、准确度、批内精密度、批间精密度及产品外观等。

十、乙型链球菌鉴定二分格平板

(一) 产品名称

乙型链球菌鉴定二分格平板（细菌培养法）。

（二）预期用途

主要用于检测孕妇产前是否感染乙型链球菌，通过棉拭子采检妊娠30周以上孕妇的产道内部、产道口周围及肛门周围的分泌物，插入乙型链球菌增菌运送培养管后在35～37 ℃的恒温培养箱放置5～24 h增菌后送至检验室，接种到乙型链球菌鉴定分隔琼脂平板上，在35～37 ℃的恒温培养箱内培养18～24 h，根据培养结果检测孕妇和胎儿有无感染乙型链球菌。

（三）检验原理

乙型链球菌鉴定二分格平板使用乙型链球菌增菌运送培养管采检样本后，移种到乙型链球菌鉴定分隔琼脂平板上，乙型链球菌胡萝卜琼脂出现胡萝卜色，即为阳性。若乙型链球菌胡萝卜琼脂无显色，而β/γ乙型链球菌侦测琼脂出现溶血现象，如协合溶血（CAMP）试验为阳性，则判定为阳性，反之为阴性。

（四）主要组成部分

乙型链球菌胡萝卜琼脂、β/γ乙型链球菌侦测琼脂。

（五）生产工艺流程及主要工艺质量控制点

1. 生产工艺流程

乙型链球菌鉴定二分格平板生产工艺流程如图5-26所示。

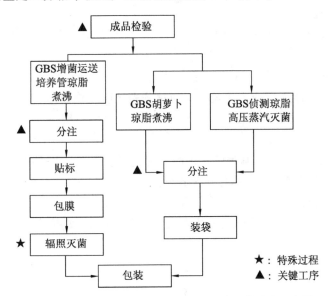

图5-26　乙型链球菌鉴定二分格平板生产工艺流程示意图

2. 主要工艺质量控制点

（1）称量控制：配制过程为关键工序，生产人员应按照操作规程选择称量天平、地称或其他量具进行称量，称量过程必须双人复核。可以对使用的天平配置自动打印装置，对称量过程进行实时记录并打印称量结果，作为生产记录的一部分保存，便于追溯。

（2）分装控制：使用半自动或全自动分装机，分装前10个产品须做装量确定，用校准合格量筒对产品装量进行测量，装量与规格偏差应符合要求。

(3) 辐照灭菌控制：选择合适的辐照灭菌供应商，应对灭菌供应商进行现场审核。灭菌验证应形成报告。应对不同辐照剂量的三批产品进行测试，一般辐照剂量设置为 10～30 kGy。

(4) 收率与物料平衡控制：根据产品工艺要求和实际情况对一些重要工序的收率进行控制，制定收率限定范围，收率计算公式为：

$$收率＝实际值／理论值×100\%$$

例如，成品收率限定范围为 90%～110%，生产过程中有固态粉末、纯化水、化学试剂和动物血液，所以理论值计算为液体使用量。如果实际计算结果收率超出限定范围，必须查找发生原因，并进行原因分析。

(5) 标签控制：标签申请、打印和使用过程各个环节操作人员应核对产品名称、生产批号、有效期、数量等信息，确认无误方可操作。避免打印错误、贴错标签和控制标签数量是本工序的要点。剩余标签应做报废处理，以免误用。

十一、凝血酶原时间（PT）测定试剂盒

（一）产品名称

凝血酶原时间（PT）测定试剂盒。

（二）预期用途

主要用于体外测定人体血浆的 PT。

（三）检验原理

凝血酶原时间（PT）测定试剂盒是一种用组织因子替代反应物，经与血浆样品混合，加入钙离子启动凝血反应产生凝块，通过分光光度仪检测样品中凝块形成时间的技术方法。

（四）主要组成部分

氯化钠、氯化钙、4-羟乙基哌嗪乙磺酸、酯化组织因子、防腐剂。

（五）生产工艺流程及主要工艺质量控制点

1. 生产工艺流程

凝血酶原时间（PT）测定试剂盒生产工艺流程如图 5-27 所示。

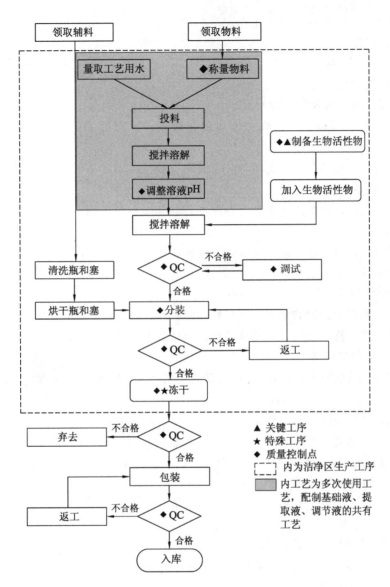

图 5-27 凝血酶原时间（PT）测定试剂盒生产工艺流程示意图

2. 主要工艺质量控制点

（1）基础液配制

① 领取物料，检查品名、有效期、批号。准备配料容器具，配制提取液、基础液和调节液，并做好相关记录。

② 根据试剂体积，选用适宜的配料罐，用电子秤按照配方称取纯化水，保存纯化水水质记录。

③ 按照配方称取物料，倒入所量取的纯化水中，用搅拌器搅拌至试剂全部溶解。

④ 测量 pH，如果 pH 过高，则用体积分数为 10% 的盐酸稀释调至目标值；如果 pH 过低，用 1 mol/L 氢氧化钠调至目标值。

⑤ 配制完毕后，保存配制批生产记录。

重要质量控制点：

- 称量的准确性；
- pH 的准确性。

(2) 组织凝血活酶兔脑提取物制备

① 根据所配试剂体积，量取一定体积提取液，并称取一定量的兔脑粉，加入溶液中；

② 在设定的温度条件下均匀搅拌一定时间（37 ℃，100 r/min，连续搅拌 1 h）；搅拌时应封口，防止蒸发；

③ 搅拌结束后，收集液体置于离心设备离心（1 000×g 离心力，离心 10 min），取上清液备用；

④ 对提取物进行小试，测定其活性和用量；

⑤ 保存制备批生产记录。

重要质量控制点：

- 精确控制提取过程的温度、时间和转速、离心力和离心时间；
- 小试结果应符合要求，此环节关系到产品的敏感度。

(3) 试剂配制和调试

① 根据所配试剂体积，取适量基础液，按照配方加入一定量的兔脑提取物（100 r/min 搅拌 10 min），制备原液；

② 对原液进行检测，如果检测结果不符合要求，则应进行重新调制；

③ 调节液按比例加入，如 1 L 原液中加入 100 mL 调节液，搅拌均匀后，取适量调制后的原液进行检测，若检测结果不符合要求，重复该步骤，直至合格；

④ 保存原液配制检验批生产记录；

⑤ 对称量室和配料室清场，并做好清场记录。

重要质量控制点：

- 逐步调试，直至调试合格；
- 原液检验合格，应关注产品的准确度和批间差。

(4) 分装和压塞

① 原液检验合格后，将配料罐封盖后移至分装间备用；

② 领取清洁的西林瓶、瓶塞和瓶盖；

③ 设置灌装机/蠕动泵参数，使用专用管路，保持管路清洁；

④ 用电子天平称量分装（体积＝溶液净重/密度），如 5 mL/瓶；每分装 100 瓶，用电子天平称量验证分装量，控制分装误差；

⑤ 对分装后的试剂进行半压塞，即加塞时只塞入一半，然后将半压塞的试剂瓶放置在冻干机托盘上，移至冻干间进行冻干；

⑥ 对分装后的产品进行抽样检验，保存批生产记录；

⑦ 做好分装清场记录，退回剩余西林瓶、瓶塞和瓶盖，关闭蠕动泵，清洁分装间。

重要质量控制点：
- 控制分装的准确性；
- 分装检验合格，此环节应关注产品的准确度、批间差和瓶间精密度。

（5）冷冻干燥

① 将半压塞的试剂瓶放入冷冻干燥机，将温度传感器插入试剂瓶中，使多支传感器均匀分布于隔板，关闭冻干机舱门。

② 打开电源，关闭进气阀门，设置冻干曲线，开始干燥。

③ 选择自动控温，运行冻干程序。冷冻干燥参数设置示例如表 5-13 所示。

表 5-13　冷冻干燥参数设置（仅供参考）

工序	预冻阶段			升华阶段		再次升华
隔板温度/℃	−40	−20	−45	−20	−15	37
升温时间/min	60	40	40	120	120	120
保持时间/min	20	20	180	20	1 600	500
真空度/Pa	—	—	—	15	15	0

④ 对冻干后的产品进行抽样检验，保存批生产记录。

⑤ 做好冻干间的清场工作，保存清场记录。

重要质量控制点：
- 应控制冻干过程曲线；
- 冻干检验合格，此环节应关注产品的准确度、批间差、瓶间精密度和稳定性。

（6）包装

① 领取标签、说明书、外包装盒等；

② 在标签机上打印产品有效期、批号，贴瓶签；

③ 将贴好标签的试剂瓶放入外包装盒中；

④ 在外包装盒内放入说明书，贴标签；

⑤ 进行出厂检验，检验合格后贴合格标识；

⑥ 对包装间进行清场，保存清场记录；

⑦ 保存批生产记录，办理产品入库手续。

重要质量控制点：

- 关键工序：

兔脑提取物制备：兔脑提取物作为主要原材料，一经提取后，其活性和敏感指数基本固定，只能在较小范围内进行微调。如果过程控制不好，可能导致后续环节难以调试出合格产品，为此，必须严格控制提取工艺参数，包括每批次提取量和所使用的容器需要相对固定。如果发生改变，则应重新进行工艺验证，合格后再行使用。

试剂配制和调试：由于兔脑提取物的活性不可精确定量，配制时需要进行调试，通过不断调试，使产品的实验结果满足要求，该过程是控制准确度和批间差的关键环节。

- 特殊过程：

真空冷冻干燥：经过干燥后产品基本定型，无法通过其他后续方式进行调整和补救,该过程具有不可逆转性。

注:上述工艺中未给出具体的配方组成和工艺参数,需要企业自行确认验证。

(7) 质控品设置

PT测定试剂的参考范围为8～14 s,一般临床使用的样本范围为6～120 s,通常情况下企业的质控品设置方式为:正常质控品1个,在参考范围内;异常质控品2个,在参考范围外。例如:

正常质控品1,(水平1)8～14 s;

异常质控品1,(水平2)20～40 s;

异常质控品2,(水平3)40～60 s。

(8) INR(国际标准化比值)定标血浆

PT测定时必须提供ISI(国际敏感度指数),需要INR定标血浆,此血浆为标有INR的参考品,为了标定的准确性,通常设置4～5个值的定标血浆。例如:

定标品1,1.0;

定标品2,2.2;

定标品3,3.1;

定标品4,4.3;

定标品5,5.0。

注1:所示INR仅为示例,具体应参考INR定标血浆说明书。

注2:ISI标定方式并非一种,其他方式请参考相关文献或资料。

十二、新型冠状病毒(2019-nCoV)抗原检测试剂盒

(一)产品名称

新型冠状病毒(2019-nCoV)抗原检测试剂盒(乳胶法)。

(二)预期用途

主要用于感染早期人群,不得单独作为作出治疗和疾病管理决定的依据。不能单独用于新型冠状病毒感染的诊断,抗原检测阳性仅作为新型冠状病毒感染的病原学证据,应结合流行病学史、临床表现、其他实验室检查等进行综合分析,作出诊断。阴性结果不能排除新型冠状病毒感染。

该产品在使用上应遵守新型冠状病毒感染诊疗方案等相关要求。

开展新型冠状病毒抗原检测,应符合新型冠状病毒样本采集和检测技术相关指南要求,应做好生物安全工作。

(三)检验原理

新型冠状病毒(2019-nCoV)抗原检测试剂盒(乳胶法)采用免疫层析技术,通过双抗体夹心法定性检测人鼻咽拭子、口咽拭子或鼻拭子中新型冠状病毒(2019-nCoV)抗原。

检测时,向样本加入试剂条,当待测样本中含有新型冠状病毒抗原时,新型冠状病毒(2019-nCoV)抗原和标记抗体形成反应复合物,在层析作用下反应复合物沿着NC膜向前移动,分别被NC膜上检测区(T区)预先包被的新型冠状病毒核蛋白单克隆抗

体捕获,在检测区(T区)上最终形成红色反应线,此时结果判断为阳性;反之,当样本中不含新型冠状病毒抗原或抗原浓度低于最低检出限时,检测区(T区)无红色反应线出现,此时结果判断为阴性。无论样本是否含有新型冠状病毒抗原,质控区(C区)都会形成一条红色反应线,质控区(C区)内所显现的红色反应线是判定层析过程是否正常的标准,同时也作为试剂的内控标准。

(四) 主要组成部分

新型冠状病毒(2019-nCoV)抗原检测试剂盒(乳胶法)由检测卡(内含干燥剂)、样本提取液、密封袋和说明书组成,具体结构如表5-14所示。

表 5-14　新型冠状病毒(2019-nCoV)抗原检测试剂盒(乳胶法)结构表

图示	说明
	(a) 包被在NC膜上检测区(T区)的新型冠状病毒核蛋白单克隆抗体(属源:小鼠);(b) 包被在NC膜上质控区(C区)的羊抗鼠IgG抗体(属源:山羊);(c) 标记的新型冠状病毒核蛋白单克隆抗体(属源:小鼠);(d) 其他:外壳、样品垫、吸水纸和衬垫。
	(a) 20 mmol/L 磷酸盐缓冲液,pH=7.2±0.5;(b) 包装规格为1管/袋、1管/盒、3管/盒、5管/盒、7管/盒、10管/盒、14管/盒、20管/盒、25管/盒、50管/盒、100管/盒。
	产品使用说明书:1份/盒或1份/袋。
	鼻拭子、密封袋(选配)。

注:① 不同批次的新型冠状病毒(2019-nCoV)抗原检测试剂盒(乳胶法)各组分不可以互换。
② 生产企业可以根据配套组盒要求选择适宜的采样拭子。

(五) 生产环境及设备要求

新型冠状病毒(2019-nCoV)抗原检测试剂盒属于三类体外诊断试剂,生产过程所需要的功能间一般包括:称量间、包被间、标记间、配液间、检验室、包装间及其他辅助间。生产场所应符合法规要求。针对酶联免疫吸附试验试剂、免疫荧光试剂、免疫发光试剂、PCR试剂、金标试剂、干化学法试剂、细胞培养基、校准品与质控品、酶类、抗原、抗体和其他活性类组分的配制及分装,产品的配液、包被、分装、点膜、干燥、切割、贴膜以及内包装等过程,生产区域应不低于10万级洁净度级别。温度、湿度、换气次数、尘埃颗粒数、沉降菌、浮游菌等环境条件应满足要求。

生产过程中，包被工艺、样品垫干燥工艺、内包装工艺对于温湿度都有严格的控制要求。特别是湿度，一般干燥和内包装的相对湿度应低于30%；根据产品种类，不同包被工艺有干燥包被和非干燥包被，应以设计开发输出的工艺要求为基准控制温湿度。

新型冠状病毒（2019-nCoV）抗原检测试剂盒生产设备包括：纯化水制备系统、划膜喷金仪、水浴锅、恒温磁力搅拌器、高速冷冻离心机、切条机、封口机、压壳机、全自动包装机、分装系统等设备及其他通用设备。

（六）原辅材料要求

1. 原料要求

（1）新型冠状病毒特异的抗体

病原体特异的抗体是关键原材料。由于新型冠状病毒不同地域、不同人群感染的毒株之间存在的差异尚未明确，因此在选择抗体原料时，应结合表位的选择，避免毒株间的差异造成假阴性，亦应考虑抗原在其他冠状病毒的呈现情况，避免因存在交叉反应出现假阳性。

应详述抗体针对的抗原表位、抗体制备所用免疫原、以及确定该抗体作为主要原材料的依据。质量标准包含外观及蛋白浓度、纯度、分子量、效价、功能性试验等。相关原材料的基本要求参见表5-15、表5-16。

表5-15 新型冠状病毒特异的抗体（仅供参考）

控制办法		质量标准
原料名称		新型冠状病毒核蛋白单克隆抗体
生产厂家		××××××
产品货号		××××××
产品属源		小鼠
外观质量		澄清透明液体
分子量		150 kD
效价		$\geqslant 10^4$
蛋白浓度	要求	$\geqslant 2.0$ mg/mL
纯度	要求	$\geqslant 90\%$
功能性检验	要求	与小样或已合格批次原料相比，阴性、阳性符合
	方法	将新型冠状病毒核蛋白单克隆抗体按照生产工艺包被，并与合格中间品做配合组装实验后，进行功能性检验，具体检测项目如下。 (1) 阳性参考品：检测企业阳性参考品，结果应均为阳性。 (2) 阴性参考品：检测企业阴性参考品，结果应均为阴性。 (3) 最低检出限参考品：取4份最低检出限作为参考品，L_1、L_2 为阳性，L_3 可检出阳性或阴性，L_4 为阴性。

（2）质控品线（羊抗鼠 IgG 抗体）

表 5-16　羊抗鼠 IgG 抗体质控品线（仅供参考）

控制办法		质量标准
原料名称		羊抗鼠 IgG 抗体
生产厂家		×××
产品货号		×××
产品属源		山羊
外观质量		澄清透明液体
分子量		150 kD
蛋白浓度	要求	≥4.0 mg/mL
抗体纯度	要求	≥80%
功能性检验	要求	与小样或已合格批次原料相比，反应强度一致
	方法	将羊抗鼠 IgG 抗体按照生产工艺包被，并与合格中间品做配合组装实验后，进行功能性检验，具体检测项目为：质控线显色强度不弱于小样或已合格批次。

（3）参考品

通常情况下，该类产品的企业参考品包括阳性参考品、阴性参考品、检出限参考品和重复性参考品。

① 阳性参考品：阳性参考品应考虑覆盖不同来源及特征的样本，应至少选择各 5 份确认为阳性的样本，并设置不同滴度水平。

② 阴性参考品：阴性参考品应考虑检测特异性的评价，应纳入正常临床样本、含类风湿因子等干扰因素的样本及其他病原体特异性抗原阳性样本，建议包括冠状病毒（HKU1、OC43、NL63、229E）、流感病毒、肠道病毒、呼吸道合胞病毒、腺病毒等抗原阳性样本。

③ 检出限参考品：可设置系列稀释样本，应包含检出限水平。

④ 重复性参考品：建议包括高、低两个浓度的样本，其中一个浓度应为最低检出限附近的浓度。

2. 辅料要求

（1）化学试剂质量控制要求

化学试剂质量控制要求如表 5-17 所示（因种类较多，仅列举通用要求供参考）。

表 5-17　化学试剂质量控制要求

控制项目	质量控制要求
CAS 号	明确 CAS 号
纯度	不低于化学纯（CP 级，99.5%）
外观	根据化学性质
其他性能	根据化学性质
标识	实物或检验报告应标识名称、批号、保存条件、生产日期、有效期

（2）BSA 质量控制要求

BSA 质量控制要求如表 5-18 所示。

表 5-18 BSA 质量控制要求

控制项目	质量控制要求
CAS 号	9048－46－8
pH	1% 水溶液 pH 为 6.5～7.5 5% 水溶液在 25 ℃时 pH 为 6.5～7.5
纯度	≥98% ≥98%
外观	白色至淡黄色冻干粉
水溶性	1% BSA 水溶液透彻清亮无杂质 5% BSA 水溶液透彻清亮无杂质

（3）包装材料质量控制要求

包装材料质量控制要求如表 5-19 所示。

表 5-19 包装材料质量控制要求

控制项目	质量控制要求
材质	按照设计要求选择
尺寸	尺寸应符合设计要求
印刷	印刷清晰，不得有重影，线条粗细一致，字体不得缺失且应不易刮花，不得有霉点、污渍
内容	内容应正确、无遗漏、无重字，无模糊不清、无版面错误
粘合	应两边对齐，粘合紧密，不易撕开，不得有胶水溢出痕迹

（4）玻璃纤维素膜质量控制要求

玻璃纤维素膜质量控制要求如表 5-20 所示。

表 5-20 玻璃纤维素膜质量控制要求

控制项目	质量控制要求
外观	表面光洁，无污渍，平整无褶皱，纤维分布均匀整齐
标识	产品实物或检验报告中应体现名称、批号、保存条件、生产日期和有效期
尺寸	长度：30.0 cm±0.1 cm；宽度：20.0 cm±0.1 cm
吸水性（量）	裁取 1.7 cm×0.56 cm 玻璃纤维素膜，滴加 120 μL 纯水，立即浸润，呈现亲水性
保存条件及效期	常温密封保存，有效期 2 年
功能性	与样品或合格批次原料相比，在同等原料用量条件下应满足样本，相对偏差不大于 20%

（七）生产工艺流程及主要工艺质量控制点

1. 生产工艺流程

生产工艺流程如图 5-28 所示。

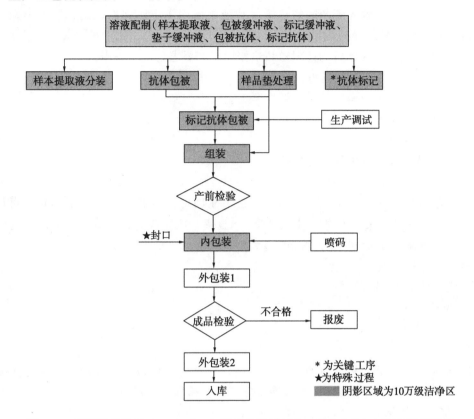

图 5-28　新型冠状病毒（2019-nCoV）抗原检测试剂盒（胶体金法）工艺流程示意图

2. 主要工艺质量控制点

（1）溶液配制（样本提取液、包被缓冲液、标记缓冲液）

① 领取物料，检查品名、有效期、批号，做好相关记录。

② 根据所配试剂体积，选用合适的容具，并用烧杯/量筒按照配方量取纯化水。

③ 按照配方使用电子天平称取物料，倒入量取的纯化水中，搅拌、溶解。

④ 测量 pH，如 pH 过高，用稀盐酸调至目标值；如 pH 过低，用稀氢氧化钠调至目标值。

⑤ 配制完毕后，填写批生产记录。

重要质量控制点：

- 称量的准确性；
- pH 的准确性。

（2）样本提取液分装

将配制的样本提取液分装于提取管中。

重要质量控制点：

- 分装准确性；
- 封口的密封效果。

(3) 样品垫处理

① 将样品垫置于预先配制好的垫子缓冲液中浸泡一定时间后取出，置于干燥间干燥，应注意提前设置干燥间的温湿度；

② 使用剪切机将干燥后的处理样品垫按照工艺要求切割，备用；

③ 将吸水纸置于提前设置好温湿度的干燥间中干燥；

④ 使用剪切机将干燥后的吸水纸按照工艺要求切割，备用。

重要质量控制点：
- 样品垫浸泡的均一性；
- 样品垫干燥过程中均一性的控制。

(4) 抗体标记

将彩色微球超声清洗后，加入 10 mg/mL 的 EDC，摇床反应 30 min 活化，再加入终浓度为 1.5~3.5 mg/mL 的抗体，反应 2 h。待反应完成后超声清洗，加入胶乳保存液，获得半成品，在 2~8 ℃ 条件下保存、待用。

重要质量控制点：
- 取液的准确性；
- 反应时间；
- 摇床转速和时间。

(5) 片材包被

① 根据所配中间包被抗体的体积及浓度，计算所需包被抗体体积，选择合适的移液枪量取一定体积的包被抗体，加入准备好的包被稀释液中；

② 在旋涡混合器上混匀，混匀后按照保存条件存放备用；

③ 确定划线包被环境，确认包被环境达到工艺需求后，调试划线仪器，应关注调节模式、选择管路、清洗仪器等环节；

④ 调试结束后，排空管路，吸入预先稀释的包被抗体，按照工艺需求调整仪器参数，包被；

⑤ 将包被好的片材放在干燥架上，按照工艺要求在适当的温湿度环境条件下干燥一定时间；

⑥ 干燥后的片材放入提前准备好的密封袋中，根据工艺要求放入一定数量的干燥剂；

⑦ 片材封装后，注明名称、批号、数量等，保存批次生产记录。

重要质量控制点：
- 包被抗体稀释的准确性；
- 划线包被的均一性；
- 包被环境、干燥环境的控制。

(6) 组装过程

将样品垫、包被片材、吸水纸按照顺序组装；用剪切机将试纸条切成粗细均匀的窄条；将试纸条与专用外壳组装。将包装好的试纸条连同干燥剂一起封装于铝箔袋中。

(7) 工序检查

对组装后的半成品按照检验规程进行检验，其最低检出限、阳性参考品、阴性参考品、重复性等合格后转入下一工序。

(8) 成品包装

将说明书、装有试纸条和干燥剂的铝箔袋、密封袋（选配）、鼻拭子和样本提取液一起装入外包装盒。

(9) 成品检验

按照成品检验规程检验最低检出限、阳性参考品、阴性参考品、重复性等，合格后转入下一工序。

关键工序：抗体标记。由于抗体的活性不可精确定量，所以配制时需要进行调试，应严格控制过程中的反应参数，包括反应时间、转速、超声时间等，并根据不同项目进行验证确认，控制该过程的准确度和批间差。

特殊过程：由于封口以后，产品基本定型，无法通过后续的检测确认是否密封。应关注封口性能，确保产品的稳定性。

第三节　质量检验与产品放行

体外诊断试剂产品的质量稳定性需要从产品的最初设计、样品的稳定性试验、过程检验、成品检验以及产品上市后的留样稳定性考察等各个环节进行综合控制。

一、质量控制

质量控制的定义是质量管理的一部分，致力于满足质量要求。质量控制可划分为四个阶段：采购质量控制、过程质量控制、最终检查验证、交付质量控制。

为满足质量控制要求，生产企业应设置质量管理部门，配备从事质量控制职能的管理人员，通常质量控制职能由质量检验员或质量工程师分担。

体外诊断试剂在成分构成、生产过程和质量检测等方面与一般医疗器械不同，主要是依据化学、生物化学、免疫学、微生物学、分子生物学等原理或方法制备。体外诊断试剂的质量控制主要体现在原材料、生产工艺、半成品及成品的生产管理过程，质量管理体系主要包括对"人、机、料、法、环、测"的控制，需要考虑原材料、环境监测、工艺用水、半成品、成品检验、留样观察等环节，以确保产品质量符合标准或经注册备案的产品技术要求。

(一) 质量部门设置

体外诊断试剂生产企业应设置独立的质量管理机构。规模较大的企业可以分别设置质量检验和质量管理部门；规模较小的企业既可以单独设立质量检验机构，也可以与质量管理部门合二为一，或将质量检验机构设为质量管理部门的下属机构。

由于生产管理部门是产品质量形成的主要责任部门，而质量管理部门则是质量控制、质量监督的重要部门，两者在质量管理职责与权限上存在着相互监督和相互制约的关系。为此，生产部门负责人与质量部门负责人不得兼任，以保证质量管理的风险得到有效的制约与平衡。典型的质量管理机构如图5-29所示。

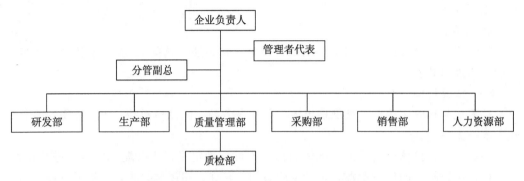

图5-29　生产企业质量管理机构参考示意图

（二）质量管理人员要求

《医疗器械生产质量管理规范》要求质量管理部门的负责人应当熟悉医疗器械相关的法律法规，具有质量管理的实践经验，有能力对质量管理中出现的实际问题作出正确的判断和处理。《医疗器械生产质量管理规范》对质量部门负责人提出了三个方面的基本要求，包括熟悉相关法律法规、具有质量管理经验及具有发现、判断和解决质量问题的能力。由于各企业情况存在差异，法规条款没有具体规定该部门负责人任职的具体条件，但是企业应当按照上述原则，根据实际情况在质量体系文件中明确规定质量管理部门负责人的任职条件和任免程序。

《医疗器械生产质量管理规范附录：体外诊断试剂》对质量管理人员的专业学科背景提出了明确要求，如医学、检验学、生物学、免疫医学或药学等。与医学检验、临床医学或药学相关的专业包括医学、药学、化学、检验学、细菌学、病毒学、分子生物学、生物化学、免疫学、遗传学、血液学、微生物学等。只有具备专业背景，才能更好地认识和把握产品的风险所在，从而了解在产品实现过程中如何去降低风险或规避风险。

在满足基本条件的前提下，应关注相关人员的实际工作经验和工作能力与从事的工作、承担的职责保持匹配，了解体外诊断试剂的基本原理、产品结构、成分组成、预期用途、使用方法、生产工艺、主要性能等要求，只有充分了解和熟悉产品的生产过程，才能从专业角度识别产品的质量要素，控制产品风险。

要加强对质量管理人员的培训、考核和评价，保证质量管理部门的负责人能够持续熟悉医疗器械相关法规，具有足够的法律意识与风险意识，具备足够的产品知识和管理经验，针对产品实现过程中的相关问题，有能力识别体外诊断试剂质量管理中的风险，并根据风险的高低作出正确的判断和处理。

（三）质量检验人员要求

体外诊断试剂生产企业应配备具有相应资质的质量检验人员，检验人员应了解医疗器械相关法律、法规知识，并具有与医学检验、临床医学或药学相关的专业背景或从事该专业工作经历，即经过培训或熟悉相关领域检测技术，包括与所生产的体外诊断试剂有关的国家标准、行业标准、注册或备案的产品技术要求，以及进货检验、过程检验和成品检验所涉及的专业技术。从事高生物活性、高毒性、强传染性、强致敏性等特殊要求工作的质量检验人员，对检验结果有影响的检验仪器和设备的操作人员，应接受专业技术培训和产品防护知识培训。此外，对需要进入洁净区工作的检验人员还应进行卫生和微生物学知识、洁净作业技术等方面的培训。

（四）检验场所要求

《医疗器械生产质量管理规范》明确要求：企业应当配备与产品生产规模、品种、检验要求相适应的检验场所和设施。检验是质量控制的重点环节，虽然现代企业质量管理更加强调过程控制，但事后检验仍是过程控制无法替代的工作，按照工艺要求和检验要求进行产品检验是必不可少的环节，配备必要的检验场所和检验装置则是一项非常重要的措施。

由于体外诊断试剂生产企业规模、产品品种结构、仪器装备、检验方法等不同，每个企业的质量控制区域布局也会有所不同。通常情况下，检验场所的基本设置原则是：拥有足够的空间满足各项实验需求；每一类操作应有适宜的区域，不能产生相互影响和干扰；检验样品不易转运的，应靠近生产区域设置检验区域；检验环境如静音室、辐射室、准备间等有特殊需求的，应按照相关标准建设。对检验产品有特殊要求的，应建立物理实验室、理化实验室、微生物限度室、微生物实验室、阳性对照实验室、PCR实验室等。

（五）检验设备、计量器具管理

《医疗器械生产质量管理规范》明确要求：企业应当配备与产品检验要求相适应的检验仪器和检测设备，建立检验仪器和设备的使用记录，记录内容包括使用、校准、维护和维修等情况。企业应当对主要检验仪器和设备，包括进货检验、过程检验或半成品检验、成品检验所需的仪器设备制定相应的操作规程。应关注检验仪器和设备的性能参数、技术指标如量程、准确度、精密度等是否满足被测物料、产品的各项性能指标要求。同时，应考虑检验仪器和设备的检验能力，其精度等级配备台数应与检验场所、检验工作量相匹配。

体外诊断试剂生产企业应制定检验仪器和检测设备管理制度，对检验仪器和检测设备的购置、安装、调试、验收、使用、校准、维护、保养、故障维修和报废处置等作出规定。具体内容应包括以下几个方面。

（1）建立检验仪器和检测设备台账，并有唯一性编号，实行分类管理。设备台账内容包括：设备名称、规格型号、出厂编号或/和唯一性编号、制造商名称等信息。对检测结果有影响的重要检验仪器和检测设备应建立档案，内容包括：设备采购和验收记录，制造商提供的附件资料、使用说明书、合格证、光盘、备品配件等；校准/检定或测试证书报告，维护保养情况，故障、损坏、改装或修理的历史记录等。

（2）应按照相关文件要求，规范检验仪器和检测设备的安装程序。安装完成后应进行检查和校正，并通过验证确认仪器和设备达到预期用途。保存校准和验证结果的记录。

（3）为了防止检验仪器和检测设备在搬运、调整、存放等过程中发生精确度变化，导致测量结果失效，应采取严格的管理措施。使用时如果发现测量结果可能失效，应对以往测量结果的有效性进行评价，或对该检验仪器和检测设备涉及的任何受影响的产品采取适当措施。

（4）新购的检验仪器和检测设备验收合格、投入使用前应根据仪器设备的技术规范、制造商提供的使用说明，结合仪器设备的复杂程度、精密度和准确度，以及操作人员技术水平建立适宜的、满足检验要求的操作规程，明确使用前检查、操作步骤、使用规范、维护保养、检定/校准、注意事项等要求。

（5）并非所有的检验仪器和检测设备都要保存使用记录。应对要求建立使用记录的检验仪器和检测设备予以识别，对检验结果有重要影响、需要满足追溯要求的仪器设备每次使用均要形成记录，保存仪器运行情况、被检样品识别、使用人员、环境条件等相关信息。

（6）检验仪器和检测设备的使用记录，既是在受控条件下运行的证明，也是符合法规要求的客观证据。应对检验仪器和设备进行校准、检定或测试，按照使用说明书定期进行维护保养，保存校准/检定或测试、维护保养及维修记录。

（7）应对使用检验仪器和检测设备的操作人员、维护保养人员等进行必要的培训和考核。保存相关培训考核记录。

体外诊断试剂生产企业使用的计量器具通常包括：检验仪器和检测设备中配置的、按照计量器具管理的部件、仪表，以及通用的计量器具如游标卡尺、千分尺、温度计等。计量器具的存放和使用场所、环境条件应符合使用要求。使用过程中若出现异常偏差或精密仪器搬动后、失准修复后、新购置未检定或校准期失效时，均应重新进行检定或校准。对于无法进行检定、校准或测试的专用或自制检验仪器和计量装置，在使用前应确认是否需要对其准确性、精密度进行核查。

（六）进货检验

应根据原材料、辅料和外购件的国家标准、行业标准或企业标准、技术要求、质量协议等文件规定，明确进货检验项目和检验方法，重点控制影响最终产品主要性能和生产过程工艺性能的项目指标。

应建立进货检验规范，原材料的进货检验项目应根据功能作用、生产工艺、关键性能等指标确定。凡是有国家标准或行业标准的项目应执行国家标准、行业标准。企业内部制定的控制标准或检验规范不得低于国家标准或行业标准要求。应严格按照进货检验规程对各种原材料、外购外协件进行检验，保存记录。未经检验或检验不合格的原辅材料、外购外协件不得投入使用。

1. 主要生物原料质量控制

免疫类产品的主要生物原料包括各种天然抗原、重组抗原、单克隆抗体、多克隆抗体以及多肽类。分子类产品的主要生物原料包括模板DNA、脱氧三磷酸核苷（dNTP）、引物、探针、标记物、聚合酶等。主要生物原料若自行生产，应按照工艺要求对这类生物原料进行质量控制，工艺必须相对稳定，以保证达到规定的标准要求；若外部采购，其供应商应相对固定，不得随意变更。企业应与供应商签订质量保证协议，保存供货物料质量检验报告。如果主要原材料（包括工艺）或供应商发生变更，应依据相关要求办理变更手续。

（1）抗原/抗体及多肽类材料常规检验项目

① 外观：目视检查，大部分生物原料为澄清均一的液体，不含异物、浑浊物、沉淀或颗粒；或为白色粉末，不含其他颜色杂质；特殊生物原料应有相应的外观控制标准。

② 纯度和分子量：经过 SDS-PAGE 电泳后，利用电泳扫描仪进行分析，或采用其他适宜方法，如高效液相法等。

③ 蛋白浓度：蛋白浓度可通过劳里（Lowry）法、280 nm 光吸收法、双缩脲法或其他方法进行检测。

④ 效价：效价的测定应根据蛋白含量测定结果，通过倍比稀释法进行。

⑤ 制备小样进行功能性实验：功能性实验是指模拟生物原料用于试剂盒的实际生产情况，应关注采用该原料的试剂盒产品的灵敏度、特异性和稳定性，比对与上批次原料的相关性。用于制备质控线的抗原或抗体可采用其他适宜方法进行功能性实验。

（2）引物探针及分子生物学工具酶常规检验项目

① dNTP：dNTP 的组成成分包括 dATP、dUTP、dGTP、dCTP 和 dTTP。应为高效液相色谱（HPLC）级、PCR 级，无 DNase（脱氧核糖核酸酶）和 RNase（核糖核酸酶）污染，产品应在 $-20\ ℃$ 环境条件下保存。

② 引物：由一定数量的 dNTP 构成的特定序列，采用 DNA 合成仪人工合成后经聚丙烯酰胺凝胶电泳或其他适宜方法纯化。冻干粉应序列正确，合成量应达到试剂生产要求。纯度应达到电泳（PAGE）级或 HPLC 级，不含杂带。应提供合成机构的合成产物质量检验证明，如 PAGE 结果或 HPLC 分析图谱。应进行 HPLC 分析和紫外光吸收分析，紫外分光光度计测定 OD 260 nm 与 OD 280 nm 的比值在 1.6～2.0 之间，可视为合格引物。产品应在 $-20\ ℃$ 环境条件下保存。

③ 探针：冻干粉纯度应达到 HPLC 级。应提供合成机构出具的合成产物质量检验证明，如 HPLC 分析图谱；应对探针的核酸序列及标记的荧光素或化学发光物进行核实，并进行 HPLC 分析。使用可见紫外分光光度计进行 200～800 nm 扫描，在 260 nm 处应有吸收峰。另外，根据标记荧光素的不同，在荧光素的激发波长处应有吸收峰。产品应避光并在 $-20\ ℃$ 环境条件下保存。

④ DNA 聚合酶：如 Taq DNA 聚合酶，SDS-PAGE 检测，纯度＞95%，应具有 DNA 聚合酶活性，无核酸内切酶活性；应具有热稳定性，在 94 ℃ 条件下保温 1 h 后仍保持 50% 活性。产品应在 $-20\ ℃$ 环境条件下保存。

⑤ 逆转录酶：具有逆转录酶活性，无核酸内切酶活性。产品应在 $-20\ ℃$ 环境条件下保存。

⑥ 尿嘧啶糖基化酶（UNG）：具有尿嘧啶糖基化酶活性，无核酸外切酶及核酸内切酶活性。在 1 单位 UNG 37 ℃ 条件下处理 3 min 后，10^3 拷贝以下含 U 模板被降解后不能产生扩增产物。产品应在 $-20\ ℃$ 环境条件下保存。

⑦ RT-PCR 酶：具有逆转录酶活性和 DNA 聚合酶活性，无核酸内切酶活性，具有

热稳定性，在94 ℃条件下保温 1 h 后仍保持 50％活性。产品应在－20 ℃环境条件下保存。

2. 生物辅料质量控制

分子类产品的主要生物辅料包括酶类（蛋白酶、核酸酶等）、核酸提取试剂、鱼精 DNA、封闭用蛋白、杂交液等。主要生物辅料若自己生产配制，应按照技术要求进行质量检验，其工艺必须相对稳定，以保证达到规定的标准；若外部采购，其供应商应相对固定，不得随意变更。企业应与供应商签订质量保证协议，并提供相应的质量检验报告。

免疫类产品的生物辅料是指在生产过程中作为蛋白保护剂用途的一类生物原料，主要包括小牛血清、山羊血清、BSA 和酪蛋白等。这些生物原料应符合《中国生物制品主要原辅材料质控标准》要求，且适合于本企业的生产。

（1）牛血清或羊血清

① 外观：目视检查，为浅黄色澄清稍黏稠的液体，无溶血或异物。

② 无菌试验：将血清在 37 ℃条件下直接放置 7 天，目视观察，不得出现浑浊或沉淀。

③ 总蛋白含量：用双缩脲法测定，蛋白含量≥32 mg/mL。

④ 球蛋白含量：取待测血清 1 mL，采用饱和硫酸铵法进行沉淀，沉淀溶于质量系数为 0.85％氯化钠溶液至 1 mL，用 Lowry 法测定，蛋白含量≤2 mg/mL。

（2）BSA

① 外观：目视检查，应为浅黄色、黄色或乳白色的冻干粉末，无吸潮、无结块、无肉眼可见的其他杂质颗粒。

② 溶解性：将 BSA 配成 10％溶液，在 18～26 ℃时，溶解时间应不超过 15 min，pH 应为 6.5～7.1。

③ 总蛋白含量：用双缩脲法，其标准为蛋白含量≥95％。

④ 总蛋白中的 BSA 含量：采用 SDS-PAGE 法，其标准为蛋白含量≥95％。

⑤ BSA 的净含量：总蛋白含量乘以总蛋白中的 BSA 含量，其标准为蛋白含量≥90％。

（3）酪蛋白

应符合产品质量控制标准要求。

（4）标记用酶

应在产品质量标准中明示所使用的标记用酶的名称（如辣根过氧化物酶、碱性磷酸酶等）。按照不同生产厂家的检验方法和质量标准进行检验，酶的纯度 RZ 值（OD 403 nm 与 OD 280 nm 的比值）应大于 3.0。

对于小牛血清或山羊血清、BSA 以及酪蛋白等，应进行功能性实验，即以其为原料，配制一定浓度的稀释液作为样品，进行酶联免疫测定，不得出现非特异性反应。提供生物辅料的供应商应相对固定，不得随意变更。

3. 主要化学原辅材料质量控制

化学原辅材料的质量标准包括外观、盐类检测、溶液 pH、溶解情况、干燥失重、炽灼残渣等，应符合《中国生物制品主要原辅材料质控标准》分析纯级别要求，并适合于本企业生产。

主要化学原辅材料供应商应相对固定,不得随意变更。化学原辅材料供应商应提供批次产品的质量保证书或质量检验报告。

4. 其他物料质量控制

(1) 酶标板

① 外观:目视检查板条外观质量,不应有欠注、飞边、污染、表面光洁度差、底部有波纹及划伤等。

② 制备小样,采用适宜的方法检验吸附能力和精密性。用一定浓度的正常人 IgG 包被板条,再用一定浓度的抗人 IgG 酶结合物吸附,通过显色反应,使用酶标仪读数,计算 CV 值。CV 值结果应符合产品功能性要求,一般批内 CV≤5%,批间 CV≤10%。

(2) 液体试剂装量瓶

应建立阴/阳性对照、样品稀释液、洗涤液、酶结合物或酶稀释液、底物或底物缓冲液等液体组分相应的质量控制标准。应采用相应的装量瓶,对不同的液体试剂所用的装量瓶规格和颜色、瓶盖颜色等进行控制。

(3) 玻璃纤维或聚酯纤维膜及滤纸

玻璃纤维或聚酯纤维膜及滤纸应具有厚度、毛细迁移速度、重量等要求,其均一性(厚度、毛细迁移速度、重量偏差范围)应达到规定要求。

NC 膜、玻璃纤维或聚酯纤维膜及滤纸、玻璃纤维素膜等在采购时,应要求供应商提供每批次产品的质量保证书或质量检验报告。

(4) NC 膜

NC 膜应具有厚度、孔径大小等要求,毛细迁移速度、韧性(切割时膜破损引起的废品率)、均一性(厚度、毛细迁移速度偏差范围)应达到规定要求。

(5) 塑料衬片

塑料衬片应具有厚度、硬度(切割时一次未能整条切下的百分率)、尺寸(与标识吻合)、黏性(切割时造成玻璃纤维与塑料衬片分离的百分率)等要求。

(6) 载玻片

① 外观:目视检查应无缺刻、划伤等缺陷。

② 激光扫描仪扫描(波长为芯片检测波长):包被层应基本均匀。

(7) 其他物料

粘胶纸、铝箔袋、说明书、包装外盒和干燥剂应参照《体外诊断试剂说明书编写指导原则》《医疗器械说明书、标签和包装标识管理规定》,建立相应的质量控制要求。

(七) 过程检验

过程检验是指生产过程中采取适宜的质量控制措施,对规定的过程参数进行检验。过程检验的目的是保证每道工序质量,避免不合格品的进一步加工或流入下道工序。企业应建立生产过程质量控制规程,过程检验项目应按照产品技术要求并结合工艺文件确定。由于产品不同、工序不同,过程检验的项目也有所不同。

过程检验方式一般采取自检和专检相结合。从事过程检验的人员应具备一定的产品知识和专业技能,并经过培训上岗,以保证检验质量。

（八）成品检验

成品检验是评价最终产品质量是否满足设计要求的重要手段，是决定产品是否可以放行的重要依据，是产品全生命周期中有关质量控制的关键控制点。《医疗器械监督管理条例》规定：医疗器械生产企业应当按照医疗器械生产质量管理规范，建立健全与所生产医疗器械相适应的质量管理体系并保证其有效运行；严格按照经注册或者备案的产品技术要求组织生产，保证出厂的医疗器械符合强制性标准以及经注册或者备案的产品技术要求。经注册或备案的产品技术要求应包括成品性能指标和检验方法，产品技术要求中可能并未明确规定哪些项目应进行出厂检验，企业应在相应的产品检验规程中予以细化，以正确指导出厂检验和产品放行。

《医疗器械生产企业质量控制与成品放行指南》要求成品检验规程的内容原则上应当覆盖已注册或者备案的产品技术要求中需要常规控制的检验项目和检验方法。不能覆盖的，应在成品检验规程中予以说明。必要时，应当给出经过确认的替代解决方案。成品的检验规程至少应当明确成品的名称、规格型号、验证/确认/监视/测量/检验/试验项目和方法、适用的仪器设备和器具、抽样程序、抽样方案、接收准则、引用标准/引用测量程序和相关记录等内容。抽样方案应当具有统计学依据，应当对统计推断的置信度进行分析，确保抽检的样品具有代表性。

成品检验应由授权的检验人员承担，应严格按照产品出厂检验规程进行，出具检验报告或检验证书，保存检验数据的原始记录。

（九）其他

体外诊断试剂生产和检验应使用国家标准品（参考品），或经国家标准品（参考品）标化后的企业参考品。若某类试剂没有国家标准品（参考品），则使用企业参考品，企业参考品的制备应有规范的质量控制程序，以保证产品的安全性、有效性及可控性，其质量应不低于国家批准的同类产品质量。企业应建立校准品、参考品量值溯源程序。对每批生产的校准品、参考品进行赋值。

体外诊断试剂生产和检验使用的菌（毒）种应标明来源、验收、储存、保管、使用、销毁的控制要求。应执行国家有关医学微生物菌种保管规定和病原微生物实验室生物安全管理条例。建立生产用菌（毒）种的原始种子批、主代种子批和工作种子批系统。

体外诊断试剂生产和检验涉及菌（毒）种属于实验室从事与病原微生物菌（毒）种、样本有关研究、检测、诊断的活动范畴，应以《人间传染的病原微生物名录》为基础进行分类，其使用和管理应符合《病原微生物实验室生物安全管理条例》、《中国医学微生物菌种保藏管理办法》、《实验室 生物安全通用要求》（GB 19489—2008）等法规和标准的有关要求。

二、抽样检验管理

（一）抽样检验的目的

在医疗器械产品实现过程中，为评价最终产品质量的符合性，通常采用全数检验或抽样检验的方法。

全数检验是对批产品中的每件逐一检验。当检验费用低且易于判断合格与否时,全数检验是一种相对理想的办法。但是一些特殊产品的检验项目存在试验费用较高或需要进行破坏性检查的情况,采取全数检验的方法则是不可行和不现实的。

抽样检验是针对批量大、自动化生产的产品,从整批产品中随机抽取样本,根据对所抽样本的检验结果按照特定的评价规则判断产品总体质量是否合格的一种检验方法。抽样检验是建立在数理统计基础上的检验方法,是一种经济合理、简便易行的科学方法。

(二)抽样检验适用范围

抽样检验的范围、对象、目可能不同,在生产过程中各个环节都有可能采取抽样检验。抽样检验可用于进货检验、过程控制、关键工序、特殊过程、产品放行等阶段的质量控制。抽样检验内容包括:

(1)原料、辅料、包装材料;
(2)中间品或半成品;
(3)中间过程;
(4)成品;
(5)其他。

体外诊断试剂生产过程常用的原辅材料抽样检验数量参考表 5-21。

表 5-21 一般性原辅材料抽样检验数量参考表

项目	取样件数	取样量	备注
原辅材料	$N \leqslant 3$,每件均取; $3 < N \leqslant 300$,抽取 $\sqrt{N}+1$ 件; $N > 300$,抽取 $\sqrt{N}/2+1$ 件	至少为一次全检量的 3 倍	参照 GB/T 2828.1—2003,或按照验证结果执行
内包装材料			
外包装材料			
标签			
中间品、半成品	GB/T 2828.1—2003	—	
成品	GB/T 2828.1—2003	—	
工艺用水、饮用水	各取样点	500 mL/次,每天 2 次	

(三)取样的基本要求

1. 人员要求

(1)取样人员通常由质量部门的授权人员负责。

(2)取样人员应经过相应的操作培训,了解所取物料与产品的知识,掌握取样技术和取样工具的使用方法,防止取样过程产生污染或交叉污染。取样培训的内容通常包括:取样作业指导书、取样工具操作、样品容器使用、取样设施、取样防护、取样清洁等。

(3)取样人员应具有良好的视力和颜色分辨识别能力。能够根据观察到的现象作出正确的质量判断和评估。任何异常现象、可疑迹象均应详细记录,并进行偏差处理。

(4)取样时应穿着符合要求的防护服装,防止污染物料或产品,并预防取样人员因物料受到伤害。

2. 取样工具

取样工具应表面光滑，使用前应进行清洁、消毒或灭菌，且不与样品产生化学反应。同一批次取样结束后，取样工具应及时清洗、消毒或灭菌，超过规定存放时间应重新清洁、消毒或灭菌。

（1）取样工具的种类：吸管、取样器、塑料勺、不锈钢勺、铲子、取样袋、密封袋等。

（2）取样工具的清洁：使用饮用水冲洗数次后再用清洁剂清洗，然后用饮用水冲洗至无泡沫，最后用纯化水冲洗数次，晾干备用。

（3）取样工具的消毒或灭菌。

① 建议采用一次性无菌取样工具。

② 若重复使用，宜采用湿热灭菌，在121 ℃灭菌30 min或160～170 ℃干热灭菌2～4 h，灭菌干燥后存放在专用柜或盒中，使用时间不宜超过3天。

③ 不宜进行湿热灭菌或干热灭菌的取样工具，包括用于微生物检验的取样工具，可使用75％的乙醇擦拭，或采用其他适宜的方法进行消毒、灭菌。

④ 超过规定存放时间的取样工具应重新清洁、消毒或灭菌。

3. 取样容器

取样容器通常采用玻璃或塑料材质制成，不得与样品发生化学反应；应密闭、洁净、干燥。需要在2～8 ℃温度条件下保存的物料应配备相应的贮存设备。用于微生物检查的样品应使用无菌的取样容器。取样容器通常应满足以下要求：

（1）方便装入样品；

（2）方便倒出样品；

（3）容器表面不应吸附样品；

（4）方便密封和存储；

（5）便于携带；

（6）如有必要应能避光。

应根据不同的物料性质，选择不同的取样容器。

固体材料取样：采用具有封口装置的无毒塑料袋、药用塑料袋，烧杯、广口瓶、具盖/具塞磨口玻璃瓶。

液体材料取样：采用玻璃瓶，易挥发或易吸潮的样品应用磨口瓶或具塞的玻璃瓶。

光学敏感物料取样：采用具有避光功能的包装容器，如棕色容器。

4. 取样辅助工具

封口包装材料，如手套、剪刀、纸、记号笔、不干胶标签、乙醇棉签、扎带等。

5. 取样场地

产品/物料取样应在取样间进行，取样间的内饰装修、配套设施不得使用易于产生颗粒物的材质，照明灯具、温湿度计、通风设施、工作台面等应易于清洁、消毒或灭菌。

产品/物料取样场地的洁净度级别应与生产环境保持一致。取样过程应避免样品、物料与外界环境或其他物料产生交叉污染。

（1）固体、液体原辅材料应在仓库专用的取样间或洁净取样车内取样。

（2）中间产品、半成品及成品应在相应洁净级别的生产现场取样。

（3）内包装材料应在仓库取样间或洁净取样车内取样，外包装材料应在仓库取样。

（4）纯化水应在制水设备上的取样点、各使用点取样。

（四）取样流程

应根据产品特性及取样量，选择适宜的取样工具。洁净区使用的原辅材料、半成品或成品应在与产品制造环境相同的洁净级别条件下取样。

1. 取样前准备

（1）取样工具使用后应及时清洗存放于橱柜中，保持清洁干燥。不同类别的样品取样应分别备置取样工具，不得共用。重复使用的取样袋采用75%乙醇擦拭消毒，灭菌后的容器、器具应在消毒或灭菌有效期内使用。

（2）质量部门应做好取样准备，依据供应商提供的检验合格报告，计算取样件数和取样量。配置必要的取样工具、样品容器、辅助工具，如手套、样品盒、剪刀、取样证等。在存装样品的容器上粘贴标签，注明品名、规格型号、物料编号、批号、数量、取样日期。

（3）取样注意事项：取样时应做好必要的防护措施，如穿戴工作服、防护手套等；取样应迅速，样品包装拆封后应密封，防止吸潮或氧化变质；易燃易爆物品应远离热源；液体样品需要摇匀后取样，需要避光样品应采用棕色包装瓶，必要时加套黑纸；腐蚀性样品应避免用金属工具取样；微生物检测样品取样时应用乙醇消毒棉球擦拭手、指甲、取样器具和取样口后取样。

2. 取样过程

（1）原辅材料取样

① 物料验收后，由仓库保管员填写请验单递交质量部门，通知取样。

② 质量部门准备取样工具，并检查取样工具是否符合要求。

③ 取样地点：仓库取样间或洁净取样车内。

④ 原辅材料应放置在待验区，取样前应核对物料待检状态标识。核对外包装完整性，应无破损，无污染，密封良好；核对请验单内容与实物是否相符；核查物料有效期，查验品名、规格、批号、生产厂家与请验单是否一致。

⑤ 取样方式如下。

a. 固体：用清洁的取样器在每一包装上、中、下不同部位取样，对同一品种、同一批号、不同容器的样品取样后放入取样袋或广口瓶中，上下振摇，使样品混匀，封口，并做好标记（品名、规格、批号或进厂编号）进行等量混合。同一品种、不同批号的样品在取样后应分别存装在不同的取样袋或广口瓶中，不同品种、不同规格的物料不能混用同一取样工具。

b. 液体：打开容器后应检查样品是否均匀，有无结晶、沉淀或分层现象。发现样品不均匀时应先混匀后再取样，对易分层或不均匀的液体应摇匀或搅匀；若样品体积过大，无法混匀，则从上、中、下三层分别取样，放入洁净的玻璃瓶中，封口，做好标记。

⑥ 取样量：$N≤3$，每件均取；$3<N≤300$，抽取 $\sqrt{N}+1$ 件；$n>300$，抽取 $\sqrt{N}/2+1$ 件，按照 GB/T 2828.1—2003 或验证结果抽取样品。通常情况下，取样量至少为一次全检量的 3 倍，包括一次全检量、复检量。

⑦ 需要进行微生物限度检验的样品应放入无菌的容器内，封口、标记。

⑧ 取样结束后，已取样的包装应重新密封，防止包装内的样品被污染或散落。取样后的包装应放回原货位，加贴封口标记、取样证。

⑨ 应保存取样报告或取样记录。取样记录应包含样品品名、批号、供应商、规格、批量、取样日期、取样量、取样工具及取样人等信息。

（2）内包装材料取样

① 验收后由仓库保管员填写请验单递交质量部门，通知取样。

② 取样工具应清洁、消毒或灭菌。

③ 取样地点：仓库取样间或洁净取样车。

④ 核查品名、规格、批号、数量、生产厂家等信息与请验单是否一致，核对物料应为待检状态。核对外包装完整性，应无破损、无污染、密封良好。

⑤ 取样方式：将脱包后的待取样件运至取样间，取样工具、取样容器应通过物流传递窗传入取样间，检查取样件内包装的完整性，确认无破损后逐包打开（不得同时打开两个物料包装，防止物料交叉污染），核对包装无破损、无混杂、无污染。打开包装取样时，应戴好手套，用不锈钢镊子、剪刀等工具按上、中、下随机取样后将样品放入干燥洁净的取样袋中，做好取样标识。

⑥ 取样量：参照 GB/T 2828.1—2003 或验证结果抽取至少为一次全检量的 3 倍，包括一次全检量、复检量。

⑦ 取样结束后，封好已打开的包装，加贴封口标记、取样证。

（3）外包装材料取样

① 验收后由仓库保管员填写请验单递交质量部门，通知取样。

② 取样地点：包装材料库。

③ 核查品名、规格、批号、数量、生产厂家等信息与请验单是否一致，核对物料为待检状态。

④ 取样量：参照 GB/T 2828.1—2003 或验证结果抽取至少为一次全检量的 3 倍，包括一次全检量、复检量。

（4）中间品、半成品、成品取样

① 生产车间填写请验单递交质量部门，通知取样。

② 取样地点：洁净车间。

③ 取样方式：核对请验单信息，如品名、批号、规格、批量等无误后进行取样，取样完成后填写取样记录。

④ 取样量：参照 GB/T 2828.1—2003 或验证结果抽取至少为一次全检量的 3 倍，包括一次全检量、复检量。

（5）工艺用水取样

① 质量部门依据工艺用水日常监控规范取样检验。

② 准备取样标签，内容包括取样地点、编号、取样时间、取样人。

③ 取样地点：制水车间、各使用点。

④ 取样方式：打开取样点阀门，排除管内积存死水。用乙醇擦拭手和指甲、擦拭无菌瓶外壁。打开瓶盖，注意瓶塞不要碰触任何物品和手掌，将瓶口对准管口接入所需水量后移开瓶口，盖紧瓶塞。

⑤ 取样量：每个取样点 500 mL（2瓶），其中1瓶做理化指标检测，另外1瓶做微生物限度检查。

3. 样品贮存

样品贮存条件应与所取物料、产品贮存条件保持一致。

4. 取样标识

取样完成后，应在被取样的包装容器上贴上标签，标示取样信息，易于溯源。取样品应有明确标识，包括品名、批号、取样日期、取样时间、数量、储存条件、取样人。

5. 取样记录

应保存取样记录，内容包括取样日期、品名、批号、规格、取样量、来源及取样人信息。

（五）取样风险控制

取样过程中如果发现不符合要求，应立即停止取样，保存不符合情况记录，并通知质量部门进行调查处理。通常可能存在的问题包括：

（1）请验信息和实际物料不一致。

（2）发现物料的外观、性状异常。

（3）取样人员未经培训。

（4）取样环境和物料使用环境不一致。

（5）取样方法不具有代表性或取样不均。

（6）取样人员未按照规定程序取样，无相应记录。

（7）取样工具未经清洁、消毒或灭菌；存装样品的容器未经清洁、消毒或灭菌。

（8）取不同样品时未及时更换取样工具。

（9）用于微生物限度检查的取样容器具未经灭菌。

（10）对光线敏感或易变性的物料取样时未采取避光措施。

（11）取样后的样本无标识、样本混淆。

三、产品留样管理

留样是指按规定要求保存的、用于产品质量追溯及产品性能研究的物料和样品。产品留样在医疗器械质量追溯、不良事件调查中有助于分析原因、查找问题、明晰事故责任，为确认或修改产品技术指标提供数据支持。

（一）相关法规要求

（1）应根据产品特性和工艺特点，以及法规要求进行留样管理，保持留样观察记录。

（2）应保存工艺研究、技术要求、性能研究、稳定性研究、产品检测、临床试验/评价研究（包括预实验）、参考值研究等各个阶段的样品数量、贮存条件、留样数量、使用或销毁情况记录。试制样品数量应满足从事研究所需要的数量要求。

（3）留样产品应在规定的环境条件下储存。应建立留样台账，保存留样记录。留样检验报告应注明留样批号、有效期、检验日期、检验人、检验结论等。留样期满后应对留样检验报告进行汇总、分析并归档保存。

（二）留样目的

（1）留样目的：为了实现质量追溯，或对某批次物料、产品进行调查分析。应根据产品特性、工艺特点、临床应用等，明确产品留样目的、留样数量及观察项目。

（2）稳定性考察：稳定性考察是为了评价产品在一定的环境条件影响下产生的变化趋势。稳定性考察的数据应真实、客观、科学，稳定性考察的结果应适用于后续的生产、贮存、运输等过程。

（3）持续稳定性考察：为了在有效期内监控产品质量，确定在规定的贮存条件下符合质量标准的要求。

（三）样品选取

应考虑产品成本、产量特性等因素，结合留样目的、留样检查项目，采取适宜的留样方式，如成品留样、原材料留样、产品替代物留样等，企业可以根据法规要求或自行规定留样品。原料、辅料、成品在留样环节中至关重要，包装材料及标签留样可视情况而定。应明确留样品的规格型号，关注留样品能否代表被取样批次产品。

（四）留样数量

应根据留样目的、检测项目及留样的品种不同，明确具体的留样比例或留样数量。留样数量一般与留样目的、留样品、检测项目相适应。

留样比例或留样数量由企业自行确定，通常情况下每批产品均应留样。成品留样应为产品的最小包装，对于最小包装数量较大且价值较高的产品，根据情况可进行选择性留样。留样数量包括留样观察数量和留样检验数量。留样观察数量一般为全数检验量的3倍。

（五）产品留样室

应设置相对独立、空间充足的留样室。留样室的面积应与生产规模相适应。原则上留样品的保存条件应与原材料、产品规定的存放条件保持一致。根据留样品的贮存条件，配备满足产品质量要求的环境监测设备，定期监测，保存环境监测记录。

留样室应配备合适的置物货架，用于放置留样品。留样品应分类别、分品种、分批号合理存放，应有明确的留样标识，如品名、批号、数量、日期等。

（六）留样检验或留样观察

应制定留样管理制度，确定留样检验时间，定期进行留样检验或留样观察。应综合考虑产品质量特性，保存留样观察记录，以利于产品质量追溯。

1. 留样检验或留样观察的频次或周期

根据留样目的，明确留样检验或留样观察的频次或周期。

（1）留样观察时间应不少于产品的有效期。

（2）用于稳定性研究的产品，可适当延长留样观察时间和（或）增加观察频次。

（3）若原材料留样则应考虑生产批次因素，留样观察时间应确保满足使用该批次原材料生产最后一批产品的可追溯性要求。

（4）每年至少对留样产品进行一次包装完整性的外观目视检查。

2. 留样检验或留样观察项目

体外诊断试剂生产企业应依据产品技术要求和产品质量特性，确定留样检验或留样观察项目和检测方法、判定标准。

3. 留样检验记录

应建立留样台账、留样检验记录和留样检验报告，内容应包括测试仪器、试剂名称、留样批号、产品有效期、检验日期、检验人、检验结果等内容。产品留样检验记录、留样检验报告可参考表 5-22、表 5-23。

表 5-22　产品留样检验记录表

检验依据						检验时间	
生产批号		规格		检验数量		检验单号		检验室温度 相对湿度	℃ %
检验用仪器	仪器编号		仪器型号		仪器编号		仪器型号
检验用试剂批号	名称		批号		名称		批号
检验项目	标准要求			检验结果			单项判定
检验结论	本批次检验结果　　□合格　　□不合格						
检验人	年　　月　　日			复核人	年　　月　　日		

表 5-23　产品留样检验报告

检验依据				检验日期	年　　月　　日
生产批号		规格		检验数量		有效期至	
检验项目		标准要求			检验结果
					□ 符合规定 □ 不符合规定
结论	本批次检验结果　　□符合　　□不符合　　《××要求》				
检验人		复核人		质量部负责人	

注：留样观察时及留样期满后，应将产品相关信息填入相应表格之中，便于产品质量追溯。

4. 留样产品处置

产品留样期满后应对留样检验记录、留样检验报告进行汇总分析，评价和考察产品质量的稳定性。

留样观察或留样检验过程中若发生产品变异、检测项目不合格等情况，应及时分析和查找不合格原因。

如果该批次产品全部出现类似不合格情况，应依据不合格品的控制程序及时处置，或采取发布不良事件报告、退货、召回等措施。

留样期满后留样检验剩余样品应按照相关程序予以处理，并防止留样品的非预期交付或使用。

四、产品放行管理

产品放行与交付过程的质量控制是指按照规定的方法或规程对原料、辅料、包装材料、中间品和成品进行取样、检验和复核，以保证这些物料和产品的成分、含量、纯度及其他性能指标符合规定的质量标准或技术要求。产品放行过程的质量控制流程如图5-30所示。

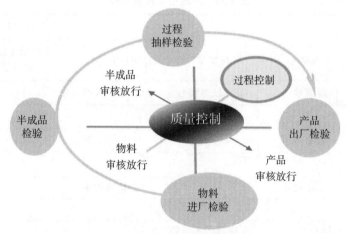

图 5-30　产品放行过程质量控制流程图

（一）相关法规要求

《医疗器械生产质量管理规范》《医疗器械生产质量管理规范　体外诊断试剂现场检查指导原则》《医疗器械生产企业质量控制与成品放行指南》等法规文件对体外诊断试剂的产品放行与质量控制给出了明确规定。

体外诊断试剂生产企业应建立产品放行与交付过程的质量控制程序，并按照相关要求进行质量控制与产品放行。

1. 建立控制文件

应根据企业现状及产品特性建立各类指导性管理文件，编制与文件相对应的检验记录和检验报告表格等。其重点应关注的内容如下。

（1）检验仪器和检测设备

① 制定检验仪器和检测设备控制文件，对检验仪器和检测设备的使用、校准、鉴定作出规定。

② 为确保检验结果的准确、真实、稳定，应按照规定的检验周期对检验仪器和检验设备的性能、关键参数进行校准或检定。如果企业自行校准，应建立校准规程。校准

人员应经过培训，保存校准标识和校准记录。

③ 应对检验仪器和检测设备的搬运、维护、贮存、防护作出规定，确保正常使用。

④ 当发现检测仪器和检测设备不符合规定要求时，应对以往检测结果的有效性进行评估，并采取适当的处置措施，评估检测结果偏离程度对合格判定的影响，以及偏离结果涉及产品的范围。

⑤ 对用于检验的计算机软件应进行确认。由于部分检验仪器和检测设备自带软件系统，应在仪器设备安装的同时完成自带软件的确认。例如，检验色谱设备除了对仪器进行安装确认、运行确认、性能确认外，还应对仪器是否具有良好的检测性能，能否满足验证接收标准和日常分析测试要求，以及实验室环境能否满足正常操作和使用进行确认，确认其可靠性、安全性、完整性以及可追溯性。

a. 可靠性：提供计算机软件设计及确认证明，如安装验证、系统适用性试验等。

b. 安全性：确定系统安全信息管理人员，包括对设备柱效等色谱柱信息进行详细设置，明确用户设置类型，明确不同授权人的授权访问范围。

c. 完整性：色谱设备谱头信息应包含实验者、试验内容、进样时间、运行时间。谱存信息应包含保留时间、峰高峰面积、定量结果、理论板数。另外，应满足数据保管、自动输出文件、非授权人无法修改、安全保存等要求。储存信息应包含路径和文件名。

d. 可追溯性：文件报告、输出记录等信息应与相对应的色谱数据保持一致。

（2）产品检验及过程控制

① 应制定进货检验、过程检验和成品检验规程，用以指导产品实现全过程的放行交付，确保使用符合要求的采购物品、中间品，交付合格的成品。产品检验规程必须涵盖经注册或备案的产品技术要求，以及强制性标准的性能指标。

a. 产品技术要求性能指标不得低于国家标准或行业强制性标准要求。

b. 检测方法应与注册或备案的产品技术要求保持一致，按照检验规程及检验结果出具检验报告，检验记录应证实各项指标符合要求。

② 企业应具备相应的检测能力。应根据产品标准或技术要求配置必要的检测设备。对于检验条件和检测设备要求较高的一些检验项目，可以委托检验。受托检验机构可以是国家认证认可部门授权的第三方机构。

a. 进货检验：对原辅材料进行控制，应采取验证、检验等手段确认主要原辅材料是否符合产品技术要求。

b. 过程检验：对半成品、中间品进行控制。应对关键工序、特殊过程实施必要的过程检验或过程参数的监视测量。

c. 成品检验：依据国家标准、行业标准或注册备案的产品技术要求进行成品检验。企业内控标准、成品检验规程、产品交付要求应覆盖注册备案的产品技术要求中的常规检验项目和检验方法。

③ 应保存批产品的进货检验、过程检验、成品检验记录和最终产品的检验报告或检验证书等。检验记录应包含所用检测设备及编号、检验试剂及批号、检验日期、检验环境、温湿度要求、操作人员、复核人员等信息，并满足可追溯性要求。

④ 检验用试剂溯源：

a. 建立校准品、参考品量值溯源程序，对校准品、参考品的赋值进行复验并记录。

b. 检验用菌（毒）种应标明来源，以及验收、贮存、保管、使用、销毁等信息，应执行国家有关医学微生物菌（毒）种规定和病原微生物实验室安全管理规定。建立菌（毒）种原始种子批、主代种子批和工作种子批系统。

c. 若自行制备抗原、抗体，应保存关于所用原料来源和性质的记录，并满足可追溯性要求。

d. 若自行制备红细胞、血浆检测试剂，应使用具备供血资质机构提供的血液配制。与供血机构签订的协议中应明确规定交接样本为 HIV、HCV、梅毒、乙型肝炎病毒表面抗原阴性样本。

企业应建立生物废物处置管理规定，建立自制试剂内控质量标准，明确控制措施和控制方法，保存试剂使用记录/台账。

（3）产品放行

① 产品放行包括采购品、中间品/半成品及成品放行。采购品、中间品/半成品放行人可以是产品放行人，也可以指定其他人员，如 QA 或 QC 人员。成品放行的最终决策者必须是授权放行人。

② 体外诊断试剂产品在实际形成过程中，并非检验合格即可放行，应由生产部门、质量部门确认以下内容是否符合要求。

a. 必须完成规定的工艺流程，确认是否按照批准的工艺生产；生产环境应符合工艺要求；工艺参数应与产品技术要求保持一致。

b. 批生产记录完整齐全，应包含生产指令、各道工序操作记录，各种物料领用、退库记录、交接单、物料平衡记录、纠偏记录、返工处置记录、半成品检验记录、半成品审核放行单、成品检验记录、成品审核放行单、清场记录、产品入库记录等。

c. 批生产记录中的原辅材料供应商、产品名称、规格型号、生产数量、操作人员、复核人员、操作日期、操作环境、温湿度控制、检测仪器设备及编号、试剂及编号等信息应完整齐全。

d. 进货检验、过程检验、成品检验、验证确认等质量控制记录应符合规定要求。检验/确认人员及审核、授权批准人应按规定签发记录。

e. 产品实现全过程中发生的不合格、返工、降级使用、紧急放行等情况应按照规定处理完毕。

f. 产品使用说明书、标签及版本应符合规定要求。

g. 授权放行人员应按照规定签发产品放行单，批准产品放行。产品放行审核参考示例如表 5-24 所示。

表 5-24 产品放行审核参考示例表

产品审核放行单				放行单编号	
品　　名：		批　　号：		规　　格：	
生产车间：		数　　量：		检验报告书编号：	
审核项目标准					结果
生产审核	生产指令与生产用物料	① 使用的物料符合质量标准，有合格报告书并经过批准放行； ② 物料领用数量符合生产指令要求； ③ 投料数量与工艺一致，各工序次序准确，工艺参数正常。			是□/否□
	批生产记录	① 记录齐全、数据完整、书写正确，有操作人、复核人签名； ② 生产符合工艺要求，生产设备、生产环境、清场过程符合要求； ③ 半成品检验合格，有半成品审核放行单，过程抽样结果应符合质量标准。			是□/否□
	批包装及记录	① 产品说明书、标签、包装材料、批号打印及有效期正确无误； ② 记录齐全、书写正确、数据完整，有操作人、复核人签名。			是□/否□
	物料平衡	① 物料平衡计算公式正确； ② 各工序物料平衡结果符合要求。			是□/否□
	返工记录	记录齐全、数据完整、书写正确，有操作人、复核人签名。			是□/否□
	结论	符合规定□　　　　　不符合规定□ 审核人：　　　　　　日期：　　年　月　日			
质量审核	生产记录审核	① 记录齐全、数据完整、书写正确，有操作人、复核人签名； ② 清场记录及清场合格证有 QA 人员签字； ③ 半成品、过程产品抽样按规定取样检验，检验结果符合质量标准。			是□/否□
	包装记录审核	① 记录齐全、数据完整、书写正确，有操作人、复核人签名； ② 清场记录及清场合格证有 QA 人员签字； ③ 说明书、标签、包装材料、批号打印及有效期正确无误。			是□/否□
	物料平衡	① 物料平衡计算公式正确； ② 各工序物料平衡结果符合标准要求。			是□/否□
	监控及取样记录审核	① 记录齐全、数据完整、书写正确，有监控人签名； ② 监控项目齐全，结果符合规定，关键工序参数符合规定，取样数量正确无误。			是□/否□
	返工记录审核	①《不合格品处理意见单》经批准，《返工通知单》信息齐全； ② 返工记录齐全、数据完整、书写正确，有监控人签名； ③ 返工后产品经抽样检验符合规定要求，废品按要求处置； ④ 返工记录保存在批记录中。			是□/否□

续表

审核项目标准			结果
质量审核	偏差处理	对生产偏差、检验偏差执行偏差调查处理程序，处理结果符合要求。	是□/否□
	批检验记录及检验报告审核	① 记录齐全、数据完整、书写正确，有操作人、复核人签名； ② 各项目检验结果均符合质量标准； ③ 检验报告经质量负责人签字批准。	是□/否□
结论	符合规定□ 不符合规定□ 审核人：	日期：	年 月 日
符合规定，同意放行：□ 不符合规定，不同意放行：□ 产品放行人：		日期：	年 月 日

体外诊断试剂生产企业通常授权质量部经理作为最终产品放行人。特殊情况应由总经理授权其他有资质的人员履行产品放行职责。

放行产品应附有合格证明。合格证明可以印刷在说明书、产品标签、封口标签上，也可以随附产品合格报告。产品检验放行流程如图5-31所示（仅供参考）。

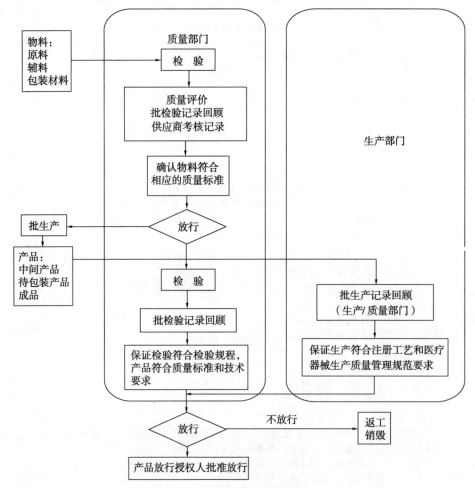

图 5-31　产品检验放行流程示意图

综上所述，体外诊断试剂生产企业在质量控制、检验放行过程中可能存在以下几点共性问题，应予以关注。

第一，规范性文件制定的合理性和实际操作的符合性问题。例如，成品出厂检验规程中的检验指标未覆盖经批准的产品技术要求，或检测方法低于产品技术要求，且未对以上差异进行评估或控制；未制定出厂检验或留样检验的检验规则；留样检验规则中未明确不同目的留样的样品数量、检验周期及检验内容等；未制定检验用企业参考品的配制、定值等过程的作业指导书；产品上市前的实际放行流程与放行相关规定不一致。

第二，检验记录的可追溯性问题。例如，检验报告中未记录"准确度"检测使用的企业参考品批号；未记录"线性范围"检测使用的高浓度/低浓度血清样本的信息；未记录"批内精密度"检测使用的血清样品的具体信息，包括批号、标示值等；参考物质（尤其是企业自制的内部校准品）的台账信息不完整，如缺少主要技术指标、溯源途径等；用于配制检测用样品的人源性样本清单上记录信息不完整，如缺少样本原始编号、样本临床信息等。

第三，相关验证工作不足，如目前供采购的国际标准品或国家标准品大多数未明确具体有效期，企业内部一般会自定其有效期，但部分企业缺少相应的验证性数据支持，如未制定相关参考物质复验的周期；企业自定一级参考品有效期为 2 年，但未能提供有效期验证资料。

随着国内生物技术平台突飞猛进的发展，体外诊断试剂产业不断完成技术突破和创新，进口试剂及诊断仪器的垄断地位正在被民族产品逐步打破，国产体外诊断试剂产品质量的可靠性和稳定性是拓展市场的基本条件。企业应根据产品特性、方法学平台、临床使用的实际需求及法规要求，对不同产品制定合理的成品检验及留样检验要求，定期进行质量回顾性评价及分析，确保上市产品的有效性和安全性。

第四节　PCR 实验室的管理

一、PCR 技术简介

PCR 全称为 polymerase chain reaction（聚合酶链反应），是一项非常强大的科学技术，可以通过一种非常简单但是高效的方法来复制 DNA，它可看作是生物体外的特殊 DNA 复制，PCR 的最大特点是能将微量的 DNA 大幅增加。

没有 PCR 技术，就没有现代分子生物学。PCR 技术的发明者凯利·穆利斯（Kary Mullis）在 1993 年获得诺贝尔化学奖，被称为"PCR 教父"。

生物体的基因组存储在 DNA 分子中，但是分析这种遗传信息需要大量的 DNA。1985 年，穆利斯发明了一种有效的方法，该方法可在短时间内大量复制少量 DNA。PCR 在医学研究和法医学领域都具有十分重要的意义。

二、PCR 基本原理

我们知道 DNA 复制时，以亲代 DNA 的两条链分别作为模板，在 DNA 聚合酶的催化下，按碱基互补的原则合成两条与模板链互补的新链，组成新的 DNA 分子，新形成的两个子代 DNA 与亲代 DNA 的碱基顺序完全一样。由于子代 DNA 分子中一条链来自亲代，而另一条链是新合成的，因此这种复制方式称为半保留复制。

用简单的方式来理解 PCR 就像是"心灵手巧的小姑娘学习织围巾"，在织围巾（PCR）的过程中，首先拆解原始织样得到元素织样（模板 DNA），然后将起针（引物对）、毛线（dNTP）和针（Taq DNA 聚合酶以及缓冲液体系）串起来，让 DNA 分子无处可逃。PCR 的技术原理如图 5-32 所示。

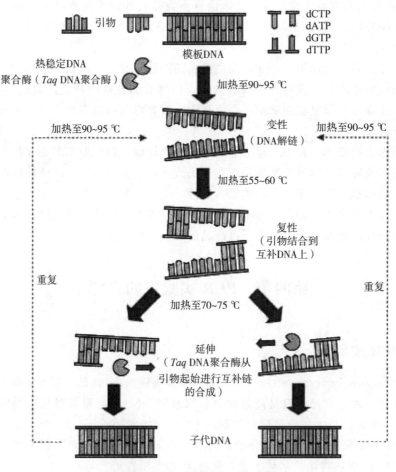

图 5-32　PCR 技术原理示意图

1. PCR 实验步骤

（1）PCR 反应体系。

- 10×扩增缓冲液 10 μl；
- 4 种 dNTP 混合物（终浓度）各 100～250 μmol/L；

- 引物（终浓度）各 5～20 μmol/L；
- 模板 DNA 0.1～2 μg；
- *Taq* DNA 聚合酶 5～10 U；
- Mg^{2+}（终浓度）1～3 mmol/L；
- 补加双蒸水 100 μL。

（2）其中 dNTP、引物、模板 DNA、*Taq* DNA 聚合酶以及 Mg^{2+} 的加量（或浓度）可根据实验调整，以上数据仅供参考。

2. PCR 反应要素

（1）引物：引物有多种设计方法，由 PCR 在实验中的目的决定，但基本原则相同。（PCR 引物为 DNA 片段，细胞内 DNA 复制的引物为一段 RNA 链。）

（2）酶：PCR 所用的酶主要有两种来源——*Taq* 和 *Pfu*，分别来自两种不同的嗜热菌。其中，*Taq* 扩增效率高但易发生错配，*Pfu* 扩增效率弱但有纠错功能。所以，实际使用时应根据需要进行不同的选择。

（3）dNTP：包括 dATP、dGTP、dTTP、dCTP。

（4）模板：模板即扩增用的 DNA，可以是任何来源，但有两个原则，第一纯度必须较高，第二浓度不能太高以免抑制。

（5）缓冲液：缓冲液的成分最为复杂，除水外一般包括 4 个有效成分。

① 缓冲体系：一般使用 HEPES 或 MOPS 缓冲体系；

② 一价阳离子：一般采用钾离子，但在特殊情况下也可使用铵根离子；

③ 二价阳离子：镁离子，根据反应体系确定，除特殊情况外无须调整；

④ 辅助成分：常见的有 DMSO、甘油等，主要用来保持酶的活性和帮助 DNA 解除缠绕结构。

3. PCR 引物设计

PCR 中有两条引物，即 5′端引物和 3′引物。设计引物时以一条 DNA 单链为基准（常以信息链为基准），5′端引物与位于待扩增片段 5′端上的一小段 DNA 序列互补；3′端引物与位于待扩增片段 3′端的一小段 DNA 序列互补。引物设计的基本原则如下：

（1）引物长度：15～30 bp，常用长度为 20 bp 左右。

（2）引物碱基：G+C 含量以 40%～60% 为宜，G+C 太少扩增效果不佳，G+C 过多易出现非特异条带。A、T、G、C 最好随机分布，避免 5 个以上的嘌呤或嘧啶核苷酸成串排列。

（3）引物之间不应出现互补序列，尤其是避免 3′端的互补重叠。

（4）引物与非特异扩增区的序列的同源性不要超过 70%，引物 3′末端连续 8 个碱基在待扩增区以外不能有完全互补序列，否则易导致非特异性扩增。

（5）引物 3′端的碱基，特别是最末及倒数第二个碱基应严格按要求配对，最佳选择是 G 和 C。

（6）引物的 5′端可以修饰，如附加限制酶位点，引入突变位点，用生物素、荧光物质、地高辛标记，加入其他短序列，包括起始密码子、终止密码子等。

4. 模板的制备

PCR的模板可以是DNA，也可以是RNA。模板的取材主要依据PCR的扩增对象，可以是病原体标本如病毒、细菌、真菌等，也可以是病理生理标本如细胞、血液、羊水细胞等。用于法医学鉴定的标本通常为血斑、毛发等。

标本处理的基本要求是去除杂质，并部分纯化标本中的核酸。多数样品需要经过SDS和蛋白酶K处理。难以破碎的细菌可用溶菌酶加EDTA处理。所得到的粗制DNA，经酚、氯仿抽提纯化，再经乙醇沉淀后用作PCR反应模板。

5. 反应的控制

（1）PCR反应的缓冲液：提供合适的酸碱度与某些离子；

（2）镁离子浓度：总量应比dNTPs的浓度高，常用的浓度为1.5 mmol/L；

（3）底物浓度：dNTP以等摩尔浓度配制，通常为20～200 μmol/L；

（4）Taq DNA聚合酶：通常为2.5 U（100 μl）；

（5）引物：浓度一般为0.1～0.5 μmol/L；

（6）循环次数：一般为25～30次；

（7）变性温度和时间：为95 ℃/30 s；

（8）退火温度和时间：低于引物T_m值5 ℃左右，一般在45～55 ℃；

（9）延伸温度和时间：72 ℃，1 min/kb（10 kb内）；

（10）T_m值：=4（G+C）+2（A+T）。

循环次数决定PCR扩增的产量。模板初始浓度低，可增加循环次数以便达到有效的扩增量。但循环次数并不是可以无限增加的。一般循环次数为30次左右，循环次数超过30次以后，DNA聚合酶活性逐渐达到饱和，产物的量不再随循环次数的增加而增加，出现了所谓的"平台期"。

6. 循环参数设置

（1）预变性：模板DNA完全变性与DNA聚合酶的完全激活对PCR能否成功至关重要，建议加热时间参考试剂说明书，一般未修饰的TaqDNA聚合酶激活时间为2 min左右。

（2）变性步骤：循环条件一般在95 ℃，30 s足以促使各种靶DNA序列完全变性，可能的情况下可缩短该步骤时间。变性时间过长易损害酶活性，过短则导致靶序列变性不彻底，易造成扩增失败。

（3）引物退火：退火温度需要从多方面考虑，一般以引物的T_m值为参考，将扩增的长度适当下调作为退火温度，然后在此次实验的基础上作出预估。退火温度对PCR的特异性有较大影响。

（4）引物延伸：引物延伸一般在72 ℃条件下进行（Taq DNA聚合酶最适温度）。但是在扩增长度较短且退火温度较高时，本步骤可省略。延伸时间随扩增片段长短而定，一般推荐将DNA模板长度在1 000 bp以上、含Pfu DNA聚合酶及其衍生物的延伸时间设定为1 min/kb。

（5）循环次数：大多数PCR循环次数为25～35次，过多易产生非特异性扩增。

（6）最后延伸：在最后一个循环后，反应在72 ℃维持10～30 min，使引物延伸完全，并使单链产物退火成双链。

7. PCR 反应步骤

标准的 PCR 过程分为三步。

(1) DNA 变性：（90～96 ℃）：双链 DNA 模板在热作用下，氢键断裂，形成单链 DNA。

(2) 退火：（60～65 ℃）：系统温度降低，引物与 DNA 模板结合，形成局部双链。

(3) 延伸：（70～75 ℃）：在 *Taq* DNA 聚合酶（72 ℃左右，活性最佳）的作用下，以 dNTP 为原料，从引物的 3′端开始以从 5′→3′端的方向延伸，合成与模板互补的 DNA 链。每一循环经过变性、退火和延伸，DNA 含量即增加一倍。

有些 PCR 因为扩增区很短，即使 *Taq* DNA 聚合酶活性不是最佳也能在很短的时间内复制完成，因此可以改为两步法，即退火和延伸同时在 60～65 ℃区间进行，以减少 1 次升降温过程，提高了反应速度，如图 5-33 所示。

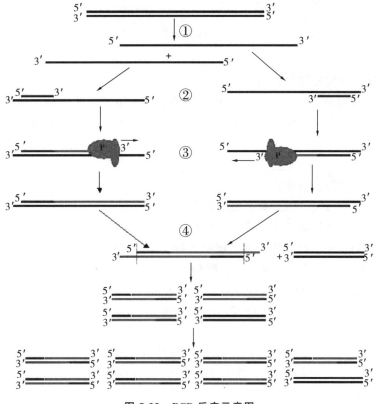

图 5-33　PCR 反应示意图

8. PCR 反应特点

(1) 特异性强。

PCR 反应的特异性决定因素包括：

① 引物与模板 DNA 特异且正确地结合；

② 碱基配对原则；

③ Taq DNA 聚合酶合成反应的忠实性；

④ 靶基因的特异性与保守性。

（2）灵敏度高。

（3）简便、快速。

（4）纯度要求较低。

9．PCR 反应结果检测

通过 PCR 反应扩增出较高的拷贝数，后续检测是关键过程。荧光素（溴乙锭，EB）染色凝胶电泳是最常用的检测手段。电泳法检测特异性的灵敏度不是很高，因此引物二聚体等非特异性的杂交体很容易引起误判。但是该方法因简捷易行，成为主流检测方法。近年来以荧光探针为代表的检测方法，有逐渐取代电泳法的趋势。

10．常见问题分析

（1）阴性

① 不出现扩增条带。

PCR 反应的关键环节有：

a．模板核酸的制备；

b．引物的质量与特异性；

c．酶的质量及溴乙锭的使用。

应关注 PCR 循环条件，针对上述环节寻找原因并进行分析研究。另外，引物浓度不合理及两条引物的浓度不对称等因素，是导致 PCR 失败或扩增条带不理想、容易弥散的常见原因。

② 模板。

a．模板中含有杂蛋白质；

b．模板中含有 Taq DNA 聚合酶抑制剂；

c．模板中蛋白质没有被消化除净，特别是染色体中的组蛋白；

d．在提取制备模板时丢失过多，或引入酚。

应关注模板核酸变性是否彻底。在酶和引物质量较好时，没有呈现扩增带的原因可能是标本的消化处理或模板核酸提取过程出现问题，因此需要配制有效而稳定的消化处理液，其配制/操作程序应相对固定，不得随意更改。

（2）假阳性

① 引物设计不合适。选择的扩增序列与非目的扩增序列存在同源性。因此，在进行 PCR 扩增时，扩增出的 PCR 产物为非目的序列。靶序列太短或引物太短，容易出现假阳性，应重新设计引物。

② 靶序列或扩增产物交叉污染。形成这种污染一般有两个原因。一是整个基因组或大片段交叉污染，导致假阳性。这种假阳性可采用以下方法解决：操作时应小心轻柔，防止将靶序列吸入加样枪内或溅出离心管外。除了酶及其他不能耐高温的物质外，所有试剂或器材均应经过高温消毒。必要时，在加入标本之前，针对反应管和试剂可采用紫外线照射消毒，以破坏存在的核酸。二是空气中存在的小范围核酸污染。这些小范围核酸虽然比靶序列短，但有一定的同源性，可互相拼接，与引物互补后扩增出 PCR

产物,导致假阳性的产生。通常可采用巢式 PCR 方法来减轻或消除。操作过程中所用的离心管以及加样枪头等均应为一次性使用。

③ 出现非特异性扩增带。PCR 扩增后出现的条带与预计的大小不一致,或大或小,或者同时出现特异性扩增带与非特异性扩增带。非特异性条带的出现原因:一是引物与靶序列未完全互补或引物聚合形成二聚体;二是与 Mg^{2+} 离子浓度过高、退火温度过低及 PCR 循环次数过多有关;三是酶的质与量,可能存在有些供货来源的酶易出现非特异条带,而另一些供货来源的酶则不出现的情况。另外,若酶量过多也可能出现非特异性扩增。针对这种状况应采取对策措施,必要时重新设计引物,减低酶量,或调换为另一供货来源的酶。此外,也可降低引物量,适当增加模板量,减少循环次数,适当提高退火温度或采用二温度点法(93 ℃变性,65 ℃左右退火与延伸)。

④ 出现片状拖带或涂抹带。PCR 扩增有时出现涂抹带、片状带或地毯样带。其原因可能是酶量过多或酶的质量较差、dNTP 浓度过高、Mg^{2+} 浓度过高、退火温度过低、循环次数过多等。其对策措施是:减少酶量,或调换为另一供货来源的酶;降低 dNTP 的浓度;适当降低 Mg^{2+} 浓度;增加模板量,减少循环次数。

三、PCR 实验室的管理

PCR 实验室又称为基因扩增实验室,是指通过基因扩增方式检测特定 DNA 或 RNA 的检验室。PCR 具有灵敏度高、特异性强、实验快速等特点。当某种病原体微生物中病毒含量极少时,传统的检测方法难以检出,但是通过采用荧光定量 PCR 的方法,可以将 DNA 片段扩增到百万倍以上,从而提高疾病诊断水平。PCR 是一种分子生物学技术,用于放大特定的 DNA 片段,可以视为生物体外的特殊 DNA 复制。通过 DNA 基因追踪系统,检测者能够迅速掌握患者体内的病毒含量,其精确度高达纳米级别。例如,可精确检测乙肝病毒在患者体内存在的数量、是否复制、是否传染,传染性有多强,患者是否需要服药、肝功能有无异常改变等。可以及时判断患者适合使用哪类抗病毒药物及药物疗效,为临床疾病诊断、治疗监测和预后评估提供了极有帮助的实验室辅助手段。

(一) PCR 实验室设计要求

(1) PCR 检验实验室与 PCR 试剂生产区域应在各自独立的建筑物或空间内,保证区间空气不得相互流通,防止扩增时形成的气溶胶造成交叉污染。

(2) PCR 实验室应设置以下区域:试剂储存和准备区、标本制备区、扩增区、扩增产物分析区等。应根据生产流程、使用仪器适当合并关联区域。若使用实时荧光定量 PCR 分析仪,且不需要进行后续产物分析,则扩增区、扩增产物分析区可以合并;若使用样本处理、核酸提取及扩增检测为一体的自动化分析仪,则标本制备区、扩增区、扩增产物分析区可以合并。

(3) 各区域在物理空间上应完全相互独立,始终处于分隔状态,而不应只是形式上的分区,不应是一个区域嵌套另一个区域。

(4) PCR 实验室应设置独立的空调系统,各区域的空气不得相互流通。扩增区与扩增产物分析区应采用独立的、空气直排方式。应关注空调机组停机后各房间空气流通的可能性，并采取必要的控制措施。

（5）应设置合理的压差梯度，安装压差监测装置。按照试剂储存区→准备区→标本制备区→扩增区→扩增产物分析区的气流方向，各区域之间的空气压差应呈递减状态，防止扩增产物顺着气流方向进入扩增前的区域。

（6）人员净化缓冲间通向实验室和走廊的门应安装互锁装置，防止两门同时打开。

（7）各区间设置的传递窗为双侧开门，应密封严闭，两门互锁，防止两侧窗门同时开启。

各实验区之间的试剂及样品传递应通过传递窗进行。通常情况下，负压、正压PCR检验实验室的设计可参考图5-34、图5-35。

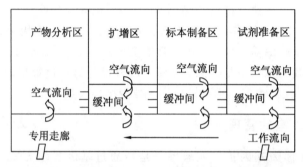

图5-34　缓冲间为负压的PCR实验室设置示意图

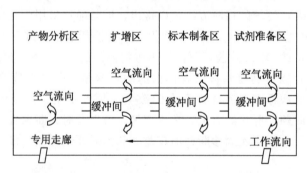

图5-35　缓冲间为正压的PCR实验室设置示意图

（二）实验室各区域功能及压差控制

PCR实验室没有严格的净化级别要求，但是为了避免造成各个实验区域之间交叉污染的可能性，宜采用全送全排的气流组织形式。同时，要严格控制送、排风的比例以保证各实验区的压差要求。

1. 试剂贮存和准备区

本区域功能：贮存试剂制备、分装和扩增反应混合液的准备，以及离心管、吸头等消耗品的贮存和准备。

本区域的空气压差应大于标本制备区。

2. 标本制备区

本区域功能：实验标本保存，核酸（RNA、DNA）提取、贮存及加入扩增反应管和测定RNA时cDNA的合成。

本区域的空气压差应低于试剂贮存和准备区，高于扩增区，避免扩增区的气溶胶进入本区域造成污染。另外，由于加样操作中可能产生气溶胶污染，应减少人员不必要的走动。

3. 扩增区

本区域功能：cDNA合成、DNA扩增及检测。已制备的DNA模板和合成的cDNA（来自样本制备区），加入主反应混合液（来自试剂贮存和制备区）制备成反应混合液等在本区域进行。在巢式PCR测定中，通常在第一轮扩增后必须打开反应管，因巢式扩增有较高的污染性，第二次加样必须在本区域内进行。

本区域的空气压差相对于标本制备区为负压，高于扩增产物分析区。操作时应减少人员不必要的走动，部分操作如加样等应在全排型生物安全柜内进行。

4. 扩增产物分析区

本区域功能：扩增片段的进一步分析测定，若使用全自动封闭分析仪器检测，不需要独立设置此区域。

本区域的空气压差应低于扩增区，高于室外大气。

（三）污染的预防与控制

PCR实验室设计的核心问题是如何避免污染。在实际工作中，常见的污染有以下几种类型：扩增产物的污染；天然基因组DNA的污染；试剂的污染以及标本间的污染。

在实验过程中，一旦发生污染，实验工作必须立即停止，直至找到污染源为止，且实验结果必须作废，并重新进行实验。所以，如果在发生污染后再寻找污染源，不但耗时烦琐，且浪费人力物力。为此，避免污染首先是预防，而不是排除。

1. 工作区域划分

（1）各个实验区域应设置合理；

（2）各个实验区域应有明显标识，避免不同实验区的设备物品、试剂等发生混淆。

2. 合理的系统设置

（1）设置合理的空调通风系统，应根据产品的技术要求和具体的工艺情况采用全送、全排的气流组织形式；

（2）严格控制各实验区的压差梯度，保证不同实验区内的压差要求。

3. 实验设计

常用尿嘧啶-N-糖基化酶（UNG酶）和 *Taq* DNA聚合酶，消除PCR产物引起的污染，避免导致对扩增结果的特异性和准确性产生影响。另一种控制污染的方法是使用紫外线照射灭菌，这种方法虽然不能完全消除污染，但是可以相对降低环境污染概率和严重度。

4. 规范操作

（1）临床基因扩增实验人员应经过上岗培训并合格后方可从事临床基因扩增检验工作；

（2）实验操作过程中，操作者必须佩戴一次性手套、帽子，防止人为污染；

（3）实验结束后，应立即对本区域进行清洁，除对物体表面进行擦拭消毒或紫外线照射灭菌外，对一些实验设备还应进行常规灭菌处理。

（四）实验室设备与人员配置及操作要求

1. 实验室仪器设备配置

（1）试剂贮存和准备区。

仪器设备：2~8 ℃和-20 ℃冰箱；混匀器；微量加样器（1~1 000 μL）；可移动式紫外线灯。

辅助用品：一次性使用手套、帽子；一次性使用吸水纸；耐高压处理离心管和带滤芯的加样器吸头；专用工作服和工作鞋；专用办公用品等。

（2）标本制备区。

仪器设备：2~8 ℃冰箱和-20 ℃冰箱；高速台式冷冻离心机；混匀器；水浴箱或加热模块；微量加样器（1~1 000 μL）；可移动式紫外线灯；超净工作台。

辅助用品：一次性使用手套、帽子；一次性使用吸水纸；耐高压处理的离心管和带滤芯的加样器吸头；专用工作服和工作鞋；专用办公用品等。

（3）扩增区。

仪器设备：核酸扩增仪；微量加样器（1~1 000 μL）；可移动式紫外线灯。

辅助用品：一次性使用手套、帽子；一次性吸水纸；耐高压处理的离心管和带滤芯的加样器吸头；专用工作服和工作鞋；专用办公用品等。

（4）扩增产物分析区。

仪器设备：视检测方法不同而定。基本仪器设备包括微量加样器（1~200 μL）；可移动式紫外线灯。

辅助用品：一次性使用手套、帽子；一次性使用吸水纸；耐高压处理的离心管和带滤芯的加样器吸头；专用工作服和工作鞋；专用办公用品等。

（5）设备的维护保养。

应建立设备维护保养规程，检验检测设备和计量器具体应定期检定/校准，如核酸扩增仪、微量加样器、生物安全柜、离心机等应每年进行验证。

2. 实验室人员配置

基因扩增实验室人员应具备相应的专业知识和操作技能，明确工作流程和实验质量控制方法；操作人员必须经过上岗培训，熟悉相关设备，掌握发生污染情况的应急处理方法，正确合理解释检测结果。

3. 实验室操作要求

（1）一般要求

① 进入各工作区域应严格按照单一方向前行，即试剂储存准备区→标本制备区→扩增区→扩增产物分析区。

② 各工作区域应设置明显标识，避免不同工作区域的设备、物品混用。

③ 不同工作区域的工作服应采用不同颜色予以区分，防止混用。工作服、手套应定期清洗、更换。

④ 实验室的清洁应按照试剂贮存准备区→标本制备区→扩增区→扩增产物分析区的方向进行。不同实验区域应有各自的清洁用具并防止交叉污染。实验垃圾及废物应按

照《医疗废物管理条例》规定处理。

(2) 试剂贮存和准备区

① 贮存试剂和用于标本制备的消耗品等应直接运送至试剂贮存和准备区，不得经过扩增检测区。试剂原材料必须贮存在本区域内，并在本区域制备所需的贮存试剂。

② 应对加样器吸头、PCR 反应管等辅助用品进行清洁处理，防止污染。

③ 试剂盒中的阳性对照品及质控品应保存在标本制备区。

④ 应使用相应的分子生物学级别试剂；使用的纯化水应经过高温灭菌。

⑤ 用于原辅材料、半成品、成品检验的 PCR 反应试剂应有相应的质量标准及操作程序。

⑥ 试剂应无核酸或核酸酶（DNase 和 RNase）导致的污染。

⑦ 扩增试剂或样品制备试剂中加入 0.025% 的叠氮化钠时，不得抑制扩增反应。

⑧ 试剂应大体积配制，检验合格后分装成一次使用量，并进行冷藏贮存。

(3) 标本制备区

为了避免样品间的交叉污染，加入待测核酸后，应盖好反应混合液的反应管盖。注意 PCR 反应液加样顺序为空白样品→阴性对照→样品→阳性对照。对具有潜在传染性危险的材料，应当在生物安全柜内打开盖子，并有明确的样本操作处理和灭活程序。

① PCR 产物和带有扩增序列的 DNA 克隆不得在标本制备区操作。

② DNA 样品应使用具有防护或正压活塞式移液管操作。

③ 管子打开前应进行离心处理，以减少气溶胶的产生。

④ RNA-PCR 的反转录可以在样品制备区进行。

⑤ 保存一套阴性、弱阳性和强阳性对照样品，用于分析样品配制效率和洁净程度。阴性样品要与每组样品同时进行；做阳性对照实验时应使用最少数量的核酸。

(4) 扩增区

① 应避免气溶胶所导致的污染，减少人员在扩增区内的走动。扩增反应管不得在扩增区打开。

② 将提取的核酸加到反应体系后，应将纯化好的剩余核酸样本冻存，以防发生意外，导致需要重新检测。检测结果确定后应将样本按照生物污染废物处理。

③ 扩增后的扩增管不得在扩增及产物分析区打开，应使用一次性手套包裹后转送至洗涤间进行消毒处理。

(5) 扩增产物分析区

扩增产物分析区可能存在某些可致基因突变或有毒性的物质，如溴乙锭、丙烯酰胺、甲醛或放射性核素等，实验人员应做好安全防护工作。本区域的试剂、一次性耗材、设备仪器必须专用，不得与其他区域试剂、耗材、设备仪器等混用。

4. PCR 实验所需试剂

通常情况下 PCR 实验中所需要的各类试剂如表 5-25 所示（仅供参考）。

表 5-25　PCR 实验所需试剂

序号	试剂种类
1	TRNsol/TRIzol RNA 提取试剂
2	组织/细胞 DNA 提取试剂盒
3	Hpure 植物 DNA 提取试剂盒
4	细菌 DNA 提取试剂盒
5	Long *Taq* DNA 聚合酶
6	*Taq* DNA 聚合酶
7	dNTP 混合物
8	电泳缓冲液（10×Tris-MOPS-SDS Running Buffer）
9	Tris-硼酸-EDTA 缓冲液（5×TBE Buffer）
10	电泳缓冲液（10×Tris-MES-SDS Running Buffer）
11	Tris-乙酸-EDTA 缓冲液（50×TAE）
12	氯化镁（Magnesium Chloride，Hexahydrate）
13	DNA 分子标准物（DNA Marker Ⅳ）
14	16×DNA 上样缓冲液（16×DNA Loading Buffer）
15	DNA 扩增预混液（2×PCR Master Mix）

第五节　储存与运输管理

为了保证体外诊断试剂产品在包装、贮存、运输等过程中符合说明书或标示的环境条件和特定的温湿度要求，生产企业应当对包装贮存与运输过程进行严格的质量控制。

一、包装材料的选择

1. 体外诊断试剂包装材料的选择

（1）符合相关法规和标准，如医疗器械包装和环境保护要求。

（2）具有良好的抗氧化和抗紫外线性能，以保护试剂不受光线和氧化物的影响。

（3）具有良好的密封和防潮性能，以防止试剂受潮或受外界污染。

（4）具有良好的耐高温高热和耐化学性能，以保证在包装过程中不受化学性能和高温的影响。

2. 包装容器尺寸的确定

体外诊断试剂包装容器的尺寸应根据试剂的使用量和保存期限来确定。一般来说，包装容器尺寸过大可能会增加试剂的暴露面积，使其容易受到外部环境的影响；而包装容器尺寸过小则可能导致试剂使用不便或存放困难。因此，在确定包装容器尺寸时需要综合考虑试剂的特性和使用需求。

3. 包装形式的选择

体外诊断试剂包装形式的选择主要包括瓶装、管装、盒装等形式。不同形式的包装适用于不同类型的试剂：瓶装适用于粉末状试剂或液体试剂，方便用户取样和操作；管装适用于小体积试剂，便于储存和运输；盒装适用于试剂盒、试剂盘等多种试剂的组合包装。

4. 非织造医用包装材料的应用

闪蒸法聚烯烃非织造医用包装材料由100％高密度聚乙烯通过闪蒸法工艺制成，因材料的微生物阻隔性、坚固耐用性、洁净剥离特性以及与各种灭菌方式的相容性而备受关注，是无菌医用包装材料的标杆，也是医疗器械采用环氧乙烷灭菌的有效阻隔材料。

闪蒸法聚烯烃非织造医用包装材料可用于和体外诊断试剂配套使用的一次性使用真空采血管/采血针、一次性使用无菌采样棉签、一次性使用敷料以及托盘的灭菌包装等，可确保与体外诊断试剂配套耗材从灭菌后到使用前的安全。

二、人员与设施设备

1. 人员培训

从事体外诊断试剂包装及冷链管理的收货、验收、贮存、检查、出库、运输等工作人员，应接受与冷藏、冷冻相关的法律法规、技术标准、专业知识、管理制度和操作规程的培训，并通过考核上岗。

2. 冷藏、冷冻设备

体外诊断试剂生产企业、经营企业应根据生产经营品种和规模，配备相应的冷库（冷藏库或冷冻库）、冷藏车、冷藏箱、保温箱等基础设施。

体外诊断试剂零售企业和使用单位应根据经营、使用的品种和规模，配备相应的冷藏柜、冷藏箱等。

（1）冷库

用于贮存体外诊断试剂的冷库应具有自动调温功能，制冷机组能力应与冷库容积相适应。为了保证制冷系统连续供电，应配置备用发电机组或双回路供电系统等。

冷库应划分待验区、贮存区、退货区、包装材料预冷区/货位等，并设有明显标识。

（2）冷藏车

用于体外诊断试剂运输的冷藏车应具备自动调温功能，车厢应防水、密闭，并有保证气流充分循环的空间。

（3）冷藏箱、保温箱

冷藏箱/柜应能自动调节箱体内温度；保温箱应配备蓄冷（热）剂及隔温装置，并符合产品说明和标签标示的储运要求。

（4）温控系统

用于体外诊断试剂贮存和运输的冷库、冷藏车应配置温度自动监测系统和存储系统。温度监测系统应具备以下功能。

① 温度监测系统的测量范围、精度、分辨率等应满足产品贮存要求，具有不间断

监测、连续记录、数据存储、显示及报警功能。

② 冷库、冷藏车设备运行过程中应实时动态更新测点温度数据，贮存过程至少每隔 30 min 自动记录一次实时温度数据，运输过程至少每隔 5 min 自动记录一次实时温度数据。

③ 当监测温度达到设定的临界值或超出规定范围时，温度测试系统应能够提供声光报警，同时以发送短信等通信方式向至少 2 名指定的管理人员即时发出报警信息。

每个/台冷库/冷藏车应根据验证结论，至少安装 2 个温度测点终端。温度测点终端和温度测试设备每年至少进行一次校准或检定。

三、验证管理

冷库、冷藏车、冷藏箱、保温箱及温度系统应进行使用前验证、定期验证并在停用超过规定时限时进行验证。未经验证的监测设施/设备，不得用于体外诊断试剂运输和贮存过程中的冷链管理。

（1）建立验证管理文件，包括验证方案、验证依据、验证报告、偏差处理、风险分析、纠正/预防措施等。

（2）根据验证对象确定合理的持续验证时间，以保证验证数据的充分性、有效性及连续性。

（3）验证使用的温度测量设备应经过校准或检定，校准或检定证书可以作为验证报告附件。

（4）验证数据应真实、完整、有效和可追溯。应根据验证确定的参数条件，正确、合理地使用相关设施设备。

四、入库与验收

1. 入库管理

需要冷链管理的体外诊断试剂在入库时，应核实运输方式、在途温度、启运时间和到货时间；对售后退回产品应核实售出期间的温度记录，符合温度要求条件的应及时转入冷库待验区；不符合温度要求条件的应予拒收，并保存相关记录。

2. 验收管理

需要冷库贮存的体外诊断试剂，应在冷库内进行验收。验收人员应检查产品状态，按照《医疗器械生产质量管理规范》《医疗器械经营质量管理规范》《医疗器械使用质量监督管理办法》等法规和标准要求保存相关验收记录。

3. 在库养护

需要冷链管理的体外诊断试剂在库期间应按照产品说明或标签标示要求进行贮存和检查。重点检查产品包装、外观、温度状况。库存产品应根据冷库验证报告确定合理的贮存区域，并保存相关记录。应关注在库产品的堆码方式，制冷机组的出风口不得被其他物品遮挡。

五、出库与运输

1. 出库管理

需要冷链管理的体外诊断试剂出库时，应由专人负责复核产品的出库状态、装箱封箱、装车堆码等工作。

2. 运输管理

在体外诊断试剂的冷链运输过程中，应根据产品数量、距离、时间及温度要求、外部环境、实时温度状况等，选择合适的运输工具和温控方式，确保运输过程符合规定要求。

（1）冷藏箱、保温箱运输

使用冷藏箱、保温箱运输的体外诊断试剂应根据验证确定的参数条件，制定包装标准和操作规程。装箱操作应符合以下要求：

① 装箱前应对冷藏箱、保温箱进行预冷。

② 在保温箱内配置与温度控制及运输时限相适应的蓄冷剂。

③ 启动制冷功能和温度测试装置，检查设备运行状态，待达到规定温度条件后将产品装箱。

④ 根据对蓄冷剂和产品温度控制验证结论，必要时使用隔温装置将产品与蓄冷剂等冷媒进行隔离。

⑤ 冷链管理的体外诊断试剂包装、装箱、封箱应在符合产品说明书和标签标示温度范围的环境下完成。

（2）冷藏车运输

使用冷藏车运输的体外诊断试剂，应符合以下要求：

① 提前启动制冷功能和温度监测装置，将车厢内温度预冷至规定范围。

② 根据验证结果确定冷藏车厢内产品的堆码方式及区域，堆放高度不得超过制冷机组出风口下沿，以确保气流循环和温度均匀。

③ 产品装车完成后应及时关闭车门，并检查厢门密闭情况。

④ 检查温控装置和温测系统运行状况，正常后方可启运。

⑤ 产品在运输过程中，应确保温度条件符合产品说明书和标签标示要求。

（3）装卸货管理

需要冷链运输管理的体外诊断试剂在发货前应检查并记录冷藏车、冷藏箱、保温箱的温度。到货后应向收货单位提供运输期间全程温度控制的实时记录。

3. 委托运输

委托第三方机构运输须冷链管理的体外诊断试剂时，应对承运方的运输资质及运输能力进行审核评估，签订委托运输协议，且至少应满足以下要求：

（1）索取承运方的运输资质文件、运输设施设备和运输管理监测系统验证文件、承运人员资质证明、运输过程温度控制及监测系统验证文件等相关资料。

（2）对承运方的运输设施设备、人员资质、质量保证能力、安全运输能力、风险控制能力等进行审核，保存审核记录、审核报告。

(3) 委托运输协议内容应包括承运方制定的运输操作规程、运输过程中温度控制和实时监测要求、在途时限要求以及运输过程中的质量安全责任。

(4) 必要时根据承运方的资质和条件,对承运方相关人员及运输设施设备进行现场审查评估。

4. 委托贮存

委托第三方机构贮存冷链管理的体外诊断试剂时,受托企业应符合《医疗器械经营质量管理规范》的相关要求。

参考示例:××医疗器械公司生产的体外诊断试剂产品需要进行冷链管理,在产品的交付过程中采取冷库贮存、冷藏箱和第三方冷链运输。针对产品特性要求,设计了体外诊断试剂冷链管理控制检查记录表格,如表5-26、表5-27、表5-28、表5-29所示(仅供参考)。

表 5-26 冷藏产品在库检查记录表

场所: 编号:

日期	检查人	包装、标签、外观异常情况	备注
		有□ 无□	
		有□ 无□	
		有□ 无□	
		有□ 无□	
		有□ 无□	
		有□ 无□	
		有□ 无□	
		有□ 无□	
		有□ 无□	
		有□ 无□	
		有□ 无□	
		有□ 无□	
		有□ 无□	
		有□ 无□	
		有□ 无□	
		有□ 无□	
		有□ 无□	

注:每周检查一次,如发现有异常情况,则在备注中详细说明。

表 5-27　保温箱冷链运输单

出库日期：　年　月　日		出库单编号：	
供货（发运）单位			
购货（接收）单位			
收货地址			
购货清单			
品名	规格	批号	数量
启运情况			
运输工具		运输条件	2～8 ℃
启运时间		启运温度	
设备编号		环境温度	
发货人员		备注	
以上信息发运时填写 以下信息接收时填写			
购货单位签收			
在途温度是否符合 2～8 ℃；是□　　否□			
到达时间		到达温度	
收货人员		环境温度	
备注			

白联：仓库联　　　　　　　　　　　　　　　　　　红联：客户联

表 5-28　冷藏运输交接单

出库日期： 年 月 日		出库单编号：		
供货（发运）单位				
购货（接收）单位				
收货地址				
购货清单				
品名	规格		批号	数量
启运情况				
运输工具	冷藏车		运输条件	2～8 ℃
运输方式			车牌号码	
启运时间			启运温度	
发货人员签字			环境温度	
运输人员签字			备注	
以上信息发运时填写 以下信息接收时填写				
购货单位签收				
在途温度是否符合 2～8 ℃：是□　　　　否□				
到达时间			到达温度	
收货人员			环境温度	
备注				

注：① "运输方式" 填 "客户自提、物流发货、送货上门"。
②当客户上门自提时，"运输人员签字" 应由客户签字，发货人员应当查验客户运输车辆有保证温度的相关措施，并提供保温箱、泡沫箱、冰袋等保温措施 。

白联：仓库联　　　　　　　　　　　　　　　　　　　　红联：客户联

表 5-29　保温箱使用记录表

使用部门：_____　　　　　　　　　　　　　　　　　_____年　流水号：_____

设备名称		规格型号		设备编号		
日期	预冷时间	操作人员	运输人员	收货地	归还日期	备注

六、应急管理

体外诊断试剂生产经营企业和使用单位应制定冷链管理在贮存、运输过程中的温度控制应急预案，并对应急预案进行验证确认。对贮存、运输过程中出现的突然断电、异常气候、设备故障、交通事故等意外或紧急情况，能够及时采取有效的应对措施，防止因突发事件导致温度失控等状况发生。

第六节　医疗器械唯一标识的应用

一、医疗器械唯一标识的基本含义

医疗器械唯一标识（unique device identification，UDI）由产品标识（device identification，DI）和生产标识（production identification，PI）组成。产品标识是识别注册人/备案人、医疗器械型号规格和包装的唯一代码，是从数据库中获取医疗器械相关信息的"关键字"，是唯一标识的必需部分；生产标识包括与生产过程相关的信息，包括产品批号、序列号、生产日期和失效日期等，可与产品标识联合使用，以满足医疗器械流通和使用环节识别和记录的需求。唯一标识应具有唯一性、稳定性和可扩展性。

唯一性是首要原则，是确保产品精确识别的基础，是唯一标识发挥功能的核心原则。由于医疗器械产品的复杂性，唯一性应当与产品识别要求相一致，对于相同特征的医疗器械，唯一性指向单个规格型号产品；对于按照批次控制的产品，唯一性指向同批次产品；对于采用序列号控制的产品，唯一性指向单个产品。

稳定性是指唯一标识一旦分配给医疗器械产品后，如果基本特征没有发生变化，产品标识就应该保持不变。当医疗器械停止销售使用时，其产品标识不得用于其他医疗器械；当其重新销售使用时，可以使用原产品标识。

可扩展性是指唯一标识应当与监管要求和实际应用不断发展相适应，"唯一"一词并不意味着对单个产品进行序列号化管理，在唯一标识中，生产标识可以和产品标识联合使用，实现规格型号、批次和单个产品三个层次的唯一性，从而满足当前和未来对医疗器械的识别需求。

2019 年 8 月 27 日，国家药监局制定发布《医疗器械唯一标识系统规则》，该规则自 2019 年 10 月 1 日起正式实施，标志着我国医疗器械监管体系正式迈入新的时代。

《医疗器械唯一标识系统规则》要求唯一标识系统建设应当积极借鉴国际标准，遵循政府引导、企业落实、统筹推进、分步实施的原则。为了更好地促进国际交流和国际贸易，优化营商环境，我国唯一标识系统建设借鉴了国际通行的原则和标准。建立唯一标识系统，政府起引导作用，注册人/备案人作为产品质量第一责任人负责落实，积极应用唯一标识提升产品质量和管理水平。由于医疗器械的多样性和复杂性，分步实施唯一标识是国际通行做法。我国医疗器械按照风险等级实行分类管理，在借鉴国际唯一标识相关实践经验的基础上，结合我国医疗器械产业和监管实际，制定了分步实施的方案。相较于欧美国家，我国实施唯一标识增加了试点环节，以部分高风险的植入/介入医疗器械为主，覆盖范围相对较小，确保稳步推进。

二、医疗器械唯一标识的实施内容

《医疗器械唯一标识实施内容》规定医疗器械唯一标识系统由医疗器械唯一标识、唯一标识数据载体和唯一标识数据库组成，分别对应医疗器械唯一标识的创建、赋予及数据上传工作。

医疗器械唯一标识是指在医疗器械产品或包装上附载的由数字、字母或符号组成的代码，用于对医疗器械进行唯一性识别。

医疗器械唯一标识数据载体是指存储或者传输医疗器械唯一标识的数据媒介。

医疗器械唯一标识数据库是指储存医疗器械唯一标识的产品标识与关联信息的数据库。

针对以上三项具体内容和要求，实施医疗器械唯一标识的步骤如下。

（1）组建团队，建立医疗器械唯一标识体系，形成医疗器械唯一标识管理办法，规定上述三项工作的具体内容以及相关部门的职责权限，注册或备案时提交的产品标识清单以及与产品标识对应的生产标识应包含的具体内容等；

（2）培训学习相关法规、标准及医疗器械唯一标识管理办法等；

（3）结合实际情况选择发码机构并提出申请，获得厂商识别码及相应的编码规则；

（4）按照发码机构的编码规则，编制产品标识码（即产品规格型号和包装相对应代码）；

（5）根据不同产品特点确定与产品标识相对应的生产标识的组成部分及编码规则；

（6）设计和制作医疗器械唯一标识标签，标签应包含产品标识和生产标识；

（7）条码硬件采购及日常检验和验证确认等医疗器械唯一标识数据载体的实现；

（8）向注册/备案管理系统及医疗器械唯一标识数据库提交产品标识及相关信息；

（9）及时更新医疗器械唯一标识管理办法及相关文件、医疗器械唯一标识数据库相关信息。

三、医疗器械唯一标识的创建工作

医疗器械唯一标识包括产品标识和生产标识。产品标识码根据最小销售单元编制。产品标识码包含企业代码、产品规格型号代码、包装代码等。其中，企业代码需要向发码机构进行申请,获得后依据发码机构的编码规则编制每个产品规格型号的产品代码和不同级别的包装代码,但不包括运输包装(由物流系统过程控制产品可追溯性的包装)。生产标识代码依据发码机构的编码规则选择使用其中两种或多种代码,具体内容有所不同。

(一)中国境内的医疗器械唯一标识发码机构

医疗器械唯一标识的发码机构应当为中国境内的法人机构,具备完善的管理制度和运行体系,从而确保按照其标准创建的医疗器械唯一标识具有唯一性,并符合我国数据安全有关要求。目前中国境内的发码机构共有三家:中国物品编码中心、中关村工信二维码技术研究院、阿里健康科技(中国)有限公司。

1. 中国物品编码中心

中国物品编码中心(以下简称"中心")是统一组织、协调、管理我国商品条码、物品编码与自动识别技术的专业机构,隶属于国家市场监督管理总局。中心负责推广国际通用的、开放的、跨行业的全球统一标识系统和供应链管理标准,向社会提供公共服务平台和标准化解决方案。针对医疗器械行业采用的 GS1 条码编码规则如表 5-30 所示。

表 5-30 GS1 条码编码规则

应用标识符	标识名称	数据类型	可读区域位数	数据区域位数	备注
(01)	产品标识	数字型	16	14	必选 DI
(11)	生产日期	数字型(YYMMDD)	8	6	可选 PI
(17)	有效期	数字型(YYMMDD)	8	6	可选 PI
(10)	批号	字母数字型	22	20	可选 PI
(21)	序列号	字母数字型	22	20	可选 PI
总计	最多 UDI		76	66	DI+PIs

GS1 码举例:这是一个典型数据载体为一维码的案例:

(01)06936841402052   (17)210207(21)1802010278SN170804

其中左侧一行以"(01)"开始的数字"06936841402052"表示产品标识部分,从右向左的位数表示含义如下:

第一位数字"2"为随机校验码,由软件系统自动生成,或通过人工计算得出:计算方法为 14 位产品标识码的偶数位的 3 倍与奇数位的总和的个位数除 10 的余数值。

第二到第五位数字"0205"为产品规格型号代码,由企业根据产品注册证登记的规格型号分别制定,便于整理出产品代码清单,并及时更新。由于发码机构的局限,该部分一般只能有 2—5 位,因此需要使用单位根据所有规格型号进行整体统筹规划,防止无法满足所有规格型号的使用需求。如不够使用只能选择其他发码机构,或同时选择两家发码机构，以满足产品外销使用 GS1 码、内销使用 Ma 码等需求。

第六到十三位数字"69368414"为企业代码，是使用单位向发码机构首次申请时获得，一般有 7—10 位，获得后不会发生变化。中国境内生产企业前三位（第十一到十三位）在 690 到 699 之间。

第十四位数字"0"为包装代码，"0"表示"单品"，即一个最小销售单元包装内只有一支产品。体外诊断试剂产品一般使用"0"表示一盒单品包装，如 25 人份、50 人份、100 人份等。

右侧一行字母和数字表示产品的生产标识部分：

以数据分隔符"(17)"为开始的数字，"210207"表示本产品的有效期为 2021 年 2 月 7 日。

以数据分隔符"(21)"为开始的字母数字，"1802010278SN170804"表示本产品的批号，"SN170804"中的顺序号为"1802010278"。该部分最多允许 20 位数字或字母。

另外根据产品特点，可以使用数据分隔符"(10)"，其后的字母数字为本批产品的批号，最多允许使用 20 位数字或字母；也可以使用数据分隔符"(11)"，其后的数字为本批产品的生产日期。其他数据目前还没有扩展计划。

对于特殊包装产品，如采血管（销售包装内产品数量 N>1）等耗材，或体外诊断试剂 1 盒内有 2 瓶同一规格型号的产品，如两个 25 人份在同一最小销售单元包装里，GS1 发码机构的规则如下。

（1）如果产品的最小销售单元不是 1 支一袋包装，如 10 支一袋包装（包装代码"1"），则最小销售单元包装代码不能使用"0"，必须使用 1—8 之间的数字（也不能使用 9，因为包装代码 9 代表变量，即包装内数量不确定时采用）。

（2）非单支最小销售单元的包装代码"0"，只表示产品使用单元医疗器械唯一标识（UoU UDI-DI）的专用包装代码，可能在医疗器械唯一标识数据库上传时使用，因此不能在其他任何包装上再作为产品标识码使用。

（3）对于最小销售单元包装代码为"1"的次级包装中盒（内有 10 包，每包 10 支，中盒内合计 100 个产品）需要使用包装代码"2"；而最外面包装外箱里有 12 中盒（12 盒，120 包，总计一箱 1 200 个产品），则需要使用包装代码"3"。

（4）如果同一规格型号的产品使用另外一个数量进行包装时，如 5 支一袋包装，因产品规格型号代码仍然一样，只是包装代码不一样，则最小销售单元包装代码只能使用包装代码"4"，而次级包装的中盒（10 包，合计 50 个产品）只能使用包装代码"5"，最外面包装外箱里有 12 中盒（12 盒，120 包，总计一箱 600 个产品）只能使用包装代码"6"，以此类推。

（5）以上两种包装方式可以使用同一个产品的 UoU UDI-DI 的包装代码，因为它们是同一个规格型号产品，在上传医疗器械唯一标识数据库时使用同一个产品的 UoU UDI-DI，系统不会显示"最小销售单元 DI 及各级包装 DI 出现重复时的报警信息及造成无法上传"的问题。

2. 中关村工信二维码技术研究院

中关村工信二维码技术研究院（ZIIOT）是专注于二维码技术研究和标准制订的科

研服务机构，是国际标准化组织（ISO）、欧洲标准委员会（CEN）、国际自动识别与移动技术协会（AIM Global）三大国际组织共同认可的国际代码发行机构，发行代码（IAC）为 MA，代码 MA 用以向全球用户发放二维码标识。MA 二维码编码规则如表 5-31 所示。

表 5-31 MA 二维码编码规则

数据分隔符	标识名称	数据类型	数据格式	备注
MA.	产品标识	字符型	an25	必选 DI
M	生产日期	日期型	YYMMDD	可选 PI
V	有效期	日期型	YYMMDD	可选 PI
E	失效日期	日期型	YYMMDD	可选 PI
L	生产批号	字符型	an..20	可选 PI
D	灭菌批号	字符型	an..20	可选 PI
S	序列号	字符型	an..20	可选 PI
F	防伪溯源编码	字符型	an..30	自定义扩展部分
Y	医保编码	字符型	an20	
U	URL	字符型	an..70	
Ca-Cz	自定义信息	字符型	an..30	

注："。。"为长度不确定；a 为字母；n 为数字；an 为字母和数字。

Ma 二维码举例如下，这是一个典型的以数据载体为二维码的案例：

.MA.156.M0.100021.00002094
.M190801
.V220731
.LSN190310
.D190708
.S1907080394190310

其中，最上面一行字母和数字表示产品标识部分，其余部分从左到右表示：

第一到十七位（包括小数点本身）"MA.156.M0.100021."表示向发码机构申请获得企业代码，中国境内为"156"，"M0"为行业代码，"100021"为企业代码 6 位。

第十八位"0"为包装代码。

第十九到二十四位"000209"为产品规格型号代码，共 6 位，根据发码机构的自身特点目前无法更多使用。使用单位应根据产品注册证登记的规格型号进行整体统筹规划，避免无法满足所有规格型号的使用要求。

第二十五位"4"为校验码。

而下面的五行字母数字则表示产品的生产标识部分：

".M190801"表示本台（批）产品的生产日期为 2019 年 8 月 1 日；

".V220731"表示本台（批）产品的有效期至 2022 年 7 月 31 日；

".LSN190310"表示本台（批）产品的批号为"SN190310"；

". D190708"表示本台(批)产品的灭菌批号为"190708";

"S1907080394190310"表示产品批号为"SN190310"、灭菌批号为"190708"、顺序编号为"0394"的这台(批)产品的序列号是"1907080394190310"。

其他生产标识还可以使用失效日期".E"、防伪溯源编码".F"、医保编码".Y"等代码。

3. 阿里健康科技(中国)有限公司

阿里健康是服务于医药、医疗器械等健康行业的第三方市场化追溯平台,旨在以医疗器械唯一标识为中心,建立开放共享式追溯模式,以满足包括医疗器械生产企业、流通企业、使用单位及消费者在内的全链路追溯,实现医疗器械产品精细化和全生命周期管理。服务范围包括发码、追溯和召回、全链路追溯数据采集和数据服务,以及针对C端扫码的患者端教育和健康管理服务等。AHM编码规则如表5-32所示。

表5-32 AHM编码规则

标识符号	标识名称	数据类型	长度及范围	备注
MF	编码体系名称	字符型	2或3	必选DI
1234567890123	厂商及产品规格型号共用	数字型	13	
TI	追溯属性标识符	字符型	2和不定长	可选
编码分隔符	区分追溯属性等	可识读或不可识读	1	可选
BA	产品批次	字符型	4—10	可选PI
SN	单品序列号	数字型	5—15	可选PI
PL	包装层级	数字型	1	可选PI
MD	生产日期	数字型	YYMMDD	可选PI
BD	保质日期	数字型	YYMMDD	可选PI
ED	有效日期	数字型	YYMMDD	可选PI
CC或EC	校验码	数字型	2和1—5	可选扩展部分
S	短编码转换位	数字型	1—5	

AHM码使用举例:

MF1234567890123BA1234567890*SN123456789012345*MD190801BD190801CC12S18。

(二)体外诊断器械包的唯一标识编制方法

对于体外诊断器械包类产品唯一标识的实施,除了整个器械包需要有唯一标识数据载体在包装及产品上以外,还应注意以下事项。

(1)如果体外诊断器械包内不包括任何被视为医疗器械的其他组件,则产品的唯一标识就是试剂盒本身。

(2)对于自动化测试系统产品,若在自动化测试系统中用于校准等用途或试剂带有自动化处理和识别所需的条形码,则可以不需要有单独试剂的唯一标识。

(3)配置在体外诊断器械包内的一次性使用医疗器械,其用途如果只需拟使用该医疗器械者掌握,而无须其他人了解,可以不需要单独的唯一标识数据载体;但是如果这个一次性使用医疗器械作为替换部件分发,就必须有唯一标识数据载体。

(4) 一般将唯一标识数据载体放在体外诊断器械包的包装外面。

(5) 无论放置在体外诊断器械包外,还是放置在器械包内,唯一标识都必须是可读的,或者是可以实现自动标识与数据采集(AIDC)的。

(6) 若体外诊断器械包内包括各种物品,如拭子、试剂、对照材料等,用于根据器械特征指示共同检测特定生物,该器械包应有唯一标识,其内任何单独分发的医疗器械也需要有唯一标识;如果该器械包中的医疗器械与其他器械包内的产品相同,这些单独的医疗器械也应有单独的唯一标识数据载体。

四、医疗器械唯一标识数据载体的赋值工作

医疗器械唯一标识数据载体应当满足 AIDC 技术要求,以及人工识读(HRI)要求。若空间有限或使用受限,应优先采用符合 AIDC 技术的载体形式。

目前常用的 AIDC 技术数据载体包括一维码、二维码和射频码,鼓励采用先进的自动识别和数据采集技术。

体外诊断试剂注册人/备案人可以根据产品特征、价值、应用场景等因素选择适当的医疗器械唯一标识数据载体。

体外诊断试剂注册人/备案人应选择与其创建的医疗器械唯一标识相适应的数据载体标准,对以其名义上市的产品最小销售单元和更高级别的包装或产品上赋予唯一标识数据载体,并确保体外诊断试剂在经营、使用期间唯一标识数据载体牢固、清晰、可读。

1. 一维码

(01)01234567891011(11)200622(17)240622(21)88888888

一维码是只在一维方向上表示信息的条码符号,已应用多年且较成熟,具有成本低、能够兼容市面上现有的扫码设备的特点。但是一维码所占空间较大,破损纠错能力较差。采用一维码时,可以将产品标识和生产标识串联,也可以多行并联,以数据分隔符作为分隔并联标记。

2. 二维码

(01)01234567891011
(11)200622
(17)240622
(21)88888888

二维码是在二维方向上表示信息的条码符号,相比一维码,相同空间能够容纳更多的数据,在产品包装尺寸受限时能够发挥很好的作用,且具备一定的纠错能力。但是对识读设备要求相较于一维码要更高。

3. 射频码

(01)09506000117843
(17)201231
(10)1234AB
(21)5678CD

射频码具有信息存储功能,能够接收读写器的电磁调制信号,并返回相应信号的数据载体。射频码的载体成本和识读设备成本相较于一维码和二维码更高,但是射频码读取速度快,可以实现批量读取,在某些环节和领域能够更好地发挥作用。采用射频码时,应同时具备一维码或二维码。

4. 条码符号印制质量控制

对于条码载体实现后的质量活动,通常应控制其印刷、刻字等工艺验证确认和唯一标识的日常检验。

印刷或刻字等相关工艺验证确认工作可以委托有资质的第三方检测机构进行,由于一维码、二维码、射频码的标识各不相同,对于检测环境、设备要求、检测项目、检测方法、符号等级等要求可以参考相关标准。

条码的日常质量控制,除了唯一标识标签外购时采取进货检验外,其余均通过过程检验或成品检验实施,包括针对印刷或刻字的条码外观、扫码、编码正确性等技术指标的检验。外观可以采用目视检查的方式;扫码可以使用专用扫码枪进行实测,部分二维码还可以使用手机等进行扫码;编码正确性需要将实际印刷或刻字的唯一标识信息与已经编码并上传的唯一标识、含产品标识及生产标识的组成部分进行对比,最终所有检验结果应如实填写形成相关记录。

五、体外诊断试剂唯一标识的数据上传工作

体外诊断试剂注册人/备案人应按照相关标准或规范要求上传、维护和更新唯一标识数据库中的相关数据,并对数据的真实性、准确性、完整性负责;注册人/备案人在申请医疗器械注册、注册变更或者办理备案时,应在注册/备案管理系统中提交相关产品标识。

体外诊断试剂注册人/备案人应当在产品上市销售前,将产品标识和相关数据上传至医疗器械唯一标识数据库。应以编制好的最小销售单元的产品标识码作为上传的关键字,其相关信息通常包含50条信息,共分为6大类。

(1)产品标识信息:11条,包括最小销售单元产品标识(主产品标识码,关键索引字)、产品标识编码体系名称、发布时间(谨慎选择填写,发布后可能导致各产品标识码无法修改或删除)、最小销售单元中使用单元的数量(试剂类一般为1支)、UoU UDI-DI(试剂类包装为1支时不填)、标识载体(一维码、二维码或射频码,多选)、是否与注册/备案产品标识一致、注册/备案产品标识、是否含有本体标识(试剂类产品可以选择否)、是否与最小销售单元产品标识一致、本产品标识码等。

(2) 产品基本信息：22条，包括产品名称/通用名称、商品名称、规格型号、器械是否为包类/组套类产品、产品描述、产品货号或编号、原器械目录代码、器械类别（耗材或设备）、器械目录分类编码、注册人/备案人名称、注册/备案人英文名称、注册证编号或备案凭证编号、产品类别、与安全相关的信息、是否标记为一次性使用、最大重复使用次数、是否为无菌包装、使用前是否需要进行灭菌、灭菌方式、其他信息链接、医保耗材分类编码（不进入医保范围时忽略）、退市日期等。

(3) 生产标识信息：4条，包括批号、序列号、生产日期、失效日期。

(4) 包装标识信息：4条，包括包装产品标识码、产品包装级别、本级包装内包含小一级相同产品标识的包装数量、包装内包含小一级包装的产品标识码等。注意有次级包装时需要填写，没有次级包装时需要将这条空白的信息删除后方可提交，否则系统可能会有出错提醒。

(5) 储存或操作信息：5条，包括储存或操作条件、最低值、最高值、存储或操作单位、特殊储存或操作条件等。

(6) 临床使用尺寸信息：4条，包括尺寸类型、尺寸值、尺寸单位、特殊尺寸说明。

以上内容可以参考《国家药品监督管理局医疗器械唯一标识信息管理系统用户手册》《国家药品监督管理局医疗器械唯一标识管理信息系统数据填报说明》《医疗器械唯一标识信息系统数据导入模板》等进行填写。

六、医疗器械唯一标识相关标准与法规

(1) YY/T 1630—2018《医疗器械唯一标识基本要求》

(2) YY/T 1681—2019《医疗器械唯一标识系统基础术语》

(3) YY/T 1753—2020《医疗器械唯一标识数据库填报指南》

(4) YY/T 1752—2020《医疗器械唯一标识数据库基本数据集》

(5) GB/T 12904—2008《商品条码 零售商品编码与条码表示》

(6) GB/T 14258—2003《信息技术 自动识别与数据采集技术 条码符号印制质量的检验》

(7) GB/T 16830—2008《商品条码 储运包装商品编码与条码表示》

(8) GB/T 16986—2018《商品条码 应用标识符》

(9) GB/T 18348—2022《商品条码 条码符号印制质量的检验》

(10) GB/T 33993—2017《商品二维码》

(11) GB/T 23704—2017《二维条码符号印制质量的检验》

(12) 《国家药监局关于发布医疗器械唯一标识系统规则的公告》（国办发〔2019〕37号）

(13) 《GSI医疗产品全球贸易项目代码（GTIN）分配规则标准》（GSI Healthcare GTIN Allocation Rules Standard）

(14) 《医疗器械唯一标识 MA（IDcode）维码手册》

(15) 阿里健康医疗器械唯一标识编码规范

体外诊断试剂生产与质量管理

第六章

体外诊断试剂交付后的管理

《医疗器械生产质量管理规范附录：体外诊断试剂》对产品交付过程提出了质量控制要求，特别是销售和售后服务过程的质量控制。体外诊断试剂的销售和售后服务过程的质量控制涉及产品的销售、运输、交付、售后服务和顾客反馈，是企业质量管理体系的重要环节。

第一节 产品交付过程质量控制

体外诊断试剂产品的销售是生产企业质量控制的最后过程，也是产品追溯的重要环节。销售和售后过程关联着生产企业、经销单位以及医疗机构，关系到交付过程的产品质量，以及临床使用的安全性和有效性。

一、质量管理体系文件和记录控制要求

体外诊断试剂产品销售过程通常由生产企业交付客户，或通过医疗器械经营商、代理商分销至客户。产品交付过程的质量活动包括合同评审、合同签署、可追溯性销售记录、分销商管理、产品承运商管理、冷链设备管理、冷链运输控制、冷链交付控制、售后服务管理、不合格品处置、不良事件监测、产品召回、退换管理等。

（一）文件要求

体外诊断试剂生产企业应按照《医疗器械生产质量管理规范附录：体外诊断试剂》和 GB/T 42061—2022 要求建立销售和售后服务过程的质量体系。在产品销售过程中若与经销商合作，应关注在质量管理体系文件中融入《医疗器械经营质量管理规范》对经营诊断试剂产品的接口要求。质量管理体系文件包括质量手册、程序文件、管理制度、作业指导书、作业规程、相关记录等。

（二）记录要求

体外诊断试剂生产企业应根据销售管理及追溯需求，建立并保存销售过程的质量活动记录，通过销售记录应能追溯到产品的售出情况。应按照《医疗器械生产质量管理规范》和《医疗器械冷链（运输、贮存）管理指南》要求，保存产品销售记录、出库记录、冷链运输贮存记录、不合格品处置记录、退货记录等。产品的销售记录应包括产品名称、规格、型号、数量、生产批号、有效期、销售日期和购货单位名称、地址、联系

方式等内容。销售记录应真实、完整、并予以保存,以实现可追溯性。

《医疗器械冷链（运输、贮存）管理指南》要求冷库、冷藏车等设备的运行过程至少每隔 1 min 更新一次测点温度数据；贮存过程至少每隔 30 min 自动记录一次实时温度数据；运输过程至少每隔 5 min 自动记录一次实时温度数据。运输记录应包括运输方式、到货及在途温度、启运时间和到货时间等。

《医疗器械生产质量管理规范》规定了销售记录的项目要求，但是不仅限于此。如果分销商有要求，可以在销售记录中补充相关信息。经销商应按照《医疗器械经营质量管理规范》索取随货运输单、运输过程温控记录、随货交付记录及销售人员授权书等。

客户要求提供的信息可以体现在一份总销售记录中，也可以体现在若干分项记录中，如销售台账和发货单。销售记录的繁简程度最终取决于是否满足《医疗器械生产质量管理规范》要求及对分销商的控制，取决于产品追溯要求。如果企业规定的追溯范围较大，追溯程度较深，则意味着在日常生产和销售过程中需要保存更多更细的信息，这种情况下虽然付出了较高的管理成本，但是如果产品出现质量问题，能够迅速采取应急处置措施、明确追溯范围，产品召回成本相对较低。

二、产品交付过程的合同评审

体外诊断试剂生产企业在销售过程中，应按照 GB/T 42061—2022 建立合同评审控制程序，应充分理解和评审所有的顾客订单、合同、服务和期望的要求，特别要关注产品交付冷链运输过程的验证范围，以保证这些要求能够得到充分的满足。

（一）合同评审

顾客提供订单的方式在形式上可能有所不同，如口头协议、书面订单、电话记录或电子邮件等方式。顾客订单信息包括产品的规格型号、数量、有效期、运输方式、交付地点和交付的随货文件记录等。生产企业在签署销售合同前，应对顾客需求进行评审，评价企业满足顾客需求的能力，并保存评审记录。若顾客需求发生变更，则应对变更的内容进行再次评审，并保证变更内容已传递至相关人员。

（二）分销商要求

依据《医疗器械经营监督管理办法》，纳入医疗器械分类目录的体外诊断试剂产品的分销商应取得医疗器械经营许可（纳入药品管理范围的体外诊断试剂需要取得药品经营许可）。生产企业在选择分销商时，应核实分销商的医疗器械经营资质，包括分销商的营业执照、经营许可证等，同时评价其质量控制能力，并保存相关资质证明。

根据体外诊断试剂产品的风险程度，对体外诊断试剂的经营实施分类管理。经营第一类体外诊断试剂不需要许可和备案，经营第二类体外诊断试剂实行备案管理，经营第三类体外诊断试剂实行许可管理。从事第二类、第三类体外诊断试剂分销的经营企业，应当向所在地设区的市级市场监督管理部门备案或提交许可申请，获得医疗器械经营备案凭证或医疗器械经营许可证后方可经营。体外诊断试剂分销商对其相关的办事机构或销售人员以本企业名义从事体外诊断试剂购销行为承担相关的法律责任。

体外诊断试剂经营企业不得经营未经注册或备案、无合格证明文件以及过期、失效、淘汰的体外诊断试剂产品。

体外诊断试剂经营企业销售人员从事销售活动时应提供加盖本企业公章的授权书。授权书应写明授权销售的品种、地域、期限，以及销售人员的身份证号码。

体外诊断试剂生产企业应选择合格的分销商，且有义务监督分销商的经营行为。若发现经营企业违规经营体外诊断试剂产品等行为，应及时向药品监督管理部门报告。

三、网上销售产品的法规要求

网上销售体外诊断试剂产品，应遵守《互联网药品信息服务管理办法》《医疗器械网络销售监督管理办法》。消费者从网上购买体外诊断试剂产品时，要查看销售单位的互联网药品信息服务资格证书和互联网药品交易服务资格证书，在网站首页查验互联网药品交易服务资格证书号。

四、售后服务活动的要求

体外诊断试剂产品功能的正常发挥和安全性通常取决于对产品的正确使用和日常维护。因此，生产企业应规定售后服务的类型和范围，明确生产企业、分销/代理商的服务职责和质量责任。应对服务活动进行策划，包括生产企业、分销/代理商的服务范围和服务内容的确定，体外诊断试剂与仪器的系统性管理，现场服务和试验用测量设备的控制，产品服务指导文件的适宜性的确定，提供产品知识支持、技术建议和客户培训，提供售后服务人员的培训，提供胜任的服务人员，对改进产品或服务的信息反馈，以及其他顾客支持性活动。

体外诊断试剂生产企业可以通过签订合同或质量协议等方式提供服务活动，以建立健全产品售后服务制度等。

体外诊断试剂生产企业应保存售后服务活动记录，记录中应明确提供服务的人员、相关的技术支持等内容，并满足可追溯性要求。

体外诊断试剂生产企业可能会将全部或部分售后服务活动委托分销/代理商或第三方机构完成。为此，在与分销/代理商或第三方机构签署的协议或合同中应体现服务的要求和责任，明确质量责任和服务责任，如合同签约、技术支持、产品推广、退货换货、不良事件处理、产品召回等。对于委托售后服务的情况，应提供必要的作业指导书、参考文献资料。应保存相关服务记录，并满足可追溯性要求。

五、交付过程中不合格品的处理

体外诊断试剂生产企业在产品交付过程中，应建立不合格品控制程序，确定不合格品的处理流程，如对不合格品进行标识、隔离，保存不合格品处理记录、不合格品评审记录，进行不合格类型的统计分析，确定纠正或预防措施的实施要求。

不合格品的控制范围包括交付前或交付后发现的不合格品。不合格品的控制目的是防止不合格品非预期使用。应对不合格品进行评审，确定适当的处置方式，如返工、让步接收（仅针对原材料）、降级使用、销毁、报废等。

1. 交付前的不合格品控制

（1）返工：为使不合格品符合要求而对其采取的措施。返工的实施内容包括确定产品是否需要返工、不能返工产品的处理、确定返工产品的流程等。

（2）让步接收：仅对不合格的原材料、半成品经评审后可以让步接收，成品不得让步接收。让步接收的原则为应确保对产品的最终使用性、安全性无影响，相关不合格项目不影响最终成品检验结果的符合性，否则不得让步接收。

（3）降级使用：原辅材料在高端产品中不能使用，但是能够满足低端产品的要求，且不影响低端产品的最终符合性。

（4）销毁：不能返工、让步接收、降级使用，且材料不能回收使用时应销毁。

（5）报废：不能返工、让步接收、降级使用，但材料可以回收使用时应报废。

2. 交付后的不合格品控制

在产品交付或使用后发现不合格时，应及时进行评审和处置，并根据不合格品的影响程度、风险高低以及评审结果采取有效的控制措施。

（1）通知用户停止使用或产品报废；

（2）对产品进行召回；

（3）发布忠告性通知；

（4）销毁不合格产品。

第二节 监管检查案例分析

一、相关的监管法规

体外诊断试剂生产监管过程涉及的法规包括《医疗器械监督管理条例》《医疗器械注册与备案管理办法》《体外诊断试剂注册与备案管理办法》《医疗器械生产监督管理办法》《医疗器械经营监督管理办法》《医疗器械生产质量管理规范》《医疗器械生产质量管理规范附录：体外诊断试剂》《国家重点监管医疗器械目录》《医疗器械生产企业分类分级监督管理规定》《医疗器械不良事件监测和再评价管理办法》《医疗器械召回管理办法》《药品医疗器械飞行检查办法》《医疗器械冷链管理指南》《医疗器械生产企业管理者代表管理指南》《医疗器械广告审查办法》《医疗器械生产企业供应商审核指南》《医疗器械工艺用水检查要点指南》《病原微生物实验室生物安全管理条例》《人间传染的病原微生物名录》《危险化学品安全管理条例》《危险化学品目录》《中华人民共和国药典》等。

二、监管检查的案例分析

目前，我国对医疗器械的监管检查有三种方式：第一种是新产品上市前的注册质量体系核查；第二种是新产品上市取证后满一年的跟踪监督检查；第三种是对企业保持生产环节的稳定性和质量控制常态化的飞行检查。

1. 飞行检查

药品、医疗器械飞行检查是指监管部门针对药品和医疗器械研制、生产、经营、使用等环节开展的不预先告知的监督检查，具有突击性、独立性、高效性等特点。具体内容参见 2015 年 6 月 29 日国家食品药品监督管理总局发布的《药品医疗器械飞行检查办法》。

开展医疗器械飞行检查体现了监管理念的转变——更加重视过程监管。飞行检查的目的是提升医疗器械生产企业对《医疗器械生产质量管理规范》内涵的理解，促进企业提高管理水平，提升整个行业质量水平。

《药品医疗器械飞行检查办法》明确规定，医疗器械企业发生下列情形之一的，药品监督管理部门可以开展飞行检查：

（1）投诉举报或者其他来源的线索表明可能存在质量安全风险的；

（2）检验发现存在质量安全风险的；

（3）药品不良反应或者医疗器械不良事件监测提示可能存在质量安全风险的；

（4）对申报资料真实性有疑问的；

（5）涉嫌严重违反质量管理规范要求的；

（6）企业有严重不守信记录的；

（7）其他需要开展飞行检查的情形。

2. 接受监管检查的关注要点

（1）关注检查的重点条款——关键工序和特殊过程。关键工序和特殊过程在《医疗器械生产质量管理规范》中有着明确的定义，但是很多企业对这个定义没有深入理解和把握。

（2）关注血源类产品存在的潜在风险。体外诊断试剂生产过程中如果涉及血源类产品，应严格做好与血源有关的管控工作。

（3）关注与供应商签订的主要原材料的采购质量协议。很多企业在采购过程中忽视质量协议的签约，误认为购销合同就是质量协议。从相关的法规层面理解，购销合同与质量协议有着一定的差异，购销合同通常规定价格、运输、交付等内容，质量协议则主要针对原材料的质量标准要求。

（4）关注不合格品的控制。在产品实现过程中任何阶段发生的不合格品都要进行严格的管理。如进货检验不合格的原材料不得投入使用；生产过程产生的不合格品转序、非预期使用可能导致最终产品存在重大质量隐患；成品不合格可能导致对患者或使用者的伤害、临床医疗事故的发生。

3. 相关现场检查案例分析

相关现场检查案例分析依据的标准为《医疗器械生产质量管理规范体外诊断试剂现场检查指导原则》（以下简称《指导原则》）。

《指导原则》1.2.4 要求：企业负责人应当组织实施管理评审，定期对质量管理体系运行情况进行评估，并持续改进。

【案例1】 查××医疗科技有限公司，企业负责人未对 2024 年企业质量管理体系运行情况进行评估。

《指导原则》1.4.1 要求：技术、生产、质量管理部门负责人应当熟悉医疗器械法律法规，具有质量管理的实践经验，应当有能力对生产管理和质量管理中实际问题作出正确判断和处理。

第六章　体外诊断试剂交付后的管理

【案例1】　查××生物药业有限公司，企业生产和质量管理负责人未对新发布的法规、规范性文件等进行收集与培训，如《医疗器械生产企业供应商审核指南》《医疗器械经营质量管理规范》。

【案例2】　查××医疗科技有限公司，企业未提供文件发放实施前培训记录。

【案例3】　查××生物医药有限公司，体外诊断试剂生产和检验人员如标记操作人员、产品检验员的培训记录表中缺少培训具体内容和考核评价判定。

《指导原则》1.6.1 要求：从事影响产品质量工作的人员，应当经过与其岗位要求相适应的培训，具有相关的理论知识和实际操作技能。应当确定影响医疗器械质量的岗位，规定这些岗位人员所必须具备的专业知识水平（包括学历要求）、工作技能、工作经验。

【案例1】　查××生物有限公司，质检室立式压力蒸汽灭菌器的操作人员无操作资格证书；封口机个别操作人员无培训记录。

【案例2】　查××生物科技股份有限公司，个别进入洁净区的工作人员未进行微生物知识培训，且无相关培训计划。

【案例3】　查××生物技术有限公司，洁净区工作人员守则规定洁净区工作人员不得佩戴饰物，生产现场发现两名工作人员佩戴耳环、使用手机。

《指导原则》1.10.1 要求：应当建立对人员的清洁要求，制定洁净室（区）工作人员卫生守则。查看工作人员卫生守则，是否对人员清洁、进出程序、洁净服的穿戴作出规定。

【案例1】　查××生物有限公司，生产现场贴膜间发现有裸手接触产品的操作人员，但没有配备手消毒剂。《人员进出生产车间管理制度》上也没有关于裸手接触产品操作人员手部定时消毒的相关规定。

【案例2】　查××基因技术有限公司，《消毒剂的配制及使用规程》规定由 95% 乙醇配制成 75% 乙醇，配制后不超过 48 h，消毒剂定期更换，每月更换。但是企业未能提供 48 h 及每月更换的验证记录，询问管理者代表，称现在使用消毒剂为购买的 75% 乙醇成品。查阅消毒剂领用记录，发现 4 月 1 日领用 1 桶 75% 乙醇后，4 月 3 日至 4 月 8 日一直在使用，与文件规定不符。

《指导原则》1.11.2 要求：直接接触物料和产品的操作人员每年至少体检一次。患有传染性和感染性疾病的人员不得从事直接接触产品的工作。查看洁净间直接接触物料和产品的人员的体检报告或健康证明，是否按规定时间进行体检，患有传染性和感染性疾病的人员未从事直接接触产品的工作。

【案例1】　查××生物药业有限公司，部分人员健康体检 2023 年 5 月到期，未按时进行体检，如生产部××等。

【案例2】　查××生物科技股份有限公司，产品包装操作工×××未进行健康体检。

《指导原则》1.12.1 要求：应当明确人员服装要求，制定洁净和无菌工作服的管理规定。工作服及其质量应当与生产操作的要求及操作区的洁净度级别相适应，其式样和穿着方式应当能够满足保护产品和人员的要求。无菌工作服应当能够包盖全部头发、胡须及脚部，并能阻留人体脱落物。查看洁净和无菌工作服的管理规定；现场观察服装的符合性及人员穿戴的符合性。

【案例 1】 查××基因技术有限公司，管理者代表称进入洁净间生产操作均须戴手套，无裸手操作，查看《人员进出 100 000 级洁净区更衣规程》，未明确规定人员进入洁净区须戴手套。查看《工作服管理规程》，其中规定 100 000 级洁净区工作服清洗后存放超过 3 天，使用前须重新清洗，且洁净服清洗后放入洁净袋保存，贴上标签，标明清洗日期、有效期。现场查看未穿用洁净服及包装上未标注，询问生产负责人，称工作服一般清洗存放后超过 7 天，使用前才重新清洗。与文件规定不符。

【案例 2】 查××生物技术有限公司，现场观察及询问生产负责人，该企业操作人员进入洁净间须戴一次性无菌手套，但未在《人员进出洁净区管理规程》中明确戴手套的相关要求。

《指导原则》2.1.2 要求：生产、行政和辅助区的总体布局应当合理，不得互相妨碍。

【案例 1】 查××生物科技股份有限公司，二楼的外包间传递窗和工艺用水制水间的入口均位于员工进餐休息室内。

《指导原则》2.3.2 要求：厂房应当有适当的照明、温度、湿度和通风控制条件。

【案例 1】 查××基因技术有限公司，换鞋间、缓冲间走廊、女一更衣室、女二更衣室照明灯损坏不亮。

《指导原则》2.6.2 要求：仓储区应当按照待验、合格、不合格、退货或召回等进行有序、分区存放各类材料和产品，便于检查和监控。现场查看是否设置了相关区域并进行了标识，对各类物料是否按规定区域存放，应当有各类物品的贮存记录。

【案例 1】 查××生物技术有限公司，仓库未设置召回区。

【案例 2】 查××生物药业有限公司，原辅材料库未设置不合格区。

【案例 3】 查××生物有限公司，成品库设置了待验区、合格品区和不合格品区，未设置退货区或召回区。

【案例 4】 查××生物科技股份有限公司，人感染 H7N9 禽流感病毒 RNA 检测试剂盒（荧光 PCR 法）产品储存要求为 −20 ℃±5 ℃，现场发现成品冰箱温度记录数据为 −36.2 ℃、−0.71 ℃，外包装间的冰柜显示温度为 −28.3 ℃。

《指导原则》2.9.1 要求：生产厂房应当设置防尘、防止昆虫和其他动物进入的设施。洁净室（区）的门、窗及安全门应当密闭，洁净室（区）的门应当向洁净度高的方向开启。

【案例 1】 查××生物药业有限公司，生产车间和仓库均无防止动物进入设施。

【案例 2】 查××基因技术有限公司，净化车间门口防鼠板与门框和墙壁间存在较大空隙，且不固定。

《指导原则》2.10.2 要求：空气洁净级别不同的洁净室（区）之间的静压差应当大于 5 Pa，洁净室（区）与室外大气的静压差应大于 10 Pa，并应当有指示压差的装置。现场查看是否配备了指示压差的装置，空气洁净级别不同的洁净室（区）之间以及洁净室（区）与室外大气的静压差是否符合要求。

【案例1】 查××生物医药有限公司，净化车间物流通道缓冲间（100 000级洁净度级别）与室外大气静压差显示为小于10 Pa。

【案例2】 查××基因生物科技有限公司，生产洁净区一间配液室与走廊之间的压差计在开门状态下不能复零；PCR检验室中进行阴性血清和质粒操作的样本处理间、PCR前（后）酶间、PCR扩增间等与外界无压力显示装置。

《指导原则》2.11.1 要求：酶联免疫吸附试验试剂、免疫荧光试剂、免疫发光试剂、聚合酶链反应（PCR）试剂、金标试剂、干化学法试剂、细胞培养基、校准品与质控品、酶类、抗原、抗体和其他活性类组分的配制及分装等产品的配液、包被、分装、点膜、干燥、切割、贴膜、内包装等，生产区域应当不低于100 000级洁净度级别。

【案例1】 查××基因技术有限公司，未提供100 000级洁净间的检验报告，未按照《沉降菌监测制度》提供沉降菌的监测记录。

《指导原则》2.12.1 要求：阴性或阳性血清、质粒或血液制品等的处理操作，生产区域应当不低于10 000级洁净度级别，并应当与相邻区域保持相对负压。

【案例1】 查××基因技术有限公司，现场查看发现阴性、阳性质粒的分装在100 000级洁净级别下的生物安全柜内进行，未制定生物安全柜的使用、维护或监测相关制度或规程，未提供生物安全柜有关微生物的检测或监测结果，以证明其内操作环境相当于或高于100级洁净度级别。

《指导原则》2.18.1 要求：洁净室（区）的温度和相对湿度应当与产品生产工艺要求相适应。无特殊要求时，温度应当控制在18～28 ℃，相对湿度控制在45％～65％。现场查看温湿度装置及记录，是否符合要求。

【案例1】 查××生物药业有限公司，100 000级净化车间温湿度计指示温度为36 ℃。

【案例2】 查××生物技术有限公司，生产工序中有干燥环节，但企业尚未对干燥间的温湿度分布均匀性及其可能对生产过程的影响进行验证评估。

《指导原则》2.20.1 要求：洁净室（区）的内表面（墙面、地面、天棚、操作台等）应当平整光滑、无裂缝、接口严密、无颗粒物脱落，避免积尘，并便于清洁处理和消毒。

【案例1】 查××基因技术有限公司，100 000级洁净生产车间内的组装间天花板有漏水和修补痕迹、有锈迹。

《指导原则》2.22.1 要求：洁净室（区）内的水池、地漏应安装防止倒灌的装置，避免对环境和物料造成污染。

【案例1】 查××诊断产品有限公司，工艺用水制水设备设置在洁净车间内，该制水间地面有积水。

《指导原则》2.26.3 要求：使用病原体类检测试剂的阳性血清应当有相应的防护措施。查看相关文件，是否明确了防护措施。现场查看阳性血清的保存条件及使用记录。

【案例1】 查××生物技术有限公司，人类免疫缺陷病毒（HIV 1/2）国家参考品（批号20081202）未按规定储存于－20 ℃的温度条件下，而是在2～8 ℃中储存长达一个半月。

《指导原则》2.31.1 要求：易燃、易爆、有毒、有害、具有污染性或传染性、具有生物活性或来源于生物体的物料的管理应当符合国家相关规定。所涉及的物料应当列出清单，专区存放、专人保管和发放，并制定相应的防护规程。

【案例1】 查××生物科技股份有限公司，企业的危险化学品库位于理化检测室内，无通风和消防等措施，且《化学危险品管理规程》中规定的管理职责不明确。

《指导原则》3.1.1 要求：应当配备与所生产产品和规模相匹配的生产设备、工艺装备，应当确保有效运行。对照生产工艺流程图，查看设备清单，所列设备是否满足生产需要；核查现场设备是否与设备清单相关内容一致；应当制定设备管理制度。

【案例1】 查××生物有限公司，现场发现小包装车间编号为G0107002C的封口机工作温度达不到公司《封口机修理、维护、保养规程》中设定温度为280~300℃的要求。

《指导原则》3.2.1 要求：生产设备的设计、选型、安装、维修和维护应当符合预定用途，便于操作、清洁和维护。查看生产设备验证记录，确认是否满足预定要求。现场查看生产设备是否便于操作、清洁和维护。

【案例1】 查××生物技术有限公司，现场询问空调机房操作人员初、中、高效过滤器更换清洗频率，回答定期或压力表读数低于初始值或高于初始值2倍时更换清洗。查看净化空调系统效果验证方案未对上述参数进行验证，查看操作指导书未对上述参数进行规定。

【案例2】 查××医疗科技有限公司，生产记录中最大组分配制量为105 mL，配制用设备为1 mL移液器，不能有效控制人为操作差错；《生物安全柜清洁维护标准操作规程》规定每年更换紫外灯并进行性能确认，但企业未提供相关记录。

【案例3】 查××诊断产品有限公司，未对空调净化机组中效过滤器进行压差监控。

【案例4】 查××基因生物科技有限公司，编号为F-03的空调机组中效压差记录显示：初始压差为85 Pa，正常范围为80~200 Pa。现场检查中效压差表显示其压差实际值为65 Pa，不在规定范围内。

【案例5】 查××基因生物科技有限公司，100 000级洁净车间分装室内存放与生产无关的自动封膜仪等设备。

《指导原则》3.2.3 要求：应当建立生产设备使用、清洁、维护和维修的操作规程，并保存相应的设备操作记录。

【案例1】 查××生物科学有限公司，企业生产过程中所用的玻璃器皿清洁后需要烘干保存，但烘干工序的操作规程中未明确规定烘干时间。

【案例2】 查××生物技术有限公司，现场查看喷码车间43号喷码机正在操作，但操作记录中未对操作过程进行记录。

【案例3】 查××生物药业有限公司，在包被间的真空包装机现场，只有设备厂家提供的使用说明书，未见企业制定的操作规程和使用记录。

《指导原则》3.4.1 要求：应当建立检验仪器和设备的使用记录，记录内容应当包括使用、校准、维护和维修等情况。

【案例1】 查××生物药业有限公司，配制间内保存有e抗原抗体封闭液的冰箱内结霜和积水，且冰箱（柜）等冷冻、冷藏设施无监测记录。

《指导原则》3.5.1要求：应当配备适当的计量器具，计量器具的量程和精度应当满足使用要求，计量器具应当标明其校准有效期，保存相应记录。

【案例1】 查××生物技术有限公司，《免疫胶体金纸操作规范》要求缓冲液的配制使用定容法，实际操作使用称量法，且配料室所有量筒未进行校准。

【案例2】 查××生物有限公司，质检室标准品配制记录中使用编号为G02070G的电子天平（精度：0.1 mg）称取1.2 mg吗啡，精度不符合要求。

【案例3】 查××医疗科技有限公司，提供的2～10 μL移液器检定报告显示计量用具为万分之一天平；2 μL移液器实测值为1.8 μL，超过其误差在2%以内的规定范围，未对检定报告有效性进行确认。

【案例4】 查××诊断产品有限公司，企业自校准温湿度计所采用的方法为非标方法，未经验证。

《指导原则》3.6.1要求：洁净室（区）空气净化系统应当经过确认并保持连续运行，维持相应的洁净度级别，并在一定周期后进行再确认。

【案例1】 查××医疗科技有限公司，空气净化系统未进行确认和验证，未进行初、中效压差监控；空调净化系统不连续运行，未对再次开启运行条件进行确认。

【案例2】 查××基因技术有限公司，《空调净化系统清洁维修保养管理制度》规定初效过滤器每个月清洗一次，中效过滤器每3个月清洗一次，高效过滤器每年监测完整性。但企业实际对初、中效过滤器每年更换，也未监测高效过滤器的完整性；企业生产体外诊断试剂产品具有不连续性，空气净化系统停机时间较长，未对不同停机时间后再次开启空气净化系统所需采取的措施进行相应的验证和规定。

【案例3】 查××诊断产品有限公司，企业采用紫外灯对洁净车间进行消毒，未对消毒效果进行有效验证。

《指导原则》3.7.1要求：应当确定所需要的工艺用水，当生产过程中使用工艺用水时，应当配备相应的制水设备，并有防止污染的措施，用量较大时应当通过管道输送至洁净室（区）的用水点。工艺用水应当满足产品质量的要求。

【案例1】 查××生物技术有限公司，现场发现制水记录中5月4日、7日、8日的产水电阻分别为6.76 MΩ、5.78 MΩ、6.12 MΩ，不满足标准">10 MΩ"的要求，未见企业采取相应措施的记录。

【案例2】 查××医疗科技有限公司，《纯化水微生物检测标准操作规程》中检测方法规定的检测量为0.1 mL，《药典》中标准规定检测量为1 mL。

【案例3】 查××基因生物科技有限公司，《工艺用水检验管理规程》规定每月对所有出水点纯化水进行全检。该企业有24个纯化水出水口，查2024年1月纯化水全检记录仅有6个出水口的记录。

《指导原则》3.8.1要求：应当制定工艺用水的管理文件。查看工艺用水的管理文件是否明确工艺用水种类符合《药典》或GB/T 6682或YY/T 1244等标准要求。是否包括设备维护、保养、清洗、消毒，水质监测、检测的要求。

【案例1】 查××基因技术有限公司，工艺用水为符合《药典》规定的纯化水，企业在2023年10月进行过水系统验证，但未对纯化水的全性能检测周期进行规定，此后也一直未做全性能检测。

【案例2】 查××诊断产品有限公司，未提供对洁净车间工艺用水储水桶进行清洗消毒的记录。

【案例3】 查××基因生物科技有限公司，《纯化水系统操作规程和维护保养规程》规定，企业协助设备厂家每年进行一次设备清洗消毒。未提供委托纯化水系统生产厂家消毒维护的合同和记录。

《指导原则》3.11.1要求：需要冷藏、冷冻的原料、半成品、成品，应当配备相应的冷藏、冷冻储存设备，并按规定监测设备运行状况、记录储存温度。现场查看是否配备冷藏、冷冻的设施设备，如有冷库，查看冷库是否有温度显示、是否有报警功能、如冷库断电是否有应急措施。

【案例1】 查××生物科技股份有限公司，未对人感染禽流感病毒RNA检测试剂盒（荧光PCR法）产品的运输温度进行跟踪监控。

《指导原则》4.2.1要求：应当建立文件控制程序，系统地设计、制定、审核、批准和发放质量管理体系文件。

【案例1】 查××医疗科技有限公司，企业未提供文件分发、回收、销毁记录；未对《人博卡病毒核酸检测试剂盒生产工艺规程》进行版本控制，文件变更后未进行版本更新。

【案例2】 查××基因技术有限公司，对外来文件的收集和整理不及时，未收集新的《医疗器械生产监督管理办法》。未收集《医疗器械分类规则》并作为外来受控文件进行管理。

《指导原则》4.2.3要求：文件更新或修订时应当按规定评审和批准，能够识别文件的更改和修订状态。查看相关记录确认文件的更新或修订是否经过评审和批准；其更改和修订状态是否能够得到识别。

【案例1】 查××生物技术有限公司，《成品检验规程》于2024年10月进行了变更，但未对该次变更进行评审。

《指导原则》4.2.4要求：分发和使用的文件应当为适宜的文本，已撤销或作废的文件应当进行标识，防止误用。到工作现场抽查现场使用的文件，确认是否为有效版本。作废文件是否明确标识。

【案例1】 查××生物药业有限公司，已作废的《乙型肝炎病毒核心抗体诊断试剂盒（化学发光法）物料采购清单》（YG-05-11）和《乙型肝炎病毒核心抗体诊断试剂盒（化学发光法）原辅材料质量标准》（BZ-07）两份文件未加盖作废章。

《指导原则》4.4.1要求：应当建立记录控制程序，包括记录的标识、保管、检索、保存期限和处置要求等。

【案例1】 查××医疗科技有限公司，原料入库台账使用WPS文件，可任意修改，不符合《记录控制程序》文件要求；未按《风险管理控制程序》的要求对风险管理文件进行存档；原料库内Taq DNA聚合酶存料卡涂改处未签字。

【案例2】　查××基因技术有限公司，企业提供的实验室检测培训资料的纸张背面为质检室清洁卫生记录，询问企业管理者代表，称因记录出现涂改错误，故重新打印。

【案例3】　查××生物技术有限公司，洁净工作服/鞋收发记录、洁净区温湿度和压差监控记录、作废文件销毁记录存在涂改，且未标注更改者姓名和更改日期。

【案例4】　查××诊断产品有限公司，依据《6840体外诊断试剂分类子目录（2013版）》，AFU由Ⅱ类升为Ⅲ类，同时预期用途发生改变。企业对说明书进行了变更及相应验证与确认，但未进行设计变更评审，也未对设计更改进行风险分析。

【案例5】　查××基因生物科技有限公司，100 000级洁净车间洁净服清洗记录中未填写清洗设备编号。

《**指导原则**》**4.4.2要求**：记录应当保证产品生产、质量控制等活动可追溯性。

【案例1】　查××生物技术有限公司，人类免疫缺陷病毒（HIV 1/2）抗体检测试剂盒（批号B20231206、B20240223）成品检验记录中缺少所使用的参考品信息，包括名称、批号、有效期等。

《**指导原则**》**4.4.3要求**：记录应当清晰、完整，易于识别和检索，防止破损和丢失。

【案例1】　查××生物技术有限公司，人类免疫缺陷病毒（HIV 1/2）抗体检测试剂盒（批号B20230806、B20240703）成品检验记录中无膜条宽度、膜条长度检验记录，参考品的检测结果中无产品标准要求的P18与P17阳性强度比较结果，重复性检测中缺少产品标准所要求的"显色度均一"结果。

【案例2】　查××生物有限公司，金膜组合车间未保存2024年10月17日的温湿度记录。

《**指导原则**》**5.3.1要求**：设计和开发输入应当包括预期用途规定的功能、性能和安全要求、法规要求、风险管理控制措施和其他要求。

【案例1】　查××基因技术有限公司，现场未提供设计开发输入的有关记录。

《**指导原则**》**5.4.1要求**：设计和开发输出应当满足输入要求，包括采购、生产和服务所需的相关信息、产品技术要求等。

【案例1】　查××生物有限公司，吗啡检测试纸条（胶体金法）抗体原料保存条件和保存时间无验证资料。

《**指导原则**》**5.6.1要求**：应当在设计和开发的适宜阶段安排评审，保持评审结果及任何必要措施的记录。

【案例1】　查××基因技术有限公司，现场未能提供设计开发的有关评审记录。

《**指导原则**》**5.7.1要求**：应当对设计和开发进行验证，以确保设计和开发输出满足输入的要求，并保持验证结果和任何必要措施的记录。

【案例1】　查××医疗科技有限公司，生产用内标反复冻融使用，企业未对冻融次数进行规定。

【案例2】　查××生物科技股份有限公司，在设计开发策划时，缺少对设计开发阶段的评审和验证活动要求。

《指导原则》6.2.1 要求：应当根据采购物品对产品的影响，确定对采购物品实行控制的方式和程度。查看对采购物品实施控制方式和程度的规定，核实控制方式和程度能够满足产品要求。

【案例1】 查××生物药业有限公司，企业未按《采购控制程序》中对外购件应分类管理的要求，对原辅材料进行分类。

【案例2】 查××医疗科技有限公司，企业未按《采购控制程序》对原材料进行分类管理。

《指导原则》6.3.1 要求：应当建立供应商审核制度，对供应商进行审核评价。必要时，应当进行现场审核。是否符合《医疗器械生产企业供应商审核指南》的要求。

【案例1】 查××医疗科技有限公司，未对原材料（试剂盒中质控品及参考品）供应商进行审核评价。

【案例2】 查××生物技术有限公司，《供方评估管理制度》要求原料供货方有1家主供方和2家备供方，但实际上大部分原料只有1家主供方；企业要求对供方进行定期评价，但未明确规定评价的频率（时间间隔）；《供方评估表》和《供方再评价表》的评价内容与《供方评估管理制度》要求的评价内容不一致。

《指导原则》6.3.2 要求：应当保留供方评价的结果和评价过程的记录。

【案例1】 查××生物科学有限公司，企业提供了与盐酸氯胺酮供应商签订的采购合同（含质量责任要求）及相关供应商审核文件，但外购物料清单及验收要求中未将关键物料盐酸氯胺酮供应商（××药品检验综合服务部）列入合格供应商名单。

《指导原则》6.5.2 要求：应当建立采购记录，包括采购合同、原材料清单、供应商资质证明文件、质量标准、检验报告及验收标准等。

【案例1】 查××医疗科技有限公司，企业与供应商病毒学国家重点实验室签订的《质控品和参考品技术支持协议》中阳性参考品单位为 PFU/mL，《产品技术要求》中规定阳性参考品单位为 IU/mL，未明确两种单位的转换关系。

【案例2】 查××生物科技股份有限公司，《原材料验收准则》中未对编号为 YG2351 的原材料（要求贮存温度为 $-20\ ℃\pm5\ ℃$）收货时的温度进行规定。

【案例3】 查××诊断产品有限公司，对标准品配制用主要原材料 AFU 未制定相关质量标准要求。

《指导原则》6.6.1 要求：应当对采购物品进行检验或验证，确保满足生产要求。查看采购物品的检验或验证记录。

【案例1】 查××生物药业有限公司，乙型肝炎病毒诊断试剂盒（化学发光法）原辅材料质量标准中规定的 Anti-HBc-HRP 要求（4.7.2 活性）与原材料销售合同中效价要求不一致。

【案例2】 查××医疗科技有限公司，未按人博卡病毒上游引物冻干粉质量标准要求进行纯度检验。

【案例3】 查××诊断产品有限公司，《生物安全性检验记录单》未按要求对检验用质控品原料进行检验。

《指导原则》7.4.1 要求：应当根据生产工艺特点对环境进行监测，并保存记录。

【案例1】 查××生物科学有限公司，洁净区划膜室、喷金室共用一个温湿度计，但未验证这些区域温湿度数据的一致性，难以保证有效监测生产环境的实际温湿度。

《指导原则》7.5.1 要求：应当对生产的特殊过程进行确认，并保存记录，包括确认方案、确认方法、操作人员、结果评价、再确认等内容。

【案例1】 查××生物技术有限公司，《封口机操作指导书》规定封口速度为 120 mm/s±10 mm/s，但封口机热密封验证报告未对上述参数进行确认。

【案例2】 查××生物技术有限公司，企业文件中明确有"真空包装"的特殊过程，在过程确认时考虑了时间等作为过程能力的影响因素，但未考虑温度（加热电压或电流）等参数作为过程能力的影响因素。

《指导原则》7.6.2 要求：生产记录应当包括产品名称、规格型号、原材料批号、生产批号或产品编号、生产日期、数量、主要设备、工艺参数、操作人员等内容。

【案例1】 查××生物技术有限公司，人类免疫缺陷病毒（HIV 1/2）抗体检测试剂盒主文档规定内包装工序包含喷码、装袋、封口，但生产记录（批号 B20240102）中未记录喷码机、封口机设备编号及相关参数。

【案例2】 查××基因生物科技有限公司，企业使用移液器进行试剂盒配制分装环节操作，抽查批次为 B20241124 的试剂盒批生产记录，未记录所使用的移液器编号；部分型号的移液器枪头经高压灭菌后使用；部分型号的移液器采购后直接使用，未对此过程进行统一规定。

《指导原则》7.13.1 要求：生产设备、容器具等应当符合洁净环境控制和工艺文件的要求。查看生产设备和容器具的相关文件是否明确其净化要求、是否符合环境控制和工艺文件的要求。

【案例1】 查××诊断产品有限公司，AFU 产品配制用桶未按《生产用容器具清洗作业指导书》规定干燥存放。

《指导原则》7.14.1 要求：应当按照物料的性状和储存要求进行分类存放管理，应当明确规定中间品的储存条件和期限。查看相关文件是否对物料进行分类，以及明确分类存放的要求和中间品储存条件、期限。

【案例1】 查××生物医药有限公司，洁净车间内存放的中间品溶液均用物料代码显示品名，现场未见具体物料的危害识别标识，也不能提供在用物料危害评价记录和有针对性的防护要求。

【案例2】 查××医疗科技有限公司，现场发现 PEG6000 物料未规定使用期限。

【案例3】 查××生物科技股份有限公司，《生产工艺标准操作规程》规定，部分中间品若暂存超过 48 h 则转入 −20 ℃ 冰箱保存。企业未对中间品存放时限进行验证。

《指导原则》7.16.1 要求：在生产过程中，应当建立产品标识和生产状态标识控制程序。

【案例1】 查××生物科学有限公司，在洁净区物料暂存间批号为 B20240926 的 pH 试纸，账本上显示库存为 92 条，但实际物品只有 68 条。

【案例2】 查××生物医药有限公司，洁净车间内放置在卧式冷藏柜内的物料（批号B20211221-024），其外包装物料代码为 1029001302（批号 B20211221-024）。冷藏柜外所挂物料清单上无以上物料编号和名称，且无数量标识。

【案例3】　查××基因生物科技有限公司，现场发现原料库超低温冰箱、万级洁净厂房阴性制备室工作冰箱、理化检验室内工作冰箱等存放的科研用试剂与生产用试剂混放，且无有效标识区别；检测室冰箱内存放的数十盒磁珠（多批次）混放；中间品库冰箱内半瓶未分装磁珠无状态标识。

《指导原则》7.17.1 要求：应当对每批产品中关键物料进行物料平衡核查。如有显著差异，必须查明原因，在得出合理解释，确认无潜在质量事故后，方可按正常产品处理。

【案例1】　查××生物技术有限公司，《物料平衡管理制度》文件未对各种关键物料平衡时的正常可接受范围作出规定。

《指导原则》7.18.1 要求：应当制定批号管理制度，对主要物料、中间品和成品按规定进行批号管理，并保存和提供可追溯的记录。

【案例1】　查××医疗科技有限公司，企业对购进的 dNTP 原料进行分装后储存，但未对分装过程进行记录。

【案例2】　查××生物科技股份有限公司，批号为 B20160301 的产品（2021年3月24日生产，成品有效期12个月）所用编号为 YG2164 的引物，有效期至2021年2月10日。企业未对使用接近有效期的引物的影响进行研究。

《指导原则》7.20.1 要求：应当制定洁净室（区）的卫生管理文件。按照规定对洁净室（区）进行清洁处理和消毒，并作好记录。现场查看洁净室（区）内的清洁卫生工具是否使用无脱落物、易清洗、易消毒，是否按用途分类使用，不同洁净室（区）的清洁工具不得跨区使用。

【案例1】　查××基因生物科技有限公司，100 000级洁净车间的工位间内擦地与擦墙的抹布无法区分；擦工作台与擦设备的抹布共用。

《指导原则》7.20.2 要求：查看相关文件是否对消毒剂或消毒方法作出规定，应包括消毒剂品种、使用时间、频次、更换周期等内容，应保留相关的记录。应当对所选择的消毒方法、选用的消毒剂进行效果评价或验证。

【案例1】　查××生物药业有限公司，生产部包被间包被机（编号086）在使用过程中进行了清洁处理，但未明确清洁要求，也无法提供清洁效果验证资料。

《指导原则》7.20.3 要求：消毒剂品种应当定期更换，防止产生耐药菌株。现场查看所使用的消毒剂是否符合文件规定、是否按期进行更换。

【案例1】　查××生物药业有限公司，未提供洁净室消毒剂使用及更换的相关规定。

《指导原则》7.22.1 要求：应当建立清场的管理规定。是否根据生产工艺制定清场的管理规定及记录。

【案例1】　查××基因技术有限公司，《容器具管理制度》规定已清洁和未清洁的容器具应严格分开、分区存放，并应有明显的状态标识，但在生产现场发现企业并未对已清洁的容器具进行标识。

《指导原则》7.26.1 要求：应当对生产用需要灭活的血清或血浆建立灭活处理的操

作规程。查看灭活处理的操作规程，是否明确生产用需要灭活的血清或血浆的种类、灭活的方法、操作过程中的防护措施、灭活前后物料的隔离和标识要求。

【案例1】 查××生物药业有限公司，现场检查发现《阳性血清标准管理制度》中未对阳性血清灭活处理进行规定。

《指导原则》8.1.1要求：应当建立质量控制程序，规定产品检验部门、人员、操作等要求。

【案例1】 查××基因技术有限公司，未提供《质量活动管理制度》规定的公司质量分析会、全厂专职质监员质量分析会、车间质量分析会的有关记录。

【案例2】 查××诊断产品有限公司，《检测和测量设备控制程序》规定，经检定或校准的计量器具，由计量管理员对其鉴定或校准结果的有效性进行确认，确认合格后方可投入使用。现场发现量程为2～20 μL的移液器检定报告出现测量范围的使用错误，为无效报告，但企业未对该报告进行确认。

《指导原则》8.2.1要求：应当定期对检验仪器和设备进行校准或检定，并予以标识。查看检验仪器和设备是否按规定实施了校准或检定、是否进行了标识。

【案例1】 查××生物科学有限公司，《温度计自检规程》只对一个温度点的数值进行计量校准，未参照温度计相关检定规程要求，对一个测试范围的多点进行校准。

【案例2】 查××生物药业有限公司，制水系统中多介质过滤器上压力表的计量有效期为2023年2月7日，空调系统初效、中效压力表的有效期为2023年2月7日，未定期进行校准。

【案例3】 查××医疗科技有限公司，企业对检验使用的荧光PCR仪（型号SL—6G610）进行适用性验证，但其未在说明书中规定仪器适用机型范围。

【案例4】 查××基因技术有限公司，现场发现企业的电子天平（编号：SB—5802）标识检定有效期为2024年5月31日，目前已过有效期。

【案例5】 查××生物科技股份有限公司，标识为WG-0111冰箱上的温度计检定时间已经过期。

《指导原则》8.4.2要求：检验记录应当包括进货检验、过程检验和成品检验的检验记录、检验报告或证书等。

【案例1】 查××医疗科技有限公司，按照《人博卡病毒核酸检测试剂盒生产工艺规程》应进行过程检验，但生产批记录中未包含过程检验记录。

《指导原则》8.7.1要求：应当建立校准品、参考品量值溯源程序。对每批生产的校准品、参考品进行赋值。

【案例1】 查××诊断产品有限公司，企业通过K值校准方法校准待测物的浓度，但未建立量值溯源程序。

《指导原则》8.10.1要求：应当对检验过程中使用的标准品、校准品、质控品建立台账及使用记录。应当记录其来源、批号、有效期、溯源途径、主要技术指标、保存状态等信息。

【案例1】 查××医疗科技有限公司，检验记录中未记录质控品信息；检验用质控品无复验规程。

【案例2】 查××诊断产品有限公司，未建立检验用质控品台账及使用记录，质控品主要技术指标缺失。

《指导原则》8.10.2 要求：按照规定进行标准品、校准品、质控品复验并保存记录。

【案例1】 查××生物技术有限公司，公司使用的国家参考品和企业内控品未按照标准品的管理规程进行定期复验。

【案例2】 查××生物有限公司，吗啡检测试剂检验用质控品（检测液），无复验记录。

《指导原则》8.11.2 要求：留样期满后应当对留样检验报告进行汇总、分析并归档。

【案例1】 查××生物药业有限公司，乙型肝炎病毒核酸抗体检测试剂盒（化学发光免疫法）（批号 B20230813）留样期满之后未对留样检验报告进行分析。

【案例2】 查××基因技术有限公司，未提供《留样管理制度》中规定的留样总结分析报告。

《指导原则》9.1.2 要求：销售记录至少应当包括医疗器械名称、规格、型号、数量、生产批号、有效期、销售日期、购货单位名称、地址、联系方式等内容。

【案例1】 查××生物药业有限公司，企业销售台账中无购货单位的联系方式。

《指导原则》9.2.1 要求：直接销售自产产品或者选择医疗器械经营企业，应当符合医疗器械相关法规和规范要求。

【案例1】 查××基因技术有限公司，企业通过经销商销售产品，但未提供形成文件的要求，对所选择的经销商未明确应符合医疗器械相关法规和规范要求。

《指导原则》10.4.1 要求：不合格品可以返工的，企业应当编制返工控制文件。返工控制文件应当包括作业指导书、重新检验和重新验证等内容。

【案例1】 查××基因技术有限公司，《不合格品控制程序》规定不合格品由生产部组织返工，但未制定返工控制文件。

《指导原则》11.3.1 要求：应当建立数据分析程序，收集分析与产品质量、不良事件、顾客反馈和质量管理体系运行有关的数据，验证产品安全性和有效性，并保持相关记录。

【案例1】 查××基因技术有限公司，《关键工序管理办法》明确 PCR 配制、阳性和阴性配制为关键工序，规定要对关键工序定期进行能力分析，每月至少 1 次对各质控点工序控制记录做好定期质量状态分析。但是企业未进行分析。

《指导原则》11.4.1 要求：应当建立纠正措施程序，确定产生问题的原因，采取有效措施，防止相关问题再次发生。

【案例1】 查××生物技术有限公司，企业对人类免疫缺陷病毒（HIV 1/2）抗体检测试剂盒（批号 B20240723）抽查不合格的情况采取了纠正预防措施，查明导致不合格的原因是使用了不符合要求规格的吸管。该产品出厂检验使用的是企业内控品，未按照产品标准使用国家参考品进行检验。

《指导原则》11.7.1 要求：应当建立质量管理体系内部审核程序，规定审核的准则、范围、频次、参加人员、方法、记录要求、纠正预防措施有效性的评定等内容，以确保质量管理体系符合本规范的要求。

【案例 1】 查××医疗科技有限公司，企业未按照《内部审核控制程序》规定进行 2024 年度内审。

三、监管检查中常见问题汇总

根据国家药品监督管理部门历年发布的体外诊断试剂生产经营企业规范检查统计数据分析，出现问题较多的大概为以下几个方面。

1. 生产、销售、使用未取得医疗器械注册证的体外诊断试剂

（1）未取得医疗器械注册证的体外诊断试剂。这些产品的外包装上只标示产品名称及批号，未标示诸如医疗器械注册证号、生产许可证号、产品技术要求、生产企业信息等。

（2）未依法办理医疗器械注册证许可事项变更的体外诊断试剂。

（3）在体外诊断试剂注册证书过期失效后未办理延续的情况下，依然使用旧证生产，这样生产出来的体外诊断试剂应定性为未取得医疗器械注册证的产品，即无证产品。按照《医疗器械监督管理条例》规定，不论是生产还是经营，都属于违法违规行为。

（4）外包装未标示批准文号，只标明"仅供研究、不用于临床诊断"，但是产品却上市销售使用，应按照未取得医疗器械注册证的体外诊断试剂查处。

2. 生产、销售或赠送、使用无产品注册证书的校准品、质控品

《体外诊断试剂注册与备案管理办法》第一百一十二条规定：校准品、质控品可以与配合使用的体外诊断试剂合并申请注册，也可以单独申请注册。定值质控品是按照医疗器械进行管理的，需要办理相关注册；非定值质控品不按医疗器械管理。而现实中，部分生产企业仅取得了试剂的产品注册证，未取得定值质控品的产品注册证。

3. 体外诊断试剂与不匹配的诊断仪器配合使用

部分医疗机构在购进国外进口诊断仪器后，由于与进口诊断仪器配套的诊断试剂费用高昂，往往会采购国产的类似诊断试剂来替代进口诊断试剂。但是在某些情况下，国产的类似品种与进口诊断仪器不匹配，如此使用则无法保证检验数据的准确性。

4. 擅自将定性检测改为定量检测

某些体外诊断试剂产品经审批，最终批准为定性检测试剂。例如，乙型肝炎病毒检测试剂盒，除表面抗原和血清 DNA 定量检测具有一定的临床意义外，其他定量检测的临床指标意义小于研究意义。为此，除乙型肝炎病毒表面抗原检测试剂盒之外，其他如乙型肝炎病毒核心抗原检测试剂盒等被批准为定量试剂盒的可能性不大。但是，由于定量检测在临床上的收费比定性检测高出较多，部分企业在没有获得定量检测试剂盒批准的情况下，擅自将定性检测试剂盒标示为定量检测试剂盒。

5. 使用过期失效的体外诊断试剂产品

对不同体外诊断试剂的特性研究表明，部分产品的保存有效期不长，短的只有几个月或半年。这类试剂如果临床用量不大，则容易出现过期失效的情况。再加上一些医疗

机构管理松散，导致过期失效的体外诊断试剂用于临床，使用这些诊断试剂进行检验显然是不安全、不可靠的，存在临床误诊的可能性，进而导致采取错误的治疗方案。

6. 无证经营体外诊断试剂产品

体外诊断试剂产品既有按照药品管理的，也有按照医疗器械管理的。按照药品管理的产品需要办理《药品经营许可证》；按照医疗器械管理的产品应按相应类别办理许可或备案。由于体外诊断试剂产品经营管理的法规政策可能会不断调整变化，部分经营企业没有充分关注这些变化状况，以致发生违法违规行为。

7. 体外诊断试剂冷链过程无法保障

部分体外诊断试剂产品属于生物试剂，对生产、运输、贮存等过程有着严格的控制要求。目前，冷链物流设施不足、市场化程度较低、运输成本较高，以及发货量散、少等问题一直存在，导致部分体外诊断试剂采用在泡沫箱内加放冰袋的包装形式来控制运输过程中的温度，这种运输方式无法保证体外诊断试剂达到冷藏保管的要求。

四、创新体外诊断试剂产品委托生产

体外诊断试剂相关法规要求，按照创新医疗器械特别审批程序审批的境内体外诊断试剂申请注册时，若样品委托其他企业生产，则应委托具有相应生产范围、生产能力、生产资质的企业。不属于创新医疗器械特别审批程序审批的境内体外诊断试剂申请注册时，样品不得委托其他企业生产。

五、体外诊断试剂产品广告管理

按照《中华人民共和国广告法》和《医疗器械监督管理条例》及国家有关规定，利用各种媒介和形式直接或间接发布体外诊断试剂产品广告，其发布内容应和《广告审查表》内容保持一致，应正确宣传和引导合理使用体外诊断试剂。不得直接或间接诱导公众购买使用，不得含有以下内容。

（1）不科学的表述或通过渲染、夸大某种健康状况或疾病所导致的危害，引起公众对所处健康状况或所患疾病产生担忧和恐惧，或使公众误解不使用该产品会患某种疾病或加重病情；

（2）"家庭必备"或者类似内容；

（3）评比、排序、推荐、指定、选用、获奖等综合性评价内容；

（4）该产品处于"热销""抢购""试用"等状态。

体外诊断试剂生产、经营企业在发布体外诊断试剂产品广告时，不得利用医药科研单位、学术机构、医疗机构或专家、医生、患者的名义和形象作为证明内容；不得含有医疗机构名称、地址、联系方法、诊疗项目、诊疗方法以及有关义诊、医疗（热线）咨询、开设特约门诊等内容；不得使用军队单位或军方人员的名义和形象；不得利用军队装备、设施从事体外诊断试剂广告宣传；不得含有涉及公共信息、公共事件或其他与公共利益关联的内容，如各类疾病信息、经济社会发展成果或医疗科学以外的科技成果；不得在未成年人出版物和频道、节目、栏目上发布；不得以儿童为诉求对象，不得以儿童的名义介绍体外诊断试剂。

六、涉嫌违法违规行为投诉

体外诊断试剂的消费者如果发现生产、经营或使用无注册文号或无产品备案许可凭证产品，超过有效期使用、使用假注册证或假备案证、冒用其他企业的产品注册证或备案证等涉嫌违法违规行为或产品质量问题，可以向县级及以上药品监督管理部门举报投诉。

第三节　不良事件评价及产品召回

一、体外诊断试剂检测结果的质量因素

使用体外诊断试剂进行检查的主要目的是协助临床医生诊断病情、观察疗效、调整治疗方案等。某些临床检验项目对确诊某种疾病有着确定性意义。例如，痰中查出结核分枝杆菌，可以确诊患者得了开放性肺结核。但是也有许多检验项目必须结合临床症状、体征及其他检查方法综合分析方可确诊。如果已确诊患有某种疾病，特定的检验结果变化对判断疗效及病情变化具有十分重要价值。例如，贫血患者经过治疗，其红细胞计数及血红蛋白逐步上升并恢复正常，说明治疗有效，该指标是判断治愈的重要指标。也就是说，检验指标恢复正常，通常是确认好转的指征。但必须注意的是，在疾病治疗过程中，具有临床意义的化验指标并不一定与病情变化同步。

1. 准确度与精密度

准确度是指测量结果与实际真值的一致程度，反映检测的准确程度。精密度是指在一定条件下进行多次测定时所得结果之间的符合程度，反映均质样本的重复性。仪器的精密度本身就是仪器的性能，与检测标本无关，更与检测结果的准确度无关。

当出现某项异常的检测结果时，很多人喜欢重新检测一次，观测其重复性是否良好，实际上这是不科学的。重复性好，只能说明设备的精密度好，而不能说明准确度好。如果检测方法、检测仪器存在系统误差，所有的结果比实际值都高，重复一次仍然会得出较高的结果。因此，两次检验结果一致，并不能说明检验结果的准确性。

要保证检验结果的准确性，应关注检验全过程的质量控制，分析标本的采集时机和采集方式，保证对样本运送过程、仪器保养效果、操作规范性、检测干扰因素的控制。

2. 灵敏度与特异性

任何一个诊断指标，都有两个基本特征，即灵敏度和特异性。灵敏度是指对疾病诊断的不漏诊概率；特异性是指该指标在诊断某种疾病时，不发生误诊的概率。相对一个单项指标，如果提高其诊断的灵敏度，必然降低其诊断的特异性，也就是说减少漏诊必然增加误诊，反之亦然。

因此，综合衡量一个单项指标的灵敏度与特异性，最好的方法是绘制接受者操作特征（ROC）曲线，通过曲线下面积确定指标的诊断效力和最佳的诊断值，即同时平衡指标的灵敏度与特异性。理想的指标应具有100%的诊断灵敏度和特异性，但是这样的指

标往往是不存在的。单独使用某种指标去诊断疾病，必然有一定的假阳性和假阴性的可能，容易导致误诊或漏诊。

3. 异常结果与正常结果

在日常检查中，很多人十分重视异常结果。对于异常结果，通常会采取进一步的措施予以证实。因为假阳性的结果可能会导致误诊，给患者带来痛苦。但是对阴性结果往往不予重视，在临床表现中假阴性结果导致的漏诊同样会给患者造成一定的伤害。

因此，对于阴性标本，特别是与患者临床表现、临床诊断不相符的结果，或患者的病理、生理过程无法解释的结果，以及可能影响患者诊断和治疗的阴性结果均应引起重视。

二、影响体外诊断试剂定性检测的干扰物质

当获得一份医疗机构的检验报告单时，通常发现报告单上会列出"参考值指标"。这里的参考值是一个用于参考、指导判断的数值，是指正常人群中绝大多数人该指标的平均数值，具有一定的统计学意义。但是，一些检验结果可能受到很多因素影响，当某项化验指标结果数值超出参考值时，应由临床医生结合症状、体征或其他辅助检查措施等进行综合分析，方可正确诊断。对检验结果不在参考值范围内的情况虽然应予以重视，但也不必过分紧张，务必请教临床医生确定。

定性检测用的体外诊断试剂，只给出阳性或阴性两种可能的结果，如有反应或无反应、是或非、有或无、正常或异常等。

干扰物质既可以是内源性的，即来源于患者自身的物质；也可以是外源性的，即患者治疗、摄入或分析样本制备过程中引入的物质。干扰物质可以从多方面影响分析过程，如化学和物理效应、非特异性、交叉反应性等，导致分析时产生干扰，影响定性检测结果，这些物质主要包含：

（1）病理学条件下产生的代谢产物，如糖尿病、多发性骨髓瘤、淤胆型肝炎等疾病产生的代谢产物；

（2）治疗中引入的化合物，如药物、静脉营养液、血浆扩容剂、抗凝血剂等；

（3）患者摄入的物质，如乙醇、滥用的药物、营养补充剂、各种食品及饮料等；

（4）样品制备过程中添加的物质，如抗凝剂、防腐剂、稳定剂等；

（5）样品处理过程中不慎引入的污染物，如源自手霜、有粉手套、血清分离器、收集管塞等的污染物；

（6）样品基质本身，如样品化学和物理性质与理想的新鲜样品不同。

三、顾客反馈的控制

体外诊断试剂生产经营企业应建立顾客信息反馈处理的控制程序，文件中应包括：

（1）收集、记录顾客反馈信息；

（2）调查、跟踪顾客反馈信息；

（3）分析、处理顾客反馈信息；

（4）保留相关顾客反馈信息处理记录；

（5）依据保存的记录，实现可追溯性。

体外诊断试剂生产经营企业在执行反馈控制程序中常见的主要问题体现在以下几个方面：

（1）通过经销商或代理商销售产品，未能提供形成文件的要求，未能对经销商或代理商应符合的医疗器械相关法规和规范要求作出规定；

（2）生产经营企业的销售台账无购货单位名称和地址；

（3）生产经营企业销售记录信息不完整，未列出产品的有效期；

（4）成品的批号管理与文件规定不符，销售记录存在涂改现象等。

四、不良事件监测、分析和改进

1. 不良事件监测

体外诊断试剂生产经营企业应根据《医疗器械不良事件监测和再评价管理办法》，建立不良事件监测和再评价管理制度，明确可疑不良事件管理人员的职责、报告原则、上报程序、上报时限，制定启动实施医疗器械再评价的程序文件。

2. 数据分析

体外诊断试剂生产经营企业应建立数据分析控制程序，文件中应包括以下内容。

（1）相关数据（至少）

① 产品质量：重要原材料、部件采购数据，生产过程监视和测量结果；

② 不良事件：不良事件监测数据；

③ 顾客反馈：顾客投诉/抱怨记录；

④ 与质量管理体系运行有关的数据：管理评审中的整改要求、内审不合格项报告。

（2）数据分析记录

这些记录证实了企业按照程序文件的规定运行。

3. 纠正和预防

体外诊断试剂生产经营企业应建立纠正和预防措施控制程序，关注发生不合格的原因和识别潜在的不合格情况，通过纠正或预防措施进行改进。

五、产品召回

体外诊断试剂生产经营企业应按照《医疗器械召回管理办法》建立产品召回管理制度。落实相关职责，明确专人负责。根据不良事件的严重程度及时发布忠告性通知，采取相应的控制措施，以降低不良事件风险的发生概率和严重度。

体外诊断试剂生产与质量管理

第七章

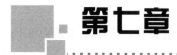

体外诊断试剂使用过程管理

临床检验是指由临床实验室为临床医学提供一系列实验室检测工作和项目结果,其目的是疾病的筛查与诊断。临床检验应提供具有临床价值的准确结果,为临床医生作出正确的诊断和治疗,或为观察疗效、判断预后及疾病预防等提供信息,同时为临床提供必要的咨询建议,以正确解释检测结果。欲达此目的,除了检验人员应具备良好的专业水平之外,所采用的分析方法和检验仪器也非常重要,包括按分析检测要求选用适当的标本、正确地分离和保存标本,选用符合要求的各种器具、分析检测试剂,采用质量和性能可靠的分析仪器和检测设备,以及一定的检测速度及科学准确地理解和解释检验结果等。近几十年来,随着基础科学的飞速发展,新的分析检验方法和检测仪器不断涌现,推动了临床检验的发展,促使临床检验在疾病预防和诊断治疗中发挥越来越大的作用。

第一节 常用的生化分析仪器

生化分析仪是采用光电比色原理测量血液或其他体液中特定化学成分的仪器,是临床诊断中常用的重要仪器之一。生化分析仪通过对血液和其他体液的分析来测定各种生化指标,如肝功能(谷丙转氨酶、谷草转氨酶、碱性磷酸酶、总胆红素、直接胆红素、总蛋白、白蛋白)、肾功能(尿素氮、肌酐)、血脂(总胆固醇、甘油三酯、高/低密度脂蛋白)、血糖等。

自美国 Technicon 公司于 1957 年成功地制造世界第一台全自动生化分析仪后,各种型号和功能的全自动生化分析仪不断涌现,临床生化检验的自动化迈出了十分重要的一步。目前国外的全自动生化分析仪经过多年的发展,在技术上非常成熟,于 20 世纪 90 年代初进入中国市场并抢占了大部分市场份额。由于技术差异,国产全自动生化分析仪经历了 20 余年的发展,从完全依赖进口到现在的单机生产,再到大型模块化组合全自动生化分析仪研制成功,表明我国全自动生化分析仪技术水平实现飞跃式发展。近年来,国家不断出台政策鼓励和支持医疗器械的国产替代,从鼓励国产到优先国产,再到采购国产,为国产设备提供了一个更加有利的竞争环境。

一、生化分析仪概述

1. 生化分析仪的工作特点

生化分析仪以其高技术含量、高准确性、高精密度、高灵活性、高工作效率等特点,成为现代临床检验科室必不可少的设备之一,临床生化检验中的主要操作过程逐步实现了机械化、自动化。临床生化实验室的检验手段经历了手工操作、半自动分析和全自动分析过程,科学技术的创新发展不断推动现代化临床检验工作进程,促进全自动生化分析仪的类型不断更新、功能不断完善、检测速度不断提高。

常用的生化分析仪工作程序如下:定量吸取标本转移到反应杯或反应管道系统;定量吸取试剂,同标本混合,在一定温度下自动控制反应一定时间;通过可见光、紫外光等光电转换检测技术,对反应终点、初始速度或反应过程进行监测;借助计算机系统将仪器的各项功能程序化,控制仪器的运转和反应过程,处理或判断实验数据,并将结果以数据、反应曲线的形式显示或打印。

2. 生化分析仪的分类

(1) 按照自动化程度,可分为全自动和半自动生化分析仪。

(2) 按照反应装置结果,可分为连续流动式、分立式、离心式自动生化分析仪。

(3) 按照反应方式,可分为普通(液体)和干式自动生化分析仪。其中,干式是指把样品直接加到滤纸片上,以样品作为溶剂,使反应片上的试剂溶解,再进一步完成反应。干式自动生化分析仪目前广泛用于急诊检验和即时检验。

(4) 按照仪器的复杂程度及功能,可分为便捷式、小型、中型和大型自动生化分析仪。便捷式生化分析仪是将检测项目集成到一张试剂卡上,按照样本进行方便快捷检测;小型生化分析仪一般体积小,测试速度小于 400 T/h;中型生化分析仪体积较大,测试速度不低于 400 T/h;大型生化分析仪多为模块化,具有集成化、测试速度快、分析项目多等优点。

3. 生化分析仪的主要结构

常用的自动生化分析仪基本上都是由加样系统、比色系统、温控系统、数据处理系统、供排水系统组成。

(1) 加样系统

加样系统由样品盘或传送轨道、试剂仓、加样品系统、加试剂系统组成。样品盘上放有样品杯,中型、大型自动生化分析仪还设置可装试管的试管架放于传送轨道上。有条形码阅读装置的仪器,样品管或试剂瓶上贴有编号及有检测项目信息的条形码。

(2) 比色系统

比色系统由光源、比色杯、单色器及检测器组成。光源多数是卤钨灯,波长范围为 325~850 nm;少数分析仪用氙灯,波长为 285~750 nm。比色杯通常有三种安装形式:分立式比色杯转盘、离心式比色杯转盘、流动池式比色杯转盘。单色器分为干涉滤光片和光栅。干涉滤光片以旋转方式选择波长,但用久后易受潮变质,且单色光波长较宽。光栅使用寿命较长,无须保养,最多可固定 12 种波长。光栅分光有前分光和后分光两种方式:前分光是在光源灯和样品杯之间先用滤光片、棱镜或光栅分光,通过可调的狭缝，取得与样品"互补"的单色光，照射到样品杯，再用一个光电池或光电管作为检测器，测量样品对单色光的吸光度。后分光是将一束自然光先照到样品杯，再用光栅分光，然后用检测器测量任何一个波长下的光吸收量。后分光的优点是可同时选用双波长或多波长进行测定，提高了分析的准确度，且光路中无可动部件，也不需要移动仪器的任何部件即可选择多个波长，不仅提高了工作效率，减小了故障率，而且显著提高了分析精度。

（3）温控系统

温控系统一般设置 25 ℃、30 ℃和 37 ℃三种温度范围。由于温度对试验结果影响很大，所以对温控系统的精度要求较高。水浴温控系统的优点是温度均匀稳定，缺点是升温缓慢，开机预热时间较长，水质变化影响测光，因此要定期换水或比色杯。空气干式浴的优点是升温迅速、无须保养，缺点是温度易受外界环境影响。先进的做法是采用结合两者优点的恒温液循环间接加热，即采用在比色杯周围循环流动的一种无味、无污染、不变质、不蒸发的稳定液，使恒温系统更加均匀稳定，升温迅速，不需要定时更换与补充恒温液。在比色杯与恒温液之间有一个几毫米的空气夹缝，恒温液通过加热夹缝中的空气达到恒温。这种技术既有水浴恒温稳定均匀的特点，又有空气浴升温迅速、无须保养的优点。

（4）数据处理系统

数据处理系统将每个项目的检测结果储存在随机储存器中，待某样品所需的项目全部检测完毕，由计算机系统汇总打印检测报告。计算机系统的储存器中可以贮存一定数量患者的数据与每天室内质控数据，可以随时按照指令调出在显示屏上显示或打印，也可以储存在主机中长期保存，方便随时调阅。

（5）供排水系统

供排水系统由多路液路管道、泵和电磁阀组成，供给各个部件的冲洗与吸液，最后排出废液。对仪器的冲洗非常重要，是减少交叉污染的有效控制手段。有的分析仪采用激流式单向冲洗和多步骤冲洗方式，有的采用温水多步骤自动冲洗，并使用抽干技术，使比色杯冲洗更加干净彻底，有效防止检测项目之间的交叉污染。

4. 生化分析仪的检测原理

生化分析仪的检测原理是利用朗伯-比尔定律即通过某一固有波长，测试样本吸光度的变化，来计算样本中某一项目的浓度，并判断结果是否在正常范围内，从而为临床医生提供相应的诊断依据。

（1）吸光度定义

吸光度是物理学和化学中的一个名词，是指光线通过溶液或物质前的入射光强度与光线通过溶液或物质后的透射光强度的比值（I_0/I_t）的以 10 为底的对数［即 $\lg(I_0/I_t)$］。其中，I_0 为入射光强，I_t 为透射光强。影响吸光度的因素有溶剂、浓度、温度等。其基本原理如图 7-1 所示。

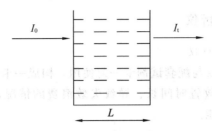

图 7-1　光吸收原理图

图 7-1 表明，一束强度为 I_0 的平行单色光通过一个含有浓度为 C 的吸光物质、厚度为 L 的吸收池时，一些光子被吸收，光强从 I_0 衰减为 I_t，则该溶液的吸光度 A 的计算公式如下：

$$A = -l_g(I_t/I_0) \tag{7-1}$$

式中，I_0：入射光强；
　　　I_t：透射光强；
　　　I_t/I_0：透光率。

（2）朗伯-比尔（Lamber-Beer）定律

朗伯-比尔定律为某溶液的吸光度等于该物质的吸光系数 ε、浓度 C 和光径 L（cm）的乘积，当光径不变时，浓度和吸光度成正比。这是生化分析仪利用吸收光谱法进行定量测定的基础。朗伯比尔定律见式（7-2）：

$$A = \varepsilon CL \tag{7-2}$$

式中，ε 为吸光系数；
　　　C 为溶液的浓度；
　　　L 为吸收池的厚度（光径）。

（3）摩尔吸光系数和比吸光系数

摩尔吸光系数的定义为 1 mol 溶液在厚度为 10 mm 时的吸光度。

比吸光系数的定义为浓度为 1%（W/V）的溶液在厚度为 1 cm 时的吸光度。

5. 生化分析仪的分析方法

生化分析仪在测定某个项目时所用的分析方法是根据该项目所用的试剂和方法决定的。主要的分析方法有两点法、终点法、速率法。

（1）两点法：通过测定反应开始后某一时间内产物或底物吸光度变化，得到待测物活性或浓度。

（2）终点法：通过测定反应开始至反应达到平衡时产物或底物浓度总变化量来计算待测物活性或浓度。

（3）速率法：通过连续测定反应过程中某一反应产物或底物的吸光度随时间的变化求出待测物活性或浓度。

二、常用的生化分析仪

1. 便捷式自动生化分析仪

便捷式自动生化分析仪与配套试剂卡一起使用，构成一卡一样本（图 7-2）。其优点是不存在瓶装试剂开瓶后放置时间长、导致失效浪费的情况，且操作简便，具有自动化、小型化、快捷化等功能。

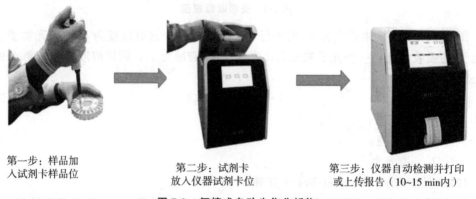

第一步：样品加入试剂卡样品位　　第二步：试剂卡放入仪器试剂卡位　　第三步：仪器自动检测并打印或上传报告（10~15 min内）

图 7-2　便捷式自动生化分析仪

便捷式自动生化分析仪适用于大型医疗机构急诊、病房及 ICU、CCU 等重症监护室，以及小型诊所健康管理、野外现场急救诊断、临床样本少的专科特殊项目检测（如男科、风湿科）、公安执法（如酒驾、吸毒）快速确认、宠物诊所、食品质量监控（如农药及有害物）、环保监控等场景。

2. 小型自动生化分析仪

小型自动生化分析仪具有体积小巧、不受安装场所限制、随时使用、快捷方便等优点，更适用于大型医疗机构急诊、中小型医疗机构实验室和受空间限制但需要紧急检测出具检验报告的临床科室（图 7-3）。

3. 中型自动生化分析仪

中型自动生化分析仪测试速度优于小型机，使用空间小于定型机，凭借着独特优势，市场需求占据临床实验室的中位，适用于大型、中型医疗机构实验室和中心实验室的急诊（图 7-4）。

4. 大型自动生化分析仪

大型自动生化分析仪是为大型或超大型临床实验室或第三方实验室设计的全自动化分析系统，可以根据需要组合配置，组合联机可替代多台单机，可简化实验室操作流程，节约样本、试剂，减少人为误差，提升工作效率，且节约实验室空间，有利于实验室的综合布局（图 7-5）。

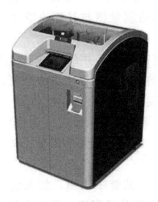
图 7-3　小型自动生化分析仪

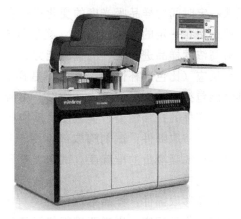
图 7-4　中型自动生化分析仪

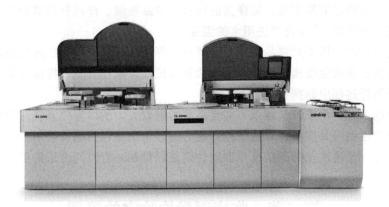
图 7-5　大型自动生化分析仪

三、生化分析仪的主要技术性能

1. 半自动生化分析仪

（1）光度计性能：包括波长准确度、重复性、半宽度、杂光和吸光度五个线性指标，充分保证了光度计性能的可靠性。

（2）测量性能：包括测量的重复性及稳定性，是评价仪器重复测量结果及规定时间段内测量结果一致性的重要指标。

（3）温控功能：是实现系统对温度控制的准确性及波动性的重要措施，以充分保证温控系统功能满足临床检测项目要求。

（4）交叉污染：用于评价仪器冲洗系统的冲洗效果，以保证将高浓度样品对其他样品测量结果的影响程度降低到允许的范围内。

（5）临床检测功能：考察仪器在实际应用中的主要性能特征，是评价仪器性能、功能，进行综合判断的依据。

2. 全自动生化分析仪

（1）光学性能：光学系统性能主要反映在噪声、漂移、变形、线性等方面。噪声指标反映了电气部件或光学部件产生的噪声大小；漂移包括反应杯内的漂移、光度计的漂移,反映一定时间内样品吸光度的变化率;变形是指在规定时间内样品吸光度变化的极差;线性是指在一定的线性范围内,光度计对高浓度样品测量值与其理论浓度值的差异,即对高浓度样品进行准确测量的能力。

(2)反应(比色)杯性能:反应杯是样品与试剂进行反应,并最终用于检测的部件。其性能包括光路长度、反应杯变形、由清洗液引起的反应杯表面状况的改变、反应杯污染、反应杯的携带污染、偏振度及反应杯表面粗糙度。

(3)试剂移取部件:试剂移取部件用于吸取试剂、稀释液加入反应(比色)杯中。其性能包括试剂吸液量的准确度、试剂吸液量的精密度、试剂吸液量的稀释、试剂飞溅和试剂针的携带污染。

(4)样品移取部件:样品移取部件将样品从样品杯或试管中吸出,加入反应(比色)杯中进行化学反应,当需要进行仪器稀释时,应加入样品稀释液。其性能包括加样量的准确度、加样量的精密度、加样量的稀释、样品喷溅、样品针的携带污染、样品稀释的准确度(精密度),以及清洗用水的温度。

(5)搅拌部件:用于对样品、试剂及稀释液等组成的反应混合物进行搅拌混匀。其性能包括线性、采用免疫浊度法分析的浑浊样品搅拌、采用胶乳浊度法分析的浑浊样品搅拌,以及搅拌过程中的携带污染。

(6)温控系统:由于试验结果可能受温度影响较大,所以温控系统对于全自动生化分析仪的检测性能极其重要。对温度控制能力的评价主要包括温度控制的准确性及波动性。准确性是评价温度控制的精度,波动性则是评价在一段时间范围内温度的变化量。

第二节 临床医学检验室的管理

临床医学检验室应依据《医学实验室质量和能力认可准则》建立质量管理体系,如果具备一定的基础设施条件和检测水平能力,可以申请并提供实验室认证。

在管理要求中,应对实验室的组织管理、质量体系、文件控制、合同评审、委托检验、咨询服务、投诉处理、不符合的识别和控制、纠正和预防措施、持续改进、质量技术记录、内部审核、管理评审等方面建立文件,并按照文件规定进行相应管理。

在技术要求中,应对人员能力、基础设施、环境条件、实验室设备管理、检验前的控制程序、检验过程控制程序、检验程序的质量保证、检验后的控制程序、检验结果报告等方面建立文件,并按照文件规定进行相应管理。

临床医学实验室的管理要求和管理体系文件要求参见 ISO 15189:2022《医学实验室质量和能力的要求》(*Medical Laboratories—Requirements for Quality and Competence*)。

一、临床检验对试剂的基本要求

目前,体外诊断试剂已广泛应用于临床医学检验过程,可单独使用或与仪器、器具、设备或其他系统组合使用,主要包括在疾病的预防诊断、治疗监测、预后观察、健康评估以及遗传性疾病的预测过程中,用于对人体样本如各种体液、细胞、组织样本等进行体外检测的试剂、试剂盒、校准品、质控品等。

体外诊断试剂检测结果是临床医生进行疾病诊断、治疗、预后判断和健康评估的重要参考依据，检验结果的准确性直接关系到疾病性质的定位、病情程度的把握、治疗方案的选择及治疗预后的评判。因此，体外诊断试剂的安全性和有效性显得尤为重要，使用过程必须按照相关法规要求进行管理与控制，使用单位应配备与规模相适应的质量管理机构或质量管理人员，建立覆盖全过程的使用质量管理体系，承担产品使用过程的质量管理责任。

1. 必须使用注册获证产品

体外诊断试剂应用机构必须使用符合国家强制性标准要求，以及通过医疗器械注册或者备案的产品，应当从具有相应资质的生产经营企业采购。在采购过程中应索取、查验医疗器械注册证或备案凭证、产品合格证、供应商资质等文件，并按照规定要求进行验收。对部分有特殊储运环境要求的体外诊断试剂还应核实储运条件是否符合产品说明和标签标示的要求。

2. 建立体外诊断试剂采购管理制度

由于体外诊断试剂品种繁多且专属性较强，使用机构必须建立体外诊断试剂采购管理制度；对采购工作实行统一管理，指定部门或专人具体负责，其他部门或人员不得自行采购。采购过程中应当从具有相应资质的生产经营企业采购，应索取、查验医疗器械注册证或备案凭证、产品合格证、供应商资质等文件，并按照规定要求进行采购产品的验收。

3. 健全体外诊断试剂供应商档案

体外诊断试剂使用单位应建立健全供应商档案，妥善保存购入产品的原始资料，确保采购产品的信息具有可追溯性。供应商档案通常包括以下内容。

（1）法规性文件：产品标准或技术要求、产品注册证、生产许可证、经营许可证、营业执照、质量协议书、质量体系认证证书等。

（2）标识类信息：生产/供应商名称、生产/供应商代码、注册地址、生产地址、法定代表人、授权业务代表人、联系电话、产品效期、使用说明、标签标示等。

4. 健全质量管理制度和储存管理制度

根据《医疗器械监督管理条例》，使用机构应建立体外诊断试剂登记验收制度和储存管理制度，对所有的产品逐一验收登记，真实、完整、准确地记录进货查验情况，严格监控体外诊断试剂质量，以保障临床检验工作的顺利开展。

体外诊断试剂的使用机构必须按照验收管理制度对购入的产品进行查验，合格后方可入库，并保存验收记录。验收记录应注明采购日期、到货日期、品名、规格、数量、供货方名称、生产企业名称、生产许可证号、产品注册证号或备案凭证号、生产批号、有效期、检验合格证等。验收记录应由验收人员签字确认，注明验收结果及处理意见。对有特殊存储要求的体外诊断试剂应按照制造商规定的储存条件进行储存并管理。

二、常用的体外诊断试剂临床检测仪器和检测方法

体外诊断试剂既可以单独使用，也可以与仪器、器具、设备或其他系统组合使用。

常用的体外诊断试剂临床检测仪器和检测方法如表 7-1 所示。

表 7-1 常用的体外诊断试剂临床检测仪器和检测方法

序号	类型	检测仪器	检测方法
1	临床血液、体液检验类试剂	镜检仪、血液细胞分析仪、尿液分析仪	镜检、比色法、阻抗法、干化学分析法
2	临床化学类试剂	生化仪、紫外分光光度计	比色法
3	临床免疫学试剂	酶标仪、免疫分析仪等	免疫浊度法、免疫比色法、发光免疫法、放射免疫法、荧光免疫法、ELISA法、胶体金法
4	微生物学试剂	显微镜	镜检、培养
5	其他试剂（细胞组织学、遗传性疾病、人类基因检测、肿瘤标志物、免疫组化与变态反应原类及生物芯片）	基因芯片分析仪、流式细胞仪	基因技术、流式细胞术、生物芯片

第三节 使用过程的质量控制

加强体外诊断试剂使用过程的质量控制是临床医学检验发展的必然趋势。质量控制是指采用科学客观的方法对成批试验的检测结果、仪器标定产生的漂移，以及仪器、试剂进行观察，通过以上环节确定成批检测结果是否达到标准要求，从而最大限度避免成批测定标本产生的误差。

临床医学检验是指将患者的血液、体液、分泌物、排泄物和脱落物等，通过目视观察、物理、化学或分子生物学方法进行检测，并对检验过程（分析前、分析中、分析后）采取严密的质量管理措施以确保检验质量，为临床评价、使用者、患者提供真实可靠的实验资料。

一、使用前的质量控制

临床使用体外诊断试剂过程中的质量控制是临床检验实验室建设和管理的重要内容，直接关系到实验室检验结果的科学性和有效性。体外诊断试剂使用前需要准备适宜的标本，该过程的质量控制按时间顺序包括开具临床检验申请单、患者准备，原始标本的采集、贮存、运送，临床检验室收样、检验测试等过程。在实际操作中，检测前的质量控制尤为重要，如果缺少完整的患者标本，则检验人员无论如何也无法得出一份反映患者真实状况的检验报告。因此，送检标本的规范化采集是检验结果准确性的基本保证。使用前的质量控制通常包含以下几个环节。

1. 检验申请单的规范填写

临床检验申请需要临床医生准确无误地填写，字迹应清晰可读，写明患者相关信息，如姓名、年龄、性别、住院号、病案号、诊断及标本来源等，必要时应附有病历、特殊情况说明等信息。检验申请单应注明检测项目或检测项目需要附加的信息，如 24 h 尿蛋白定量应附加 24 h 尿量，申请检测人签名，标本采集类型及采集时间。这些内容一旦漏填、被忽视、填错或填写不清，可能导致检验人员在操作过程中不能全面获得患者信息，不能根据患者生理变化对检验结果作出正确判断，出现错报、漏报、误诊等情况。加强这一阶段的质量控制，可保证检验结果正确真实，客观反映患者病情或健康状态，以及后续应采取的必要的医疗措施。

2. 患者配合与准备

采集标本前的准备工作应根据所采标本的类型和所分析的物质而定。为了保证检验结果真实反映患者实际状况，患者的配合准备工作非常重要，可以确保送检的标本质量，避免一些生理因素对检验结果的影响。

多数临床医学实验，尤其是血液化学、免疫学检查，要求采集前应空腹 8～12 h。例如，患者处于兴奋、激动、恐惧状态时，可能导致白细胞、血红蛋白增高；患者运动时，可能导致谷丙转氨酶、谷草转氨酶、肌酸激酶等增高，而且还可以引起血中钠、钾、钙以及白蛋白、血糖等指标的变化；高蛋白饮食可能引起尿素、甘油三酯、尿酸、血糖等增高。药物对血液、尿液成分的影响是一个极其复杂的问题，药物可以使某些物质在体内的代谢发生变化，也可以干扰测定中的化学反应，如使用大剂量的青霉素，可能导致血谷草转氨酶、肌酸激酶、肌酐、总蛋白升高，白蛋白、胆红素降低；输液也会影响检查结果，如输注电解质可能使 K^+、Na^+、Mg^{2+} 升高，输注葡萄糖可能使血糖升高，输注右旋糖苷可能使凝血酶原时间降低。另外，疲劳、熬夜及饮酒、浓茶、咖啡等都可能影响测定结果的准确性和可靠性。所以，当采集患者标本时应尽可能规避上述情况。如果一定要采样检验，而又存在上述情况，则应在检验申请单中注明，从而方便检验人员客观地解释检验结果。

3. 标本的采集控制

准确的临床检验始于正确的标本采集。为了提高检验结果的准确性和可靠性，需要临床医护人员按照采集操作规程正确采集各类标本。由患者自己留取标本时，务必告知留取方法、注意事项等。正常情况下让患者配合完成标本采集过程，应注意以下几项基本原则。

(1) 选择最佳时间采集标本。一般晨起空腹采集血液标本，以减少生理节律的影响。通过前后结果的可比性证实，如此可减少饮食影响，易于与正常参考范围比对。尿常规宜采集清晨第一次尿液标本，不仅提供肾脏浓缩的能力评价，且有足够时间产生有形成分或沉淀，易发现病理成分，随意尿液标本对常规筛查是适用的。

若对同一患者进行多次测定最好每次在同一时间收集标本，以减少体内各分析物昼夜变化的影响，且易于比对；对进行糖耐量试验或餐后 2 h 血糖测试的患者，一定要详细告知患者何时采血。尿液标本采集时间取决于被测定的成分，用于清除率测定或所测定分析物有昼夜变化时，需要 24 h 的尿液标本；病毒性感染抗体的检测，在急性期及恢复期采取双份血清检查对诊断的意义较大；输液患者应在输液后至少 1 h 后采集血液标本；细菌培养应在使用抗生素前采集标本。

(2) 采集标本应最具代表性。如果患者标本采集不当,可能导致阳性率降低,因此标本的采集应具有代表性。例如,痰液要求新鲜,一般以清晨第一口痰作为检查标本最为适宜,进行细胞学检查则在上午9:00—10:00留痰为好;骨髓穿刺、脑脊液穿刺应防止外伤性血液的渗入,同时还应避免血液凝固。

(3) 采集过程应规范操作。采集标本时应注意抗凝剂的准确使用,防止过失性采样,如采错部位、错用真空采血管等;采血时患者最好采取坐位或卧位姿态,从而确保安全;止血带压迫不宜过紧、时间不宜过长,不要用力拍打穿刺部位,采集/检验人员应在采血针穿刺入血管后立即放松止血带;采集标本的器材应符合实验要求,避免标本发生溶血、被污染或对环境产生污染;血样标本使用真空采血系统可以有效避免错用抗凝剂,保证血样与抗凝剂的比例正确,防止标本溶血,并可采取通过添加分离胶加速血清分离等有效措施。真空采血系统采集血液后,应轻轻颠倒混匀5~10次,确保抗凝剂和促凝剂充分发挥作用,这是保证血样标本质量的重要控制措施之一。

(4) 重视标本的唯一性标志,防止贴错标签。标本采集容器的标签上应注明送检科室、住院床号、患者姓名等信息,并与检验单保持一致。

4. 标本的运送和接收

标本运送过程应注意标本保存条件。血液标本采集后应尽快从采集现场转送至实验室。如果转送距离较远,特别是对分析物稳定性存在影响,必要时可在采集现场分离出血清或血浆后再送至实验室。标本转送过程中要注意标本的包装形式、保存温度及处理方法,确保分析成分的稳定性。标本试管在转送过程中应保持管口封闭,向上垂直放置,避免剧烈振动,防止标本被污染或对环境产生污染等。

应设置专用的标本接收区,制定专人接收/验收程序、拒收规定和签收制度。严格执行验收程序,唯一性标识应正确无误,确保无差错发生。检验人员应对检验申请认真审核,包括检验项目、标本采集时间及采集者的签名等。对于需要收集24 h的尿液样本,应保存实时记录及总量记录。

样本交接签收人员应逐一检查标本质量,避免空管或污染等,对部分不合格但又可以接收的标本,签收人员应记录标本缺陷;对不合格且不可接收的标本,签收人员应拒绝接收并注明拒收原因,同时通知相关部门重新采集。

5. 标本的处理及保存

对不能立即进行分析或分析后需要重新检测的标本,应按照标本操作规程进行保存。全血标本采集后应立即送检,注意观察是否存在干扰血凝块,如存在将会影响全血细胞计数和凝血试验结果;血清标本一般应于采血后2 h内完成分离,以防止血细胞内、外多种成分发生变化;尿液标本从接收到检验应在2 h内完成,如果不能及时送检,必须加入防腐剂保存;细菌检查标本应采用消毒容器,防止细菌污染。

二、使用中的质量控制

使用中的质量控制是从临床检验室接收标本开始,包括仪器设备维护、试剂准备、专业人员培训以及室内质控与室间质评等,直至完成最终检测。

1. 仪器设备的维护

良好的仪器设备是确保检验结果的关键。所以，必须加强对仪器设备的维护保养。检验仪器和检验设备应按照规定的时间间隔定期做好检定校准、维护保养工作，以保持仪器设备性能的完好性、稳定性。检验仪器设备在更换部件时应做好书面保养记录，以便于仪器设备发生故障时查询原因。应设置仪器设备管理岗位，避免因人员操作有误、业务不熟、操作不当而造成不同程度的损坏。

2. 检测试剂的准备

实验人员应按照流程操作，针对不同的检测项目配制适宜的试剂。需要冷藏保存的试剂暂时不用时必须立即放入冷藏箱中以防试剂变质；不经常使用的试剂应注意观察其稳定性；发现不符合检验要求的试剂应及时处置。

3. 实验人员的培训

实验人员应经过培训授权后方可开展实验活动，并定期接受相关专业知识的培训考核。所有实验操作过程必须按照相应的操作说明书或实验室管理文件执行。

4. 室内质量控制

室内质量控制的目的是：验证分析系统性能是否满足预期的质量规范要求；监测和评价实验室工作质量，以确定常规检验报告能否得出与所采取的一系列检查、控制手段相匹配的结果；评价实验室常规工作的严谨性，以观察检测准确度的变化，提高实验室日常工作中批间和日间标本检测的一致性。

实施室内质量控制过程中应选择合适的质控品，严格按照质控品要求保存和说明书规定进行操作，不得使用超过有效期的质控品。

5. 室间质量评价

室间质量评价是指由多家实验室分析同一标本，并由外部独立机构收集和反馈各实验室上报的结果，以评价各实验室操作过程的规范性。通过室间比对判定各实验室的校准、检测能力及监控持续能力，是为确保各实验室保持较高的检测水平，而对其能力进行考核、监督和确认的一种验证活动；同时为评价各实验室出具的数据可靠性和有效性提供客观证据。

由于临床检验是以实验为基础的操作过程，要建立和完善质量管理体系，保持检验分析全过程处于受控状态，保证检验结果客观、准确、及时。在日常管理中，要确保仪器设备处于正常状态，做好室内、室间的质量控制，若出现失控情况，应开展失控调查并形成记录，及时采取改进措施；应规范保存原始记录，重视原始数据的法律效力，各项原始记录是检验工作的重要组成部分，检验结果的记载也是直接反映检测过程的信息资料；应对所有检验项目建立标准化操作程序，并具有规范性、有效性和可操作性。

三、使用后的质量控制

使用后的质量控制原则是检验结果必须客观反映受检者或患者的临床真实情况；否则，应视为不合格报告。各实验室必须制定完善的、使用后的质量控制措施，形成临床实验室管理文件并严格实施。

1. 检测结果的核查

随着医学科学水平的发展，医学检验逐步呈现系统化、自动化、关联性趋势，各实验室、检验人员之间的配合日趋广泛。应认真做好检测结果的核查，患者信息的录入、标本编号、样本分析、仪器规范操作、检验结果审核、检验报告发送和最终信息反馈等各个环节都是相互关联的。由于上述每个环节都有可能存在瑕疵或差错，要求检验人员必须认真分析和核对检查结果，第一时间发现问题和错误并及时改正。在此基础上，应关注检验结果的分析比较，一旦检验结果超出医学水平现状，检验人员应立即与近期结果进行比对，分析各参数之间关系，并与临床资料进行比较，必要时深入临床一线，了解患者病情以及标本采集的具体状况，以保证检查结果的合理性、准确性和有效性。

2. 建立检验报告签收制度

应建立健全严格的检验报告签收制度，所有的检验报告应由专人负责统一送达。检验科室要根据实际情况对检验报告的保存时间、保存方法作出明确规定，以便复查和核对。若出现检验结果与临床诊断不符等情况，检验人员应及时与临床医生沟通，查明原因。随着医疗知识的广泛普及，很多患者希望知道自己的病情和病因，期望检验人员对检验结果给出相应的解释，面对这种情况，检验人员应当有针对性地根据检验结果对病情进行全面的客观分析，正确回答患者的提问，这就要求检验人员在工作实践中，要不断提升业务能力和专业水平。

3. 标本及数据保存与处理

标本的正确保存是实验室的重要内容。检验后的标本应根据不同检验项目要求进行保存，并保证所存标本信息与标本原始信息保持一致。保存标本的目的是满足标本复查、差错核对，以及出现医患纠纷矛盾时能够提供实验证据的需要。一般标本应在 2~8 ℃条件下保存 1 周，特殊标本要求放置低温保存 2 年或长期保存。保存到期的标本应按照标本处理操作规程进行处置，并注意防止造成环境污染。

需要长期保存的实验数据，应对数据系统进行备份，防止因计算机系统病毒侵蚀而导致数据丢失、发生乱码等情况。

4. 质量控制过程回顾性分析

应重视实验室与临床科室之间的双向沟通，重视临床反馈信息，建立差错事故和投诉登记制度，定期进行质量回顾性分析，保存临床反馈和回顾性分析记录。

科学、规范的临床检验是对医学检验人员自身职业能力的基本要求，医学检验人员应致力于临床检验质量的有效控制，确保检验结果的真实性与可靠性，为疾病的临床诊断与采取有效的治疗措施提供全面的技术支持。

四、检验过程中超出检测范围的措施

在检测过程中，如果检测结果高于或低于检测范围，需要再次核对试验过程，应认真查询检测过程中是否存在异常状况，并依据试剂说明书或操作规范要求对样本进行重新检测。

针对超出检测范围的样本，如果试剂说明书明确可以进行稀释，可以选择同时进行

原样本和稀释样本试验；如果说明书规定不可以进行稀释，应选择原样本进行复核试验。低于检测范围的样本，应选择原样本进行复核试验。

无论是出现高于还是低于检测范围的超范围状况，都应对试验过程进行再次核对，确认仪器设备是否完好、样本状态是否正常、试验操作是否规范等，并对复核后的结果再次进行查对分析，必要时应及时与临床医生沟通，查找是否因药物影响等因素而导致发生异常。

第四节　医疗废物的处置

一、医疗器械废物概述

医疗垃圾是指医疗机构在接触患者血液、体液或身体过程中形成的一些污染性物体，如使用过的废水废液、医用耗材、一次性使用医疗器具等。医疗废物是指在保健、预防、医疗及其他相关活动中产生的一些废物，具有毒性、感染性等问题。医疗垃圾通常含有大量的病毒和细菌，这些细菌和病毒比普通垃圾里的细菌和病毒更加具有危害性，特别是有些医疗废物不仅具有一定的污染性，还具有极强的放射性。由于医疗废物中不可避免地含有病原性微生物及其他有害成分，如果不进行规范处理而直接排放到自然环境中，将会严重污染空气、水源及土壤，同时对人类健康带来极大威胁。

2011年国务院公布了新的《医疗废物管理条例》，进一步为我国医疗废物的处理提供了法律依据。《医疗废物管理条例》的实施大力促进了医疗废物管理工作的开展。

医疗废物根据特性不同分为感染性废物、损伤性废物、病理性废物、药物性废物和化学毒性废物五类。

1. 感染性废物

携带病原微生物，具有引发感染性疾病传播危险的医疗废物，包括棉球棉签、引流棉条、医用纱布及各种敷料、一次性使用卫生物品、一次性使用医疗用品、一次性使用医疗器械、废弃被服，以及其他被患者体液及排泄物污染的物品。

2. 损伤性废物

能够刺伤或者割伤人体的废弃的医用锐器，包括医用针头、缝合针、解剖刀、手术刀、手术锯、备皮刀等。

3. 病理性废物

诊疗过程中产生的人体废弃物和医学实验动物尸体等，包括手术及其他医学服务过程中产生的废弃的人体组织、器官，病理切片后废弃的人体组织、病理蜡块等。

4. 药物性废物

过期、淘汰、变质或者被污染的废弃的药物，包括批量废弃的一般性药品（如抗生素、非处方类药品等），废弃的疫苗及血液制品等。

5. 化学性废物

具有毒性、腐蚀性、易燃性、反应性的废弃的化学物品，包括医学影像室、实验室废弃的化学试剂，废弃的含汞血压计、含汞温度计等。

二、医疗废物处理现状及存在问题

1. 人员的法律意识及防护意识

医疗废物管理人员和医务人员接触有毒或传染性物质、被针头扎伤的风险非常高，许多医务人员表述在工作中有过被医疗废物伤害的经历。例如，因医疗废物的违规处置、医疗废物的意外遗漏、使用过的一次性针头引起人员感染；在未采取防护措施的情况下违规进行医疗废物处置，其中在医务人员和医疗废物院内转运人员中的发生概率可能更高；将损伤性医疗废物和感染性医疗废物混放，没有意识到可能造成医疗废物转运人员受到职业性伤害。部分工作人员对规范操作和处置医疗废物缺少足够重视，反映出法律意识和防护意识的薄弱。另外，部分医疗废物管理人员未接受过系统的培训或身兼数职，忽视对医疗废物的管理，导致对医疗废物管理法规和专业要求缺乏足够的认知。

2. 医疗废物暂存点设置和管理

《医疗废物管理条例》规定，医疗废物暂存设施应远离医疗区域和人员活动区域，做好防盗、防遗漏举措，定期消毒和清洁，同时设置明显的警示标志，医疗废物的暂存时间不允许超过2天。然而，部分机构的医疗废物暂存点设置不符合要求，乡村卫生室或诊所尤为突出。有的乡村卫生室或诊所的暂存点十分简陋，没有设置明显的警示标识，没有采取消毒、防遗漏等安全措施，有的暂存点甚至设置在就诊人员诊室和通道中；有的医疗机构把医疗废物存放在注射室或诊室；有的甚至为了节省医疗成本重复使用一次性利器盒。建设一个符合标准规范的医疗废物暂存点，对用房紧促、资金有限的小型医疗机构来说，存在一定的实际困难。

3. 非法处置现象的存在

目前，我国对医疗废物采取分段式管理，卫生和环保部门根据《医疗废物管理条例》的规定，对医疗废物监管有着划分明确、相互衔接的监管职责。而实际执行过程中往往是卫生行政部门只对医疗机构进行监管，环保部门只对医疗废物集中处置机构进行监管，导致卫生行政部门往往忽略了对集中处置机构中医疗废物的分类收集和转运以及最终处置过程中的疾病防治、卫生防护等情况的监管；环保行政部门也往往会忽略了对医疗机构在医疗废物分类收集和转运以及管理过程中防治环境污染工作的监管。这样的管理模式容易造成医疗废物非法处置行为留存滋生空间，可能导致医疗废物非法处置现象发生。

4. 监管执法中的困境

医疗废物监管过程中存在以下几个主要问题。一是监管执法人力不足。据不完全统计，目前每个监管执法人员要跟踪近百家医疗机构的医疗废物管理工作，再加上许多医疗机构地处偏远，更是让监管执法人员疲于应对。二是现行法规体系不完善。我国对医疗废物监管主要以"末端治理"思想为指导，没有引入循环经济的立法理念，未建立医疗废物回收利用机制，针对一些监管细节问题未作出全面解释，造成执法标准难以掌握，影响执法效果。三是执法范围存在盲区。随着医疗体制改革和医疗水平的发展，许多诊治手段已在社区开展，甚至在家中由患者自行实施，如糖尿病患者的血糖检测和胰岛素注射，这些诊治过程中的废物由于不在医疗机构内产生，导致现阶段不能按照医疗废物进行监管。传染病患者产生的生活垃圾及废物有着很强的传染性，而在入院前产生的这些生活垃圾及废物却未纳入医疗废物监管范畴。另外，随着人们对生活方式的追求和生活习惯的转变，家庭饲养宠物、宠物诊所或医院日益增多，所产生的废物如果按照生活垃圾管理，同样存在致病因素和环境污染的风险。

三、医疗器械废物的处理措施

目前，国家实施无公害方式处理医疗垃圾，各地区就近收集并转运到医疗垃圾集中处置机构。但有些地方不具备集中处理的能力、技术和条件，往往通过焚烧自行处理，对于一些无法焚烧处理的医疗废物只能经过简单的消毒后深埋。这种医疗废物处理的方法，需要不断改进和创新。

1. 医疗废物管理的创新研究

基于射频识别（RFID）技术的医疗废物全过程管理模式，可以有效解决医疗废物分类混乱、存在遗失风险等问题。探索"信息化互联网监管"新模式，对医疗废物进行远程在线监管。从医疗废物收集、暂存、转运全过程实施智能化，通过计算机系统信息采集和记录，实现可追溯的闭环管理，以增强医疗废物标识的醒目性，避免医疗废物错放，提升医疗废物分类管理水平。

规范化的医疗废物管理流程可以解决医疗废物流失、污染环境、危害人员健康等问题。应对医疗废物处理机构操作流程和职责进行细化，实施分层分类培训，通过强化督导检查等措施，运用PDCA（计划—执行—检查—处理）循环模式，开展医疗废物管理项目研究，实现医疗废物管理制度化、规范化、常态化，不断提升医疗卫生机构对医疗废物管理和处置水平。

2. 医疗废物的监管改革

《医疗废物管理条例》实施以来，各级医疗卫生行政部门不断强化对医疗废物的监管，厘清法律责任，完善管理机制。目前，部分医疗机构的医疗废物管理情况尚存很多需要改进之处，应以《医疗废物管理条例》为依据，加强执法力度，制定更加具有可操作性的地方法规，形成医疗废物管理负面清单，罗列违法违规要点及相关处罚依据，方便相关部门和人员正确掌握医疗废物管理要求，降低违法违规行为的发生概率。

3. 建立有效的激励机制

建设规范化医疗废物集中处置设施，需要各级政府部门切实解决规划审批、资金投入、人员编制等关键问题，应在保证医疗废物处置企业盈利的范围内实行政策性补贴，以促进投资热情；鼓励相关机构借鉴国外先进的医疗废物管理模式，形成国家立法指导、专业机构实施、监管部门检查的社会化医疗废物管理模式。

四、体外诊断试剂的无害化处理

正常情况下，对于体外诊断试剂在临床使用过程中产生的废弃物品，根据不同的物质特性、污染风险，以及可能造成的危害，可以采取分类分级的管理模式。

一级处理：由直接接触医疗废物的医生、护士等进行初步处理，包括彻底消毒和分类处理。医疗废物应丢入专用的垃圾袋、垃圾桶或专用容器中。

二级处理：由医疗机构的责任部门/责任人做进一步的处理，包括分类、封装、打包等。在这一过程中医疗机构承担主体责任，法人代表是医疗废物处理的第一责任人，产生医疗废物的具体科室和操作人员是直接责任人。

三级处理：医疗废物的最终处理应根据不同的处理要求、处理方法、处理条件、处理能力等具体情况，由医疗机构内部或社会化的医疗废物专业处置机构进行彻底的无害化处理，处理方法如下。

（1）物理消毒：采用高温高压蒸汽灭菌或微波消毒。这是医疗机构内部比较常用的处理方法。

（2）化学消毒：利用蒸馏、过滤、吸附等方法将危险物质分离出去，留下安全部分。这是对受传染病患者污染的物品最常用的消毒方法。

（3）堆置填埋：对于不能提供焚烧的医疗废物应选择安全场所填埋。这种方法因占用大量的土地，可能造成土地资源浪费。

（4）焚烧处理：对于可以采取安全燃烧的废物进行焚烧处理。这种方法适用于各种传染性医疗垃圾，是最为安全、简便、有效的处理方式。

（5）浓缩处理：通过浓缩废液，使其体积变小，然后存放于安全场地进行隔离存储和处置。

（6）等离子体技术：用等离子体电弧炉产生的高温进行灭菌。其核心是通过等离子体传递能量，使废物快速分解成原子，产生的气体多数为可燃的，然后经过简单的尾部净化后排入大气中。

由于体外诊断试剂临床检验废液多为化学物品，有的甚至含有毒害性物质，对于一些生物废液的处理应根据其病源特性和物理特性选择合适的容器和地点，由专人进行分类收集、消毒灭菌或焚烧处理；如果在处理过程中产生大量的有毒气体，必须经过燃烧或吸附后通过排风管道经空气稀释后方可排放；对于一些废酸类溶液可预先采用耐酸性的塑料网纱或玻璃纤维过滤后加碱中和，调整pH至6~8后排出；在临床检验过程中若有废水产生，应经过专用的污水处理装置集中消毒处理后排放。

在体外诊断试剂废物的处理过程中，不论采取何种处置方式，都应充分关注对生态环境和生活环境可能造成的各种污染，应加强对污染危害的风险评估，并采取积极有效的控制措施。

综上所述，目前我国在医疗废物法规建设和监管模式上已经初步形成体系，但是对于医疗废物管理创新研究尚处起步阶段，同发达国家相比还有较大的改进空间。借鉴国内外不同国家或地区先进的医疗废物管理经验，通过分析和比较，对当前医疗废物管理中存在的问题与对策进行深入研究，探索更加先进的处理技术与管理模式，提升从医疗废物源头进行分类、人员培训和监管的可操作性，并充分采用RFID、PDCA循环等新技术、新模式，建立更加完善的法规体系，对医疗废物的优化管理有着十分重要的意义。

附录　体外诊断试剂相关标准

一、与致病性病原体抗原、抗体、核酸等检测相关的试剂

1. YY/T 1215—2013 丙型肝炎病毒（HCV）抗体检测试剂盒（胶体金法）
2. YY/T 1225—2014 肺炎支原体抗体检测试剂盒
3. YY/T 1226—2022 人乳头瘤病毒核酸（分型）检测试剂盒
4. YY/T 1235—2014 风疹病毒 IgG/IgM 抗体检测试剂（盒）
5. YY/T 1236—2014 巨细胞病毒 IgG/IgM 抗体检测试剂（盒）
6. YY/T 1237—2014 弓形虫 IgG 抗体检测试剂（盒）（酶联免疫法）
7. YY/T 1247—2014 乙型肝炎病毒表面抗原测定试剂（盒）（化学发光免疫分析法）
8. YY/T 1248—2014 乙型肝炎病毒表面抗体测定试剂（盒）（化学发光免疫分析法）
9. YY/T 1256—2024 解脲脲原体核酸检测试剂盒
10. YY/T 1259—2015 戊型肝炎病毒 IgG 抗体检测试剂盒（酶联免疫吸附法）
11. YY/T 1260—2015 戊型肝炎病毒 IgM 抗体检测试剂盒（酶联免疫吸附法）
12. YY/T 1423—2016 幽门螺杆菌抗体检测试剂盒（胶体金法）
13. YY/T 1424—2016 沙眼衣原体 DNA 检测试剂盒（荧光 PCR 法）
14. YY/T 1443—2016 甲型流感病毒抗原检测试剂盒（免疫层析法）
15. YY/T 1462—2016 甲型 H1N1 流感病毒 RNA 检测试剂盒（荧光 PCR 法）
16. YY/T 1482—2016 单纯疱疹病毒 IgG 抗体检测试剂（盒）
17. YY/T 1483—2016 单纯疱疹病毒 IgM 抗体检测试剂（盒）
18. YY/T 1514—2017 人类免疫缺陷病毒（1+2 型）抗体检测试剂（盒）（免疫印迹法）
19. YY/T 1515—2017 人类免疫缺陷病毒（Ⅰ型）核酸定量检测试剂（盒）
20. YY/T 1517—2017 EB 病毒衣壳抗原（VCA）IgA 抗体检测试剂盒
21. YY/T 1526—2017 人类免疫缺陷病毒抗原抗体联合检测试剂盒（发光类）
22. YY/T 1596—2017 甲型流感病毒核酸检测试剂盒（荧光 PCR 法）
23. YY/T 1611—2018 人类免疫缺陷病毒抗体检测试剂盒（免疫层析法）
24. YY/T 1645—2019 人细小病毒 B19 IgG 抗体检测试剂盒
25. YY/T 1667—2020 肺炎衣原体 IgG 抗体检测试剂盒（酶联免疫吸附法）
26. YY/T 1725—2020 细菌和真菌感染多重核酸检测试剂盒
27. YY 1727—2020 口腔黏膜渗出液人类免疫缺陷病毒抗体检测试剂盒（胶体金免

疫层析法）

28. YY/T 1728—2021 临床实验室检测和体外诊断系统 感染性疾病相关酵母样真菌抗菌剂的体外活性检测参考方法

29. YY/T 1735—2021 丙型肝炎病毒抗体检测试剂（盒）（化学发光免疫分析法）

30. YY/T 1868—2023 乙型肝炎病毒核心抗体检测试剂盒（发光免疫分析法）

31. YY/T 1882—2023 梅毒螺旋体抗体检测试剂盒（发光免疫分析法）

32. GB/T 40966—2021 新型冠状病毒抗原检测试剂盒质量评价要求

33. GB/T 40982—2021 新型冠状病毒核酸检测试剂盒质量评价要求

34. GB/T 40983—2021 新型冠状病毒 IgG 抗体检测试剂盒质量评价要求

35. GB/T 40984—2021 新型冠状病毒 IgM 抗体检测试剂盒质量评价要求

36. GB/T 40999—2021 新型冠状病毒抗体检测试剂盒质量评价要求

二、与血型、组织配型相关的试剂

1. YY/T 1180—2021 人类白细胞抗原（HLA）基因分型检测试剂盒
2. YY/T 1238—2014 RhD（IgM）血型定型试剂（单克隆抗体）
3. YY/T 1592—2018 ABO 正定型和 RhD 血型定型检测卡（柱凝集法）
4. YY/T 1669—2019 ABO 反定型检测卡（柱凝集法）
5. YY/T 1883—2023 Rh 血型 C、c、E、e 抗原检测卡（柱凝集法）

三、与人类基因检测相关的试剂

1. YY/T 1224—2014 膀胱癌细胞相关染色体及基因异常检测试剂盒（荧光原位杂交法）
2. YY/T 1459—2016 人类基因原位杂交检测试剂盒
3. YY/T 1591—2017 人类 EGFR 基因突变检测试剂盒
4. YY/T 1657—2019 胚胎植入前染色体非整倍体检测试剂盒（测序法）
5. YY/T 1731—2020 人基因单核苷酸多态性（SNP）检测试剂盒
6. YY/T 1800—2021 耳聋基因突变检测试剂盒
7. YY/T 1865—2022 BRCA 基因突变检测试剂盒及数据库通用技术要求（高通量测序法）

四、与遗传性疾病诊断相关的试剂

1. YY/T 1527—2017 α/β-地中海贫血基因分型检测试剂盒
2. YY/T 1597—2017 新生儿苯丙氨酸测定试剂盒

五、与麻醉药品、精神药品、医疗用毒性药品检测相关的试剂

1. YY/T 1525—2017 甲基安非他明检测试剂盒（胶体金法）
2. YY/T 1656—2020 吗啡检测试剂盒（胶体金法）
3. YY/T 1673—2019 安非他明检测试剂盒（胶体金法）

六、与治疗药物靶点检测相关的试剂

1. YY/T 1261—2015 HER2 基因检测试剂盒（荧光原位杂交法）
2. YY/T 1586—2018 肿瘤个体化治疗相关基因突变检测试剂盒（荧光 PCR 法）

七、与肿瘤标志物检测相关的试剂

1. YY/T 1160—2021 癌胚抗原（CEA）测定试剂（盒）
2. YY/T 1161—2009 肿瘤相关抗原 CA125 定量测定试剂（盒）（化学发光免疫分析法）
3. YY/T 1162—2009 甲胎蛋白（AFP）定量测定试剂（盒）（化学发光免疫分析法）
4. YY/T 1163—2009 总前列腺特异性抗原（t-PSA）定量测定试剂（盒）（化学发光免疫分析法）
5. YY/T 1175—2010 肿瘤标志物定量测定试剂（盒）化学发光免疫分析法
6. YY/T 1176—2010 癌抗原 CA15-3 定量测定试剂（盒）化学发光免疫分析法
7. YY/T 1177—2010 癌抗原 CA72-4 定量测定试剂（盒）化学发光免疫分析法
8. YY/T 1178—2010 糖类抗原 CA19-9 定量测定试剂（盒）化学发光免疫分析法
9. YY/T 1179—2010 糖类抗原 CA50 定量测定试剂（盒）化学发光免疫分析法
10. YY/T 1192—2011 人绒毛膜促性腺激素（HCG）定量测定试剂（盒）（化学发光免疫分析法）
11. YY/T 1216—2020 甲胎蛋白测定试剂盒
12. YY/T 1249—2014 游离前列腺特异性抗原定量标记免疫分析试剂盒
13. YY/T 1262—2015 神经元特异性烯醇化酶定量标记免疫分析试剂盒
14. YY/T 1442—2016 β_2-微球蛋白定量检测试剂（盒）
15. YY/T 1516—2017 泌乳素定量标记免疫分析试剂盒
16. YY/T 1524—2017 α-L-岩藻糖苷酶（AFU）测定试剂盒（CNPF 底物法）
17. YY/T 1672—2019 胃蛋白酶原Ⅰ/Ⅱ测定试剂盒
18. YY/T 1674—2019 胰岛素样生长因子Ⅰ测定试剂盒
19. YY/T 1817—2022 甲状腺球蛋白测定试剂盒（化学发光免疫分析法）

八、与变态反应（过敏原）相关的试剂

1. YY/T 1181—2021 免疫组织化学试剂盒
2. YY/T 1252—2015 总 IgE 定量标记免疫分析试剂盒
3. YY/T 1581—2018 过敏原特异性 IgE 抗体检测试剂盒
4. YY/T 1811—2022 补体 4 测定试剂盒（免疫比浊法）
5. YY/T 1847—2022 抗人球蛋白检测卡（柱凝集法）

九、与流式技术相关的试剂

1. YY/T 1184—2010 流式细胞仪用单克隆抗体试剂

2. YY/T 1465.7—2021 医疗器械免疫原性评价方法　第 7 部分：流式液相多重蛋白定量技术

十、用于蛋白质检测的试剂

1. YY/T 1221—2024 心肌肌钙蛋白 I 诊断试剂（盒）（胶体金法）
2. YY/T 1228—2014 白蛋白测定试剂（盒）
3. YY/T 1230—2014 胱抑素 C 测定试剂（盒）
4. YY/T 1233—2014 心肌肌钙蛋白-Ⅰ定量测定试剂（盒）（化学发光免疫分析法）
5. YY/T 1240—2023 D-二聚体测定试剂盒（免疫比浊法）
6. YY/T 1422—2016 血清妊娠相关血浆蛋白 A 检测试剂（盒）（定量标记免疫分析法）
7. YY/T 1442—2016 β_2-微球蛋白定量检测试剂（盒）
8. YY/T 1444—2016 总蛋白测定试剂盒
9. YY/T 1451—2016 脑利钠肽和氨基末端脑利钠肽前体检测试剂（盒）（定量标记免疫分析法）
10. YY/T 1456—2016 铁蛋白定量检测试剂（盒）
11. YY/T 1461—2016 缺血修饰白蛋白测定试剂（盒）
12. YY/T 1513—2017 C 反应蛋白测定试剂盒
13. YY/T 1528—2017 肌红蛋白测定试剂盒（免疫比浊法）
14. YY/T 1578—2018 糖化白蛋白测定试剂盒（酶法）
15. YY/T 1584—2018 视黄醇结合蛋白测定试剂盒（免疫比浊法）
16. YY/T 1588—2018 降钙素原测定试剂盒
17. YY/T 1590—2018 心型脂肪酸结合蛋白测定试剂盒（免疫比浊法）
18. YY/T 1605—2018 糖化血红蛋白测定试剂盒（胶乳免疫比浊法）
19. YY/T 1672—2019 胃蛋白酶原Ⅰ/Ⅱ测定试剂盒
20. YY/T 1674—2019 胰岛素样生长因子Ⅰ测定试剂盒
21. YY/T 1722—2020 前白蛋白测定试剂盒（免疫比浊法）
22. YY/T 1790—2021 纤维蛋白/纤维蛋白原降解产物测定试剂盒（胶乳免疫比浊法）
23. YY/T 1880—2022 血清淀粉样蛋白 A 测定试剂盒

十一、用于糖类检测的试剂

1. YY/T 1200—2024 葡萄糖测定试剂盒（酶法）
2. GB/T 19634—2021 体外诊断检验系统　自测用血糖监测系统通用技术条件

十二、用于激素检测的试剂

1. YY/T 1164—2021 人绒毛膜促性腺激素（HCG）检测试纸盒（胶体金免疫层析法）
2. YY/T 1193—2011 促卵泡生成激素（FSH）定量测定试剂盒（化学发光免疫分析法）

3. YY/T 1213—2019 促卵泡生成素测定试剂盒

4. YY/T 1214—2019 人绒毛膜促性腺激素测定试剂盒

5. YY/T 1217—2013 促黄体生成素定量标记免疫分析试剂盒

6. YY/T 1218—2013 促甲状腺素定量标记免疫分析试剂盒

7. YY/T 1222—2014 总三碘甲状腺原氨酸定量标记免疫分析试剂盒

8. YY/T 1223—2014 总甲状腺素定量标记免疫分析试剂盒

9. YY/T 1250—2014 胰岛素定量标记免疫分析试剂盒

10. YY/T 1257—2015 游离人绒毛膜促性腺激素β亚单位定量标记免疫分析试剂盒

11. YY/T 1516—2017 泌乳素定量标记免疫分析试剂盒

12. YY/T 1518—2017 C-肽（C-P）定量标记免疫分析试剂盒

13. YY/T 1589—2018 雌二醇测定试剂盒（化学发光免疫分析法）

14. YY/T 1663—2019 孕酮测定试剂盒

15. YY/T 1664—2019 甲状旁腺激素测定试剂盒

16. YY/T 1721—2020 游离甲状腺素测定试剂盒

17. YY/T 1724—2020 游离三碘甲状腺原氨酸测定试剂盒

18. GB/T 18990—2008 促黄体生成素检测试纸（胶体金免疫层析法）

十三、用于酶类检测的试剂

1. YY/T 1194—2011 α-淀粉酶测定试剂（盒）（连续监测法）

2. YY/T 1197—2013 丙氨酸氨基转移酶（ALT）测定试剂盒（IFCC 法）

3. YY/T 1198—2013 天门冬氨酸氨基转移酶测定试剂盒（IFCC 法）

4. YY/T 1220—2013 肌酸激酶同工酶（CK-MB）诊断试剂（盒）（胶体金法）

5. YY/T 1232—2014 γ-谷氨酰基转移酶测定试剂（盒）（GPNA 底物法）

6. YY/T 1234—2014 碱性磷酸酶测定试剂（盒）（NPP 底物-AMP 缓冲液法）

7. YY/T 1241—2014 乳酸脱氢酶测定试剂（盒）

8. YY/T 1242—2014 α-羟丁酸脱氢酶测定试剂（盒）

9. YY/T 1243—2014 肌酸激酶测定试剂（盒）

10. YY/T 1741—2021 抗凝血酶Ⅲ测定试剂盒

11. YY/T 1742—2021 腺苷脱氨酶测定试剂盒

12. YY/T 1785—2021 氨基酸和肉碱检测试剂盒（串联质谱法）

十四、用于酯类检测的试剂

1. YY/T 1199—2023 甘油三酯测定试剂盒（酶法）

2. YY/T 1206—2013 总胆固醇测定试剂盒（氧化酶法）

3. YY/T 1253—2015 低密度脂蛋白胆固醇测定试剂（盒）

4. YY/T 1254—2015 高密度脂蛋白胆固醇测定试剂（盒）

5. YY/T 1421—2016 载脂蛋白 B 测定试剂盒

6. YY/T 1448—2016 脂蛋白（a）测定试剂盒

7. YY/T 1450—2016 载脂蛋白 A-I 测定试剂（盒）

十五、用于维生素检测的试剂

1. YY/T 1583—2018 叶酸测定试剂盒（化学发光免疫分析法）
2. YY/T 1585—2017 总 25-羟基维生素 D 测定试剂盒（标记免疫分析法）
3. YY/T 1677—2019 维生素 B_{12} 测定试剂盒（标记免疫分析法）

十六、用于无机离子检测的试剂

1. YY/T 1196—2013 氯测定试剂盒（酶法）
2. YY/T 1202—2013 钾测定试剂盒（酶法）
3. YY/T 1203—2013 钠测定试剂盒（酶法）
4. YY/T 1229—2014 钙测定试剂（盒）
5. YY/T 1523—2017 二氧化碳测定试剂盒（PEPC 酶法）
6. YY/T 1675—2019 血清电解质（钾、钠、钙、镁）参考测量程序（离子色谱法）

十七、用于自身抗体检测的试剂

1. YY/T 1458—2016 抗甲状腺过氧化物酶抗体定量检测试剂（盒）（化学发光免疫分析法）
2. YY/T 1594—2018 人抗甲状腺球蛋白抗体测定试剂盒

十八、用于微生物鉴别或药敏试验的试剂

1. YY/T 0665—2008 MH 琼脂培养基
2. YY/T 0688.1—2023 感染病原体敏感性试验与抗微生物药物敏感性试验设备的性能评价　第 1 部分：抗微生物药物对感染性疾病相关的快速生长需氧菌的体外活性检测的肉汤微量稀释参考方法
3. YY/T 1165—2009 沙保弱琼脂培养基
4. YY/T 1167—2009 厌氧血琼脂基础培养基
5. YY/T 1169—2009 麦康凯琼脂培养基
6. YY/T 1188—2010 曙红亚甲蓝琼脂培养基
7. YY/T 1189—2010 中国蓝琼脂培养基
8. YY/T 1191—2011 抗菌剂药敏纸片
9. YY/T 1210—2013 麦康凯山梨醇琼脂培养基
10. YY/T 1211—2013 甘露醇高盐琼脂培养基
11. YY/T 1531—2017 细菌生化鉴定系统
12. YY/T 1682—2019 脲原体/人型支原体培养及药物敏感检测试剂盒
13. YY/T 1726—2020 浓度梯度琼脂扩散药敏条

十九、用于其他生理、生化或免疫功能指标检测的试剂

1. YY/T 0456.4—2014 血液分析仪用试剂　第 4 部分：有核红细胞检测试剂

2. YY/T 0456.5—2014 血液分析仪用试剂 第5部分：网织红细胞检测试剂

3. YY/T 0478—2011 尿液分析试纸条

4. YY/T 1156—2009 凝血酶时间检测试剂（盒）

5. YY/T 1157—2009 活化部分凝血活酶时间检测试剂（盒）

6. YY/T 1158—2009 凝血酶原时间检测试剂（盒）

7. YY/T 1159—2009 纤维蛋白原检测试剂（盒）

8. YY/T 1201—2013 尿素测定试剂盒（酶偶联监测法）

9. YY/T 1204—2021 总胆汁酸测定试剂盒（酶循环法）

10. YY/T 1205—2013 总胆红素测定试剂盒（钒酸盐氧化法）

11. YY/T 1207—2013 尿酸测定试剂盒（尿酸酶过氧化物酶偶联法）

12. YY/T 1231—2014 肌酐测定试剂（盒）（肌氨酸氧化酶法）

13. YY/T 1240—2023 D-二聚体测定试剂盒（免疫比浊法）

14. YY/T 1258—2015 同型半胱氨酸检测试剂（盒）（酶循环法）

15. YY/T 1729—2020 真菌（1-3）-β-D 葡聚糖测定试剂盒

16. YY/T 1793—2021 细菌内毒素测定试剂盒

二十、其他样本处理用产品

1. YY/T 0456.2—2014 血液分析仪用试剂 第2部分：溶血剂

2. YY/T 0456.3—2014 血液分析仪用试剂 第3部分：稀释剂

3. YY/T 0639—2019 体外诊断医疗器械 制造商为生物学染色用体外诊断试剂提供的信息

4. YY/T 1717—2020 核酸提取试剂盒（磁珠法）

二十一、通用部分

1. YY/T 0638—2008 体外诊断医疗器械 生物样品中量的测量 校准品和控制物质中酶催化浓度赋值的计量学溯源性

2. YY/T 0701—2021 血液分析仪用校准物

3. YY/T 0702—2008 血细胞分析仪用质控物（品）

4. YY/T 1151—2009 体外诊断用蛋白质微阵列芯片

5. YY/T 1153—2009 体外诊断用 DNA 微阵列芯片

6. YY/T 1155—2019 全自动发光免疫分析仪

7. YY/T 1181—2021 免疫组织化学试剂盒

8. YY/T 1182—2020 核酸扩增检测用试剂（盒）

9. YY/T 1183—2010 酶联免疫吸附法检测试剂（盒）

10. YY/T 1227—2014 临床化学体外诊断试剂（盒）命名

11. YY/T 1244—2014 体外诊断试剂用纯化水

12. YY/T 1255—2015 免疫比浊法检测试剂（盒）（透射法）

13. YY/T 1303—2015 核酸扩增反向点杂交试剂（盒）

14. YY/T 1304.2—2015 时间分辨荧光免疫检测系统 第 2 部分：时间分辨荧光免疫分析定量测定试剂（盒）

15. YY/T 1441—2016 体外诊断医疗器械性能评估通用要求

16. YY/T 1454—2016 自我检测用体外诊断医疗器械基本要求

17. YY/T 1455—2016 应用参考测量程序对酶催化活性浓度赋值及其不确定度评定指南

18. YY/T 1530—2017 尿液有形成分析仪用控制物质

19. YY/T 1549—2024 生化分析仪用校准物

20. YY/T 1579—2018 体外诊断医疗器械 体外诊断试剂稳定性评价

21. YY/T 1649.2—2019 医疗器械与血小板相互作用试验 第 2 部分：体外血小板激活产物（β-TG、PF4 和 TxB2）的测定

22. YY/T 1662—2019 生化分析仪用质控物

23. YY/T 1675—2019 血清电解质（钾、钠、钙、镁）参考测量程序（离子色谱法）

24. YY/T 1713—2020 胶体金免疫层析法检测试剂盒

25. YY/T 1789.3—2022 体外诊断检验系统 性能评价方法 第 3 部分：检出限与定量限

26. YY/T 1789.4—2022 体外诊断检验系统 性能评价方法 第 4 部分：线性区间与可报告区间

27. YY/T 1789.5—2023 体外诊断检验系统 性能评价方法 第 5 部分：分析特异性

28. YY/T 1789.6—2023 体外诊断检验系统 性能评价方法 第 6 部分：定性试剂的精密度、诊断灵敏度和特异性

29. GB/T 19702—2021 体外诊断医疗器械 生物源性样品中量的测量 参考测量程序的表述和内容的要求

30. GB/T 19703—2020 体外诊断医疗器械 生物源性样品中量的测量 有证参考物质及支持文件内容的要求

31. GB/T 21415—2008 体外诊断医疗器械 生物样品中量的测量 校准品和控制物质赋值的计量学溯源性

32. GB/T 26124—2011 临床化学体外诊断试剂（盒）

33. GB/T 29791.1—2013 体外诊断医疗器械 制造商提供的信息（标示）第 1 部分：术语、定义和通用要求

34. GB/T 29791.2—2013 体外诊断医疗器械 制造商提供的信息（标示）第 2 部分：专业用体外诊断试剂

35. GB/T 29791.3—2013 体外诊断医疗器械 制造商提供的信息（标示）第 3 部分：专业用体外诊断仪器

36. GB/T 29791.4—2013 体外诊断医疗器械 制造商提供的信息（标示）第 4 部分：自测用体外诊断试剂

37. GB/T 29791.5—2013 体外诊断医疗器械 制造商提供的信息（标示）第 5 部分：自测用体外诊断仪器

38. GB/T 39367.1—2020 体外诊断检验系统 病原微生物检测和鉴定用核酸定性体外检验程序 第 1 部分：通用要求、术语和定义

39. GB/T 40672—2021 临床实验室检验 抗菌剂敏感试验脱水 MH 琼脂和肉汤可接受批标准